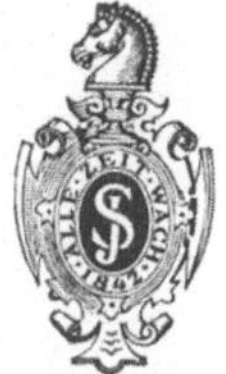

Chirurgia Plastica et Reconstructiva

Organ der Deutschen Gesellschaft für Plastische und Wiederherstellungs-Chirurgie

Band 6

Springer-Verlag Berlin Heidelberg GmbH 1969

ISBN 978-3-540-04440-6 ISBN 978-3-662-30584-3 (eBook)
DOI 10.1007/978-3-662-30584-3

Ursprünglich erschienen bei Springer-Verlag Berlin Heidelberg New York 1969.
Softcover reprint of the hardcover 1st edition 1969
Library of Congress Catalog Card Number 66-15944.

Titel Nr. 7502

Inhaltsverzeichnis

Bericht der 7. Tagung der Deutschen Gesellschaft für Plastische und Wiederherstellungschirurgie vom 18. bis 20. April 1968 in München.
(Redigiert von D. Buck-Gramcko)

1. Teil

Die Chirurgie der Handverletzungen
(Sondersitzung der Deutschen Gesellschaft für Chirurgie)
Donnerstag, 18. April 1968
Verhandlungsleiter: W. Schink, Köln

2. Teil

Der Wundverschluß in der Plastischen Chirurgie
Sonnabend, 20. April 1968
Verhandlungsleiter: K. Schuchardt, Hamburg

Freie Beiträge aus dem Gebiet der plastischen und wiederherstellenden Chirurgie

Verzeichnis der Referenten und Diskussionsteilnehmer

ANDINA, F., Doz. Dr., Chirurg. Abteilung des Bezirksspitals, Locarno, Schweiz
BANGERTER, A., Prof. Dr., Augenklinik des Kantonspitals, St. Gallen, Schweiz
BERGER, A., Dr., I. Chirurg. Univ.-Klinik, Wien, Österreich
BOHMERT, H., Dr., Chirurg. Univ.-Klinik, München
BRÜCHLE, H., Dr., II. Chirurg. Univ.-Klinik, Köln-Merheim
VON BUCH, G. K., Dr., I. Chirurg. Univ.-Klinik, Köln-Lindenthal
BUCK-GRAMCKO, D., Dr., Handchirurg. Abteilung am Berufsgen. Unfallkrankenhaus, Hamburg-Bergedorf
DENECKE, H. J., Prof. Dr., Heidelberg
ERDELYI, R., Doz. Dr. Dr., Klinik für Plast. Chirurgie, Kosice, CSSR
GELDMACHER, J., Dr., Chirurg. Univ.-Klinik, Erlangen
GIERSBERG, O., Dr., I. Chirurg. Univ.-Klinik, Köln-Lindenthal
GÜNTHER, H., Priv.-Doz. Dr. Dr., Nordwestdeutsche Kieferklinik im Univ.-Krankenhaus, Hamburg-Eppendorf
HINDERER-MEISE, U., Dr., Madrid, Spanien
HÖHLER, H., Dr., Abteilung für Plast. und Wiederherstellungschirurgie, St. Markuskrankenhaus, Frankfurt am Main
KALMAR, P., Dr., Chirurg. Univ.-Klinik, Hamburg-Eppendorf
KRÜGER, E., Priv.-Doz. Dr. Dr., Chirurg. Abteilung der Univ.-Klinik für Zahn-, Mund- und Kieferkrankheiten, Bonn
KÜHN, H. G., Dr., Chirurg. Klinik der Freien Universität, Berlin
LENGEMANN, F., Dr., Chirurg. Univ.-Klinik, München
LOEW, F., Prof. Dr., Neurochirurg. Univ.-Klinik, Homburg an der Saar
MARBERGER, H., Prof. Dr., Chirurg. Univ.-Klinik, Urolog. Abteilung, Innsbruck (Österreich)
MAURER, G., Prof. Dr., Chirurg. Klinik im Klinikum rechts der Isar, München
METZ, H.-J., Dr., Nordwestdeutsche Kieferklinik im Univ.-Krankenhaus, Hamburg-Eppendorf
MEYER, A., Priv.-Doz. Dr., Chirurg. Univ.-Klinik, München
MIEHLKE, A., Prof. Dr., Univ.-Klinik und Poliklinik für Hals-, Nasen-, Ohrenkrankheiten, Göttingen
MILLESI, H., Priv.-Doz. Dr., I. Chirurg. Univ.-Klinik, Wien (Österreich)
MITTELMEIER, H., Prof. Dr., Orthop. Univ.-Klinik und Poliklinik, Homburg an der Saar
OLIVARI, N., Dr., Chirurg. Klinik der Städt. Krankenanstalten, Köln-Merheim
v. ONDARZA, R., Doz. Dr., Kreiskrankenhaus Stormarn, Bad Oldesloe
PIEPER, W., Dr., Frankfurt am Main
RAHMEL, R., Dr., Chirurg. Klinik der Berufsgen. Krankenanstalten „Bergmannsheil", Gelsenkirchen-Buer
REICHMANN, W., Priv.-Doz. Dr., I. Chirurg. Univ.-Klinik, Köln-Lindenthal
RODEWALD, G., Prof. Dr., Abteilung für Herz- und Gefäßchirurgie, Chirurg. Univ.-Klinik, Hamburg-Eppendorf
SCHARIZER, E., Dr., Oststadtklinik, Mannheim

SCHINK, W., Prof. Dr., II. Chirurg. Univ.-Klinik, Städt. Krankenanstalt, Köln-Merheim
SCHMID, E., Dr. Dr., Abteilung für Gesichts- und Kieferchirurgie, Marienhospital, Stuttgart
SCHMIDT-TINTEMANN, U., Dr., Plast.-Chirurg. Abteilung, Klinikum rechts der Isar, München
SCHMIT, K. P., Dr., Bemerode
SCHNURRER, W., Dr., Plast.-Chirurg. Abteilung, Klinikum rechts der Isar, München
WALTER, C., Dr., Fachabteilung für Hals-, Nasen-, Ohrenerkrankungen am Krankenhaus Huyssens-Stiftung, Essen-Bredeney
WILHELM, A., Priv.-Doz., Dr., Städt. Krankenhaus, Chirurg. Abteilung, Aschaffenburg
WILLEBRAND, H., Dr., Chirurg. Univ.-Klinik, Mainz
WULLSTEIN, H., Prof. Dr., Univ.-Klinik für Hals-, Nasen-, Ohrenkrankheiten, Würzburg
ZEHM, S., Priv.-Doz. Dr. Dr., Univ.-Klinik für Hals-, Nasen-, Ohrenkrankheiten, Würzburg
ZITTEL, R. X., Priv.-Doz. Dr., Chirurg. Univ.-Klinik, Freiburg i. Br.

Autorenverzeichnis der freien Beiträge

HIENZ, H. A., Prof. Dr., Pathol. Institut des Klinikums, Essen
KORT, J., Priv.-Doz. Dr., Chirurg. Klinik des Klinikums, Essen
KRIENS, O., Dr. Dr., Nordwestdeutsche Kieferklinik im Univ.-Krankenhaus, Hamburg-Eppendorf
SCHUCHARDT, K., Prof. Dr., Nordwestdeutsche Kieferklinik im Univ.-Krankenhaus, Hamburg-Eppendorf
WIENDL, H.-J., Dr., Plast.-Chirurg. Abteilung, Klinikum rechts der Isar, München
WULFF, J., Nordwestdeutsche Kieferklinik im Univ.-Krankenhaus, Hamburg-Eppendorf

Bericht der 7. Tagung der Deutschen Gesellschaft
für Plastische und Wiederherstellungschirurgie

1. Teil

Die Chirurgie der Handverletzungen

Sondersitzung der Deutschen Gesellschaft für Chirurgie
Donnerstag, 18. April 1968

Verhandlungsleiter: W. SCHINK

Wiederherstellung der Greiffähigkeit verletzter Hände (unter besonderer Berücksichtigung der Behandlungsmaßnahmen bei der Erstversorgung)

Von D. Buck-Gramcko

Die Wiederherstellung der Greiffähigkeit verletzter Hände als Sekundärmaßnahme ist diejenige Tätigkeit, der sich ein Chirurg an einer Spezialabteilung für Handverletzte am meisten widmen muß. In meist mehrstündigen Operationen versucht er, mit den verschiedensten rekonstruktiven Eingriffen dem Verletzten eine gebrauchsfähige Hand zu schaffen und dadurch dessen Wiedereinsatz im Arbeitsleben zu ermöglichen. Nur selten gelingt es, schon bei der Erstversorgung schwerer Handverletzungen alle geschädigten Strukturen so wiederherzustellen, daß später keine weiteren Operationen notwendig werden. Meist sind bei derartigen Verletzungen sekundäre Eingriffe erforderlich; diese können unterteilt werden in solche, bei denen bestimmte Strukturen primär nicht versorgt werden konnten oder durften, und solche, bei denen die Maßnahmen bei der Erstversorgung nicht zu einem befriedigenden Ergebnis geführt haben. In die erstgenannte Gruppe gehören viele Verletzungen der Beugesehnen und Nerven der Hand; ihre primäre Naht wird bei schwereren Verletzungen von vielen selbstkritischen Chirurgen unterlassen, um durch sekundäre Wiederherstellung unter günstigeren Voraussetzungen ein besseres Ergebnis zu erhalten. Die zweite Gruppe der unbefriedigenden Ergebnisse der Erstversorgung umfaßt nicht nur Verletzungen, bei denen auf Grund der Schwere des Traumas kein gutes Ergebnis zu erreichen war, sondern auch diejenigen, bei denen ungeeignete Primärmaßnahmen eine spätere Korrektur erforderlich machen. Dieser Gruppe soll unsere besondere Aufmerksamkeit gelten, da es sich oft um vermeidbare Behandlungsfehler handelt.

Das angestrebte Ziel der Versorgung einer Verletzung ist die Wiederherstellung von Form und Funktion. Der wichtigste Schritt auf diesem Wege ist eine Erstversorgung, die mit *primärer Wundheilung* abschließt und keine zusätzlichen Schädigungen durch unnötige Traumatisierung der Gewebe bewirkt. Diejenigen Maßnahmen, die eine glatte Wundheilung gewährleisten, haben deshalb einen absoluten Vorrang vor Verfahren, welche zwar einer Funktionswiederherstellung dienen, aber eine Gefährdung der Heilung mit sich bringen. Die Erstversorgung muß sich daher auf folgende Aktionen konzentrieren:

Exakte „operative Wundversorgung“, d. h. sorgfältige Entfernung allen verschmutzten und devitalisierten Gewebes.

Verzicht auf Versenken infektionsfördernder Fremdkörper, d. h. möglichst wenig Nähte und Unterbindungen in der Tiefe der Wunde.

Primärer Wundverschluß — durch spannungsfreie Hautnaht oder sofortige Hautplastik.

Korrekte postoperative Ruhigstellung — in richtiger Position der Hand — für weder zu kurze noch zu lange Zeit.

Dieses sind die unbedingt zu beachtenden Punkte, über die hinaus es natürlich weitere Maßnahmen mit relativer Indikation für die Erstversorgung gibt. In erster Linie gehört dazu die Stabilisierung des Knochengerüstes bei Vorliegen von Frakturen. Ihre Fixation mit einer geeigneten Osteosyntheseform dient ebenfalls der Infektionsverhütung, da dadurch eine gewisse „Beruhigung“ in den Geweben zustande kommt und nicht bei jedem Verbandswechsel ein Abrutschen der Bruchstücke befürchtet werden muß.

Mit sachgemäßer Ausführung der Wundversorgung soll nicht nur einer Infektion entgegengearbeitet werden, sondern es müssen bereits zu diesem Zeitpunkt rekonstruktive Maßnahmen durchgeführt bzw. eingeleitet und vor allem zusätzliche Schädigungen vermieden werden. Zu diesen zählen unter anderem die Narbenkontrakturen, die durch einen ungünstigen Wundverlauf oder eine falsche Incision entstehen. Die Beachtung bestimmter Regeln für die *Schnittführung* gilt auch für eine notwendig werdende Erweiterung frischer Wunden. So darf das Aufsuchen der Enden durchtrennter und zurückgeschlupfter Sehnen auf gar keinen Fall durch einen beugeseitigen Mittelschnitt erfolgen, der nicht nur eine erhöhte Verwachsungsgefahr für die direkt darunter liegenden Beugesehnen mit sich bringt, sondern auch infolge senkrechten Überkreuzens von Gelenkbeugefalten zu einer Narbenkontraktur führt. Das funktionelle Ergebnis wird aus beiden Gründen immer ein ungünstiges sein. Eine Korrektur kann später durch eine Z-Plastik nach Excision der Narben und Lösung der Sehnenverwachsungen erfolgen; dadurch können besonders die Hautnarbenverhältnisse gebessert werden, während selten eine volle Gleitfähigkeit der Sehnen zu erreichen ist.

Die korrekte Schnittführung muß in der Hohlhand bogen- oder lappenförmig sein, während am Finger der sog. Mediolateralschnitt sehr geeignet ist. Er verläuft dorsal vom Gefäßnervenbündel, führt nicht zu Verwachsungen mit den Beugesehnen und ruft keine Kontrakturen hervor. Ein guter Zugang zu Beugesehnen und Gefäßnervenbündeln wird auch durch Schrägschnitte an den Beugeseiten der einzelnen Fingerglieder in Form eines W erreicht, die in gleicher Weise in der Hohlhand fortgesetzt werden können.

Auch in den Zwischenfingerfalten muß der Wundverlauf besonders beachtet werden. Die Gewebe können hier ebenso dem Zug einer querverlaufenden Narbe durch Nachgeben in den Gelenken folgen, so daß eine Adduktionskontraktur entsteht. Sofern nicht auch die umgebende Haut vernarbt ist, kann die Kontraktur durch eine Z-Plastik beseitigt werden. Bedenkt man, daß auch Handschuhmacher von einer Z-förmigen Schnittführung etwas verstehen, so sollte es für operativ tätige Ärzte keine Unmöglichkeit sein, schon die Entstehung derartiger Narbenkontrakturen zu verhindern. Verläuft eine Verletzungswunde wie hier vom Daumen quer durch die erste Zwischenfingerfalte zum Zeigefinger, so muß sie bereits bei der Erstversorgung durch eine Z-Plastik aufgebrochen werden, so daß keine Kontraktur entstehen kann.

Besonders schwerwiegende Folgen haben ungünstige Narbenverläufe bei Kindern, bei denen es durch das weitere Wachstum zu erheblichen Deformierungen kommen kann. Diese betreffen dann nicht nur die Haut, sondern auch die Knochen wie hier bei der Hand einer 12jährigen, kleinen Vietnamesin, die 10 Jahre zuvor eine Handverbrennung erlitten hatte und nicht mit Hautübertragung behandelt worden war. Durch den Narbenzug zur Ulnarseite entwickelte sich eine groteske Deformität mit einer Abwinkelung der Mittelhandknochen gegenüber der Längsachse von mehr als 90°. Eine Stellungsverbesserung gelang unter Opferung des besonders deformierten Kleinfingers, dessen Haut zur Deckung der nach der Narbenexcision vorhandenen Defekte verwandt werden konnte.

Derartige Folgen von schweren *Verbrennungen* sehen wir nicht nur in Vietnam. Dieses sind die Hände eines 22jährigen deutschen Studenten, der nach einer ausgedehnten streckseitigen Verbrennung ebenfalls passiv behandelt wurde, d. h. ohne Hautübertragung. In einer langdauernden Sekundärheilung entstanden dadurch unter den Augen der behandelnden Ärzte derartig schwere Narbenkontrakturen. Das zu Abdeckung verwandte Medargalpulver wurde dabei von Granulationsgewebe durchwachsen und blieb in den Narben eingebettet. Es bedarf keiner besonderen Erwähnung, daß trotz aller späteren Hautübertragungen, Sehnenlösungen und Kapsulektomien der Gelenke in einem derartigen Fall immer schwere Beeinträchtigungen von Funktion und Aussehen zurückbleiben müssen. Zweifellos wären diese Folgen bei rechtzeitiger, d. h. innerhalb spätestens der ersten 3 Wochen nach der Verbrennung vorgenommener Hautdeckung nicht so schwerwiegend gewesen.

In anderen Fällen, in denen die Narbenkontrakturen nach Verbrennungen nicht ganz so extrem sind, lassen sich durch rekonstruktive Maßnahmen oftmals erfreulich gute Verbesserungen erzielen. Es liegen meist streckseitige Narbenplatten vor, die die Fingerbeugung und Spreizung behindern. Bei der Narbenexcision müssen nach Möglichkeit die dorsalen Venen geschont und der Wundrand zur Kontrakturvermeidung durch Einschnitte zickzackförmig aufgebrochen werden. Auch hierbei müssen wieder die Zwischenfingerfalten besonders beachtet werden, in denen die Einschnitte bis auf die Beugeseite reichen müssen. Notfalls darf dazu auch etwas gesunde Haut entfernt werden, um das dreivierteldicke Spalthauttransplantat mit einem breiten Ausläufer weit genug in die Zwischenfingerfalte hineinreichen zu lassen. Das Endergebnis kann sowohl im Aussehen deutlich besser sein (auch wenn wie hier die Kleinfinger abgesetzt werden mußten) als auch eine annähernd normale Funktion zeigen.

Die Mittelgelenksbereiche sind der Flammeneinwirkung besonders ausgesetzt. Strecksehnen und dorsale Gelenkanteile sind häufig so zerstört, daß nur eine Arthrodese in mittlerer Beugestellung möglich ist. Sie kann mit einem autoplastischen Knochenspan und gegebenenfalls zusätzlich mit einem Kirschner-Draht ausgeführt werden. Im Gegensatz zu der vorher vorhandenen starken Beugestellung ist in der jetzt erreichten Position eine noch recht befriedigende Funktion möglich; vor allem ist wieder ein fester Spitzgriff zwischen Daumen und Zeigefinger möglich.

Die anfänglich erwähnte Vermeidung zusätzlicher Schädigungen bei der Erstversorgung kann auch bei Verbrennungen erforderlich werden, nämlich dann, wenn eine drittgradige, zirkuläre Brandwunde oder gleichzeitig eine schwere Quetschung wie bei Heißmangelverletzungen vorliegt. Das eintretende Ödem führt zu einer starken Vermehrung des Binnendruckes in der Extremität; ein Nachgeben der Haut ist infolge der zirkulären, derben Nekrosenschicht nicht möglich. Die Folge ist eine zunehmend beeinträchtigte Blutzirkulation, die zur Gangrän der peripheren Anteile führen kann. Eine Dekompression durch Spaltung der Nekroseschicht kann — rechtzeitig ausgeführt — diese Folgen verhindern. Nach der Spaltung kommt es infolge des starken Binnendruckes sofort zum breiten Klaffen der Wunde. Der entstehende Hautdefekt darf natürlich nicht offenbleiben, sondern muß mit Spalthaut gedeckt werden.

Von den tieferen Strukturen werden die Sehnen und ihre Wiederherstellung anschließend in mehreren Vorträgen besprochen und sollen jetzt nicht berücksichtigt werden. Einer Erwähnung bedürfen jedoch die *Nervenverletzungen*, die sich an der Hand durch Lähmungen und Gefühlsstörungen besonders schwer auswirken. Eine sofortige Naht ist mit Ausnahme glatter Schnittwunden abzulehnen, da primär das Ausmaß der Schädigung der Nervenenden nicht erkannt werden kann. Dieses gilt besonders für Quetschungen oder Gewebszerreißungen wie bei Kreissägenverletzungen. Als Reaktion auf das Trauma entsteht eine Fibrose im Nerven selbst, die jedes Auswachsen der Achsenzylinder im Falle einer Naht verhindert. Das Ausmaß der Narbenbildung im Nerven ist erst einige Wochen nach der Verletzung sicher zu beurteilen, so daß eine Sekundärnaht nach 4 bis 6 Wochen erfolgversprechend ist — abgesehen von der verringerten Infektionsgefahr und der technisch leichteren Naht infolge des relativ verdickten Epineuriums.

Die Resektion der Nervenenden bis in gesundes Gewebe erfolgt ebenso wie die anschließende Naht unter Kontrolle des Operationsmikroskopes. Nur in der damit möglichen Vergrößerung — gebräuchlich etwa 6- bis 10fach — kann entschieden werden, ob noch Narbengewebe an den Achsenzylindern vorhanden ist. Ebenso kann damit eine wirklich exakte Adaptation der Nervenfaserbündel durch feinste peri- und epineurale Nähte in einer Stärke von 8 × 0 erreicht werden. Nach der Resektion der vernarbten Enden eines durchtrennten Nerven entsteht ein deutlicher Defekt. Erzwingt man eine Naht unter Spannung und in Entlastungsstellung der benachbarten Gelenke, so passiert dasselbe wie mit einer Hautnaht unter Spannung: mindestens gibt es eine breite Narbe, wenn nicht sogar eine Dehiszenz. Diese Narbe im Nerven setzt jedoch den anwachsenden Nervenfasern ein unüberwindliches Hindernis entgegen. Es gibt nur eine Möglichkeit, einen Defekt zu überbrücken — nämlich durch ein Nerventransplantat. Als Spender benutzen wir den N. suralis, der erforderlichenfalls in einer Länge von 30 bis 35 cm von mehreren Querschnitten aus entnommen werden kann. Sein Querschnitt ist jedoch viel dünner als derjenige eines Medianus oder Ulnaris. Daher müssen mehrere Suraliskabel in einen Defekt eingesetzt werden, die jedes für sich sorgfältig mit einem oder zwei Faszikeln des Medianus vereinigt werden. Der ganze Defekt wird so von 3 oder 4 Transplantaten überbrückt. Nur an Fingernerven reicht ein querschnittgleiches Kabel. Die Ergebnisse der Nerventransplantation sind bei sorgfältiger Technik erstaunlich gut, so daß sich die 4- bis 6stündigen Operationen schon lohnen.

Unter den *Verletzungen der Knochen und Gelenke* verursacht der de Quervainsche Verrenkungsbruch, also die perilunäre Dorsalverrenkung der Hand mit gleichzeitigem Kahnbeinbruch, immer wieder diagnostische Schwierigkeiten. Man begnügt sich nur zu leicht mit dem Erkennen der Fraktur und läßt so die Verrenkung während der mehrwöchigen Ruhigstellung im Gips bestehen. Im Röntgenbild verändert sich bei der perilunären Verrenkung die Trapezform des Mondbeines in eine Dreieckform; im seitlichen Strahlengang ist die „Mondsichel“ gekippt und liegt volar vor den übrigen Handwurzelknochen. Dabei kommt es immer zu ausgedehnten Zerreißungen der Bänder und der Gelenkkapsel. Die scharfen Kanten des Mondbeines können in den Handgelenkskanal hineinragen und dort nicht nur ein traumatisches Karpaltunnelsyndrom auslösen, sondern zum Durchscheuern der tiefen Beugesehnen führen. Schon wenige Tage nach der Verletzung macht die geschlossene Reposition große Schwierigkeiten; eine offene Einrenkung gelingt nach einigen Wochen später. Die Spätergebnisse sind jedoch infolge der Bandzerreißungen und der Knorpelschädigung meist schlecht. In Fällen lang bestehender perilunärer Verrenkung mit entsprechender Teilversteifung des Handgelenkes kann eine Besserung der Beweglichkeit durch operative Entfernung des verrenkten Mondbeines und der proximalen Kahnbeinhälfte erreicht werden. Darüber hinaus ist eine Beeinflussung der Schmerzen durch eine Denervation des Handgelenkes möglich, wie sie von WILHELM angegeben worden ist.

Die *kombinierten Verletzungen* mit Schädigung aller verschiedenen Strukturen der Hand, wie wir sie nach Kreissägenverletzungen oder schweren Quetschungen sehen, stellen den erstversorgenden Arzt oftmals vor Probleme. Die Entscheidung, welche Teile erhalten werden sollen und welche nicht, ist nicht immer leicht zu treffen. Sie setzt Kenntnisse in der Wiederherstellungschirurgie voraus, da man schon bei der Erstversorgung einen ungefähren Plan für die spätere Rekonstruktion aufstellen muß und hiervon die Erhaltung bzw. Opferung bestimmter Handanteile abhängig machen wird. Aus diesen Gründen lassen sich auch keine allgemein gültigen Regeln aufstellen, wobei jedoch die Grundsätze gelten mögen: *je schwerer die Verletzung, um so konservativer die Erstversorgung — möglichst viel an nutzbaren Strukturen erhalten — möglichst wenig in der Tiefe der Wunde nähen*! Das wichtigste Ziel, die primäre Wundheilung, darf nie aus dem Auge gelassen werden; alles, was es gefährdet, hat zu unterbleiben!

Wenn *eine* Hand eines Verletzten nach einer Explosion derartig zerrissen ist, wird man eine Amputation an denken. Sieht jedoch die andere Hand nicht viel besser aus, ist die Erhaltung jeglichen noch lebensfähigen Gewebes von entscheidender Wichtigkeit, um wenigstens einfachste Greifmöglichkeit für die Zukunft zu schaffen. Nach einer mehrstündigen Wundversorgung in aufgeschobener Dringlichkeit verblieben diese Reste. Da es sich nicht um einen versicherten Patienten, sondern um einen zehnjährigen Jungen handelte, erreichte dieser hiermit eine erstaunliche Geschicklichkeit. Durch eine kleine Prothese, die mit einem Schultergurt betätigt wird, wurde dem einzig noch verbliebenen Finger der rechten Hand ein beweglicher Gegenhalt geschaffen.

Auch in diesem Fall einer schwereren Kreissägenverletzung mit offenen Grundgliedbrüchen aller fünf Finger waren außer der K-Drahtentfernung keine späteren Wiederherstellungsmaßnahmen notwendig, da primär sämtliche wichtigen Strukturen versorgt werden konnten. Zeige- und Mittelfinger mußten infolge Durchtrennung aller Sehnen, Nerven und Gefäße amputiert werden. An den übrigen Fingern wurden die Strecksehnen genäht und die Knochen mit K-Drähten fixiert, wobei auf die Gelenke keine Rücksicht genommen und am Daumen sogleich eine Arthrodese des Grundgelenkes durchgeführt wurde. Durch Biegen der Drähte wurde dem Ringfinger eine solche Position gegeben, daß er trotz der verbleibenden Bewegungseinschränkung einen festen Spitzgriff mit dem Daumen bilden konnte.

Meist sind bei diesen ausgedehnten Handverletzungen jedoch eine oder mehrere Sekundäroperationen erforderlich, um eine gewisse Funktion zu erreichen. Hier war durch eine Quetschung die ulnare Handhälfte verlorengegangen; am Mittelfinger waren Beuge- und Strecksehnen sowie beide volaren Gefäßnervenbündel durchtrennt; die Daumenballenmuskulatur war zerstört und es lag eine ausgedehnte Vernarbung vor. Die erste Wiederherstellungsoperation bestand in der Opferung des Mittelfingers, dessen Haut teilweise zum Narbenersatz benutzt werden konnte. Die Sehnenrevision am Zeigefinger zeigte erhebliche Vernarbungen und eine Profundussehnendurchtrennung in der Hohlhand. Deswegen war in der zweiten Operation eine Sehnentransplantation für diesen Finger erforderlich, die eine recht gute Beuge- und Streckfähigkeit ermöglichte. Infolge

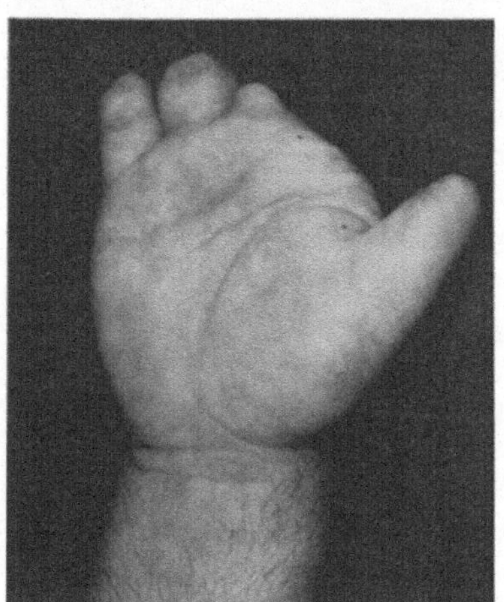

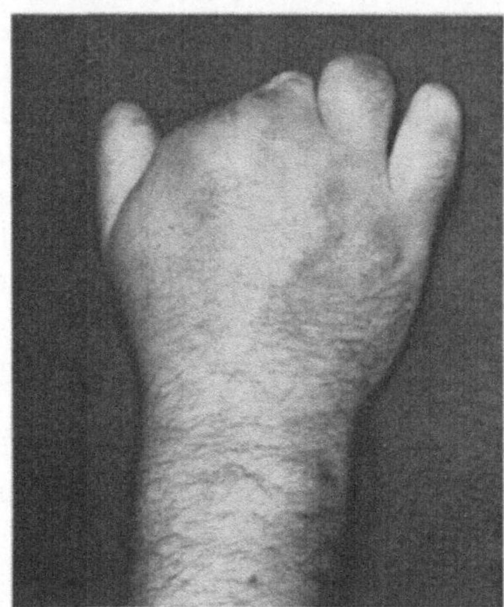

Abb. 1. Aussehen einer schwerverletzten Hand mit Verlust oder Teilverlust aller Finger

der Zerstörung der Daumenballenmuskulatur mit Unmöglichkeit der Opposition war jedoch kein Spitzgriff durchführbar. Die erforderliche Oppositionswiederherstellung ließ sich wegen der Zerstörung bzw. Vernarbung der Beugesehnen nur mit dem Extensor carpi radialis longus als Motor durchführen, der mit einem Plantaristransplantat verlängert um die Ulnarkante des Unterarmes herum zum Daumen gebracht wurde. Es resultierte eine gute Berührung beider Fingerkuppen, die der Resthand trotz ihrer schweren Schädigung noch eine gewisse Funktion ermöglichte.

Man braucht auch beim Verlust aller Finger bis auf kurze Grundgliedreste nicht zu resignieren, sondern kann eine gewisse Greiffähigkeit erreichen. In diesem Zustand können die Fingerreste nicht zu einem Griff aneinandergebracht werden. Die Resektion des zweiten Mittelhandknochens schaffte nicht nur eine tiefe Zwischenfingerfalte, sondern auch die Möglichkeit der Daumenverlängerung durch Einschieben eines Knochen-

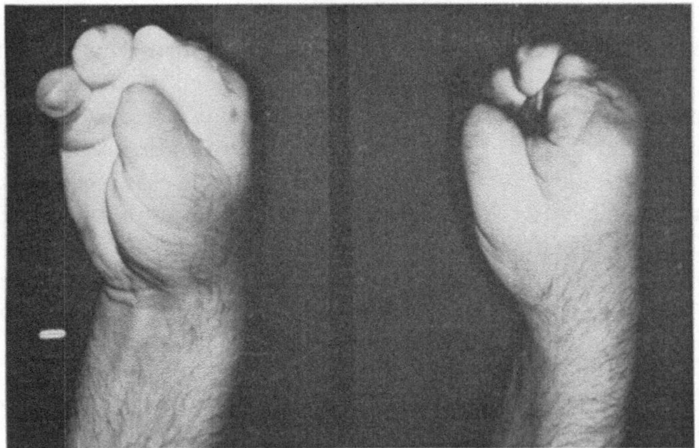

Abb. 2. Funktion derselben Hand; es gelingt nicht, den Daumenstumpf in Berührung mit den übrigen Fingern zu bringen

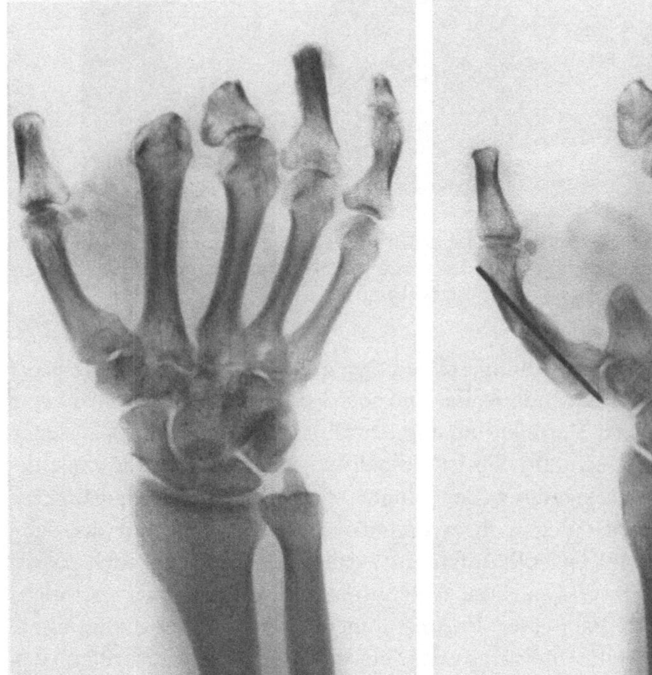

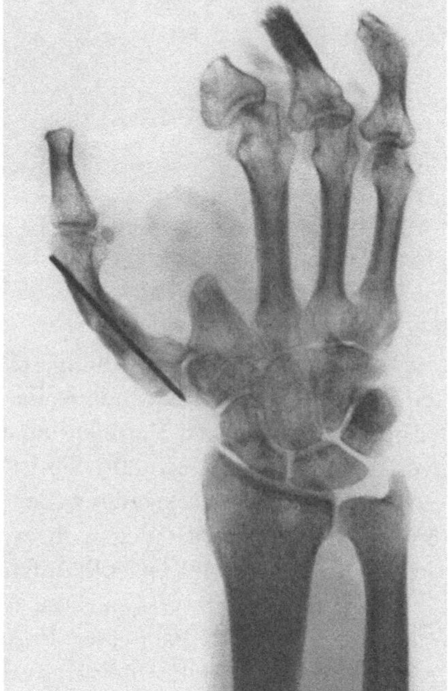

Abb. 3. Röntgenbilder derselben Hand vor und nach der Operation (Entfernung von zwei Drittel des II. Mittelhandknochens, Verlängerung des I. Mittelhandknochens durch Einsetzen eines Teiles des II. Mittelhandknochens in den osteotomierten I. Mittelhandknochen)

stückes in den osteotomierten ersten Mittelhandknochen (Abb. 1 bis 4). Dadurch wurde ein Greifen des Daumens gegen den Ringfingerstumpf möglich. Dieses funktionelle Ergebnis wurde jedoch nicht nur durch die Operation allein geschaffen; wesentlich mitbeteiligt war die postoperative Übungsbehandlung, die in diesem Falle vor allem in der Beschäftigungstherapie durchgeführt wurde. Greifübungen mit zunächst etwas größeren, später dann auch kleineren Gegenständen kräftigten die Muskeln und lockerten die Gelenke bis zum gezeigten Bewegungsausmaß.

Diese Nachbehandlung leitet über auf die Dinge, die über das Operative hinaus einen wesentlichen Einfluß auf das Ergebnis haben. Neben Wund-

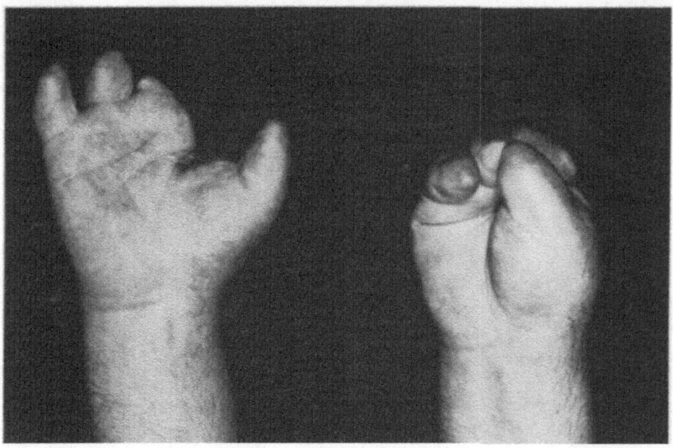

Abb. 4. Funktion der Hand nach Operation und entsprechender Übungsbehandlung. Es gelingt jetzt ein Spitzgriff des verlängerten Daumens gegen die übrigen Fingerstümpfe

heilung und Übungsbehandlung spielen Art und Dauer einer *Ruhigstellung* eine nicht zu unterschätzende Rolle. Die sog. Funktionsstellung wird zwar in jeder einschlägigen Veröffentlichung erwähnt, aber leider nicht an jeder verletzten Hand angewandt. Sie ist deshalb so wichtig, weil die Gelenkseitenbänder in Streckstellung der Finger schlaff sind und bei längerer Fixation schrumpfen. Wegen ihres exzentrischen Ansatzes und der seitlichen Ausladung der Gelenkköpfchen ist dann eine Beugung auch passiv nicht mehr möglich. Gegen diese Erkenntnisse wird leider oft verstoßen, so auch in diesem Fall einer Fräsmaschinenverletzung der Langfingerstreckseiten. Die gute Leistung des erstversorgenden Chirurgen, der mittels Bauchhautlappendeckung die Finger erhalten konnte, wurde durch eine postoperative Ruhigstellung in fast gestreckter Stellung zunichte gemacht. Die Finger versteiften in dieser Stellung, so daß nicht einmal eine Berührung mit dem Daumen erreicht werden konnte.

Wird ein Gipsverband angelegt, ist darauf zu achten, daß eine genügende Fingerbeugung erreicht wird. Dieses ist besonders für die Grundgelenke schwierig; die Biegung einer volaren Gipsschiene muß schon in der Hohlhandmitte liegen — nicht erst an den Grundgliedern. Bleiben die Finger frei, so darf der Gips nicht bis in Höhe der Grundglieder reichen und diese vielleicht noch seitlich einengen, sondern hat in der Hohlhandbeugefalte zu enden, so daß die Finger voll eingekrallt werden können.

Auch die Dauer der Ruhigstellung ist von Bedeutung, da jede längere Immobilisation zu Bewegungseinschränkungen führt. Frakturen der Finger- und Mittelhandknochen bedürfen im allgemeinen keiner längeren Ruhigstellung als 3 bis 4 Wochen. Auf keinen Fall soll man auf einen abgeschlossenen röntgenologischen Frakturdurchbau warten; das Röntgenbild ist nur ein Hilfsmittel, nicht die alleinige Richtschnur der Entscheidung über Fortsetzung oder Beendigung der Gipsfixation. Ein solches Bild wie hier 3 Wochen nach dem Grundgliedbruch berechtigt zur Abnahme des Gipsverbandes; der Bruch war klinisch fest und heilte in einigen weiteren Wochen auch „röntgenologisch".

Auch Verbände aus Mull oder elastische Binden führen zur Bewegungseinschränkung, wenn sie nur lange genug belassen werden. Dabei spielt weniger das mechanische Moment eine Rolle, sondern vielmehr die psychische Einstellung des Patienten. Wir dürfen nicht vergessen, daß in bezug auf Verbände die Blickrichtung von Arzt und Patient sehr verschieden sind: der Arzt sieht nur den Verband als solchen, der Patient aber sieht noch eine Art Geheimschrift, deren Wortlaut: „Nicht bewegen!" von ihm natürlich strikt befolgt wird! In diese Richtung gehören auch die Armtragetücher; das Gesicht dieses Patienten drückt das Bewußtsein der Schwere seiner Verletzung am Handgelenk aus! Armtragetücher sind bei uns streng verpönt; die Verletzten sind in den ersten postoperativen Tagen angewiesen, den Arm unter gleichzeitigem Bewegen der Finger mindestens 50mal am Tage vollständig im Schulter- und Ellenbogengelenk auszustrecken. Besonders einprägsam für den Patienten mag dazu die Aufforderung sein: „Hitler und Stalin immer, Napoleon nimmer!" (Dabei Demonstration der geöffneten und geschlossenen Hand bei erhobenem Arm bzw. der typischen „Napoleon-Position" mit abgewinkeltem, vor der Brust ins Jacket gestecktem Arm).

Ich hoffe, daß es mir gelungen ist, mit diesen kurzen Bemerkungen, eine gewisse Übersicht über die bei der Erstversorgung für verletzte Hände anzuwendenden Maßnahmen zu geben und möchte abschließend nochmals betonen, daß es häufig nur Kleinigkeiten sind, die jedoch für das weitere Schicksal einer solchen Hand entscheidend sein können.

Summary

Some measures are absolutely essential during primary care of injured hands in order to achieve primary healing (e.g., immediate closure of the wounds), whereas under certain circumstances other procedures may be endanger healing and should preferably be carried out secondarily (e.g., suturing of tendons and nerves). The author attempts to arrive at certain principles for the primary care of severely injured hands. On the basis of examples the author demonstrates in what manner the basis for subsequently necessary reconstructive procedures is created by planned primary care. Both procedures may be regarded as "reconstruction in two steps" and can be carried out without unnecessary loss of time. The technique of dressing, type and duration of immobilization and follow-up treatment are also factors for the achievement of a good functional result.

Dr. D. Buck-Gramcko
Handchirurg. Abteilung Berufsgenossenschaftliches Unfallkrankenhaus
205 Hamburg 80, Bergedorfer Straße 10

Neuere Operationstechniken in der Beugesehnenchirurgie

Von **W. Pieper**

Der Erfolg einer Beugesehnennaht und Beugesehnenplastik im Verlaufe eines Fingers oder der Hand hängt, wie wir wissen, davon ab, daß die Nahtstelle und das Transplantat möglichst narbenarm in das Sehnenlager einheilen.

Die Gefahr der Vernarbung besteht während der für die Heilung der Sehnennahtstelle bzw. Einheilung des Sehnentransplantates notwendigen dreiwöchigen Ruhigstellung. Erst nach dieser Zeit sind die Sehne und das Tranplantat auf Zug und Dehnung für die Bewegung belastungsfähig.

Die Ursachen der Vernarbung — soweit sie uns bekannt sind — lassen sich in drei Gruppen einordnen:

1. Die posttraumatische Vernarbung. Sie wird von dem Ausmaß der Gewebsschädigung durch die Verletzung bestimmt, ist schicksalsbedingt und als gegeben hinzunehmen.

2. Die Infektion. Sie spielt praktisch nur bei frischen Verletzungen eine Rolle und dürfte sich durch eine Ausschneidung des geschädigten Gewebes, durch eine antibiotische Behandlung, Ruhigstellung und Überwachung des Heilverlaufes in den ersten Tagen weitgehend beherrschen lassen.

3. Die Vernarbungsursachen, die durch das Operationstrauma ausgelöst werden. Diese können wir entscheidend beeinflussen.

Das geschieht bisher durch die Einhaltung einer gewebeschonenden Operationstechnik, durch eine geeignete Schnittführung zur Freilegung der Beugesehne, durch eine kunstvolle Sehnennahttechnik und durch Verlagerung der Nahtstelle in den Mittelhandbereich, in dem die Gefahr einer narbigen Verwachsung geringer ist.

Aus der Tatsache aber, daß trotz bestmöglicher Operationstechnik die Heilergebnisse unterschiedlich ausfallen, hat man gefolgert, daß die Wiederherstellung der Beugesehnenfunktion nicht nur durch operationstechnische Maßnahmen zu lösen ist, sondern auch ein biologisches Problem darstellt, das wir nur bis heute noch nicht ergründen können. Das mag zutreffen. Trotzdem sollte man Fehlergebnisse nicht auf bisher noch unbekannte biologische Mitursachen zurückführen, bevor nicht die letzten vermeidbaren Ursachen, die eine Vernarbung begünstigen, ausgeschaltet sind.

Deshalb möchte ich heute auf neuere, erfolgversprechende Operationstechniken hinweisen, die darauf abzielen, die fibröse Verankerung der Sehnennahtstelle oder der Sehnentransplantate weiter zu verringern.

BRUNER (USA) gab im Mai 1967 anläßlich der handchirurgischen angloskandinavischen Gemeinschaftstagung in Lausanne erstmals einen neuen Zugang zur Beugesehne an. Die Schnittführung erfolgt volar und verläuft zickzackförmig (Abb. 1), wobei die Abwinklung in den Beuge-

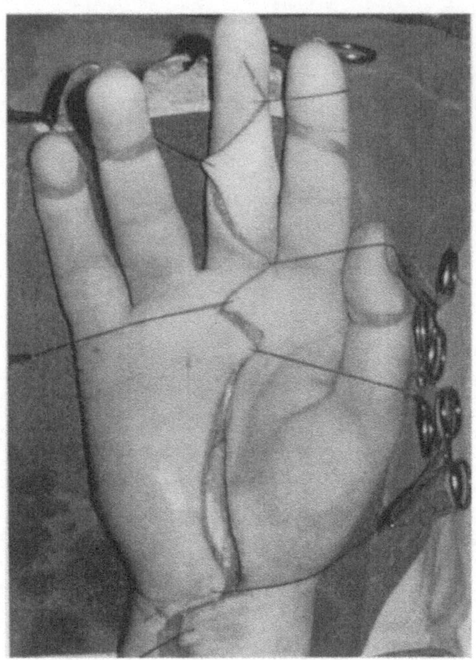

Abb. 1

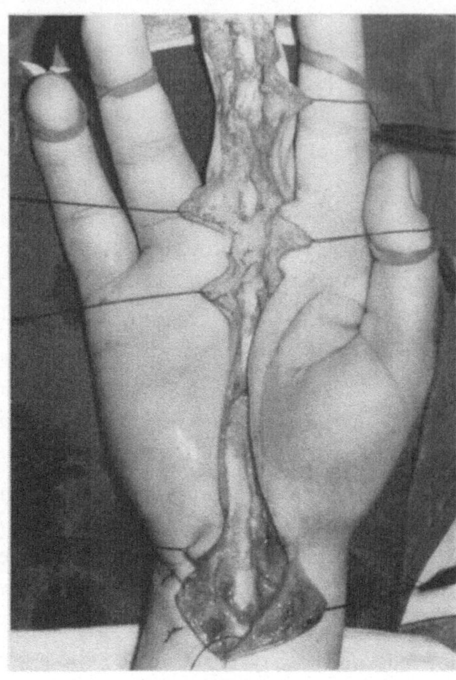

Abb. 2

Abb. 1. Zickzackförmige Schnittführung zur Freilegung der Mittelfingerbeugesehne

Abb. 2. Freilegung des Verletzungsgebietes der Beugesehne in Höhe des Grundgliedes und des ganzen Beugesehnenlagers vom Handgelenk bis zum Mittelfingerendgelenk

falten der Finger liegt, am besten aber jeweils am Ende einer Beugefalte.

Diese volare, zickzackförmige Schnittechnik hat folgende Vorteile: Sie gibt eine, wie auch in der Allgemeinchirurgie geforderte, gute Übersicht über das Operationsgebiet (Abb. 2) und damit die beste Voraussetzung für ein gewebeschonendes Operieren. Das unvermeidliche Operationstrauma wird damit so klein wie möglich gehalten und damit der geringste Reiz für eine spätere Narbenbildung gegeben.

Sie gibt einen ausgezeichneten Einblick in das gesamte Beugesehnenlager und erlaubt uns einerseits, den gesunden Gewebszusammenhang von den Gefäßnervenbündeln zur Sehne zu schonen, und gibt uns andererseits die Möglichkeit, nur dort eine weitergehende Freilegung vorzunehmen, wo dies zur Darstellung des Verletzungsschaden, also zur Herauslösung des Narbenblockes, der vernarbten Sehnenenden, zur Resektion der Ringbänder und Sehnenscheiden unerläßlich ist.

Diese Schnittführung vermeidet also den verhängnisvollen Längsschnitt in der Mittellinie, zu dem der Unerfahrene immer wieder verführt wird, und zwar in dem naheliegenden Bestreben nach einem direkten Zugang zur Verletzungsstelle von dem kleinsten Operationsschnitt aus. Leider führt dieser jedoch fast immer zu einer Narbenkontraktur und zu einer Verwachsung mit der darunter verlaufenden Sehne.

Es werden aber auch die Nachteile des seitlichen Mittelschnittes vermieden. Diese bestehen darin, daß, wenn man dorsal des Gefäßnervenbündels eingeht, eine Tunnelierungstechnik erforderlich ist und keine gute Übersicht besteht. Bleibt man volar des Gefäßnervenbündels, kann die Hautweichteildeckung türflügelförmig abpräpariert werden; man bekommt dann wohl eine gute Übersicht. Die unnötig weite Ablösung des Hautlappens stellt aber bei der Heilung einen zusätzlichen Vernarbungsreiz dar und kann Wundheilstörungen am Hautrand und längerdauernde Gefühlstörungen zur Folge haben.

Es ist erstaunlich, daß die Narben nach den VW-förmigen Incisionen, die aneinandergereiht den Zickzackschnitt ergeben, obwohl sie mehrmals die Beugesehne kreuzen, nicht zu einer Verwachsung mit der Sehne führen (Abb. 5, 6, 8, 9, 10). Das ist eine praktische Erfahrung von Bruner, der diese Schnittführung jetzt seit 2 Jahren anwendet und keine Narbenkontraktur beobachtet hat; ich kann diese Erfahrung aus meiner Praxis nur bestätigen (Abb. 3).

Ich bin überzeugt, daß diese Schnittführung die seitlichen Mittelschnitte weitgehend ablösen wird, und zwar nicht nur in der Beugesehnenchirurgie, sondern auch in den meisten Fällen, in denen eine Freilegung des unter der Haut liegenden Gewebes erforderlich ist, also auch bei Nähten von Fingernerven, bei manchen Fällen der Dupuytrenschen Kontraktur und sogar bei der Eröffnung von Fingereiterungen und Sehnenscheidenphlegmonen.

Eine weitere Ursache, die zu einer Vernarbung führt bzw. die Vernarbung begünstigt, ist der Verwachsungsreiz, der von der Sehnennahtstelle und von dem Nahtmaterial ausgeht.

Viel Mühe und Überlegungen wurden darauf verwandt, um diesen von der proximalen Nahtstelle ausgehenden Vernarbungsreiz so gering wie möglich zu halten. Subtile Nahttechniken wurden ersonnen, die einerseits eine ausreichende Zugfestigkeit gewährleisten und zum anderen durch

Übernähung der Nahtstelle mit feinstem atraumatischem Nahtmaterial den Vernarbungsreiz von der Nahtstelle zur Umgebung und umgekehrt abschirmen sollten. Jeder, der sich mit den Anforderungen an diese Naht beschäftigt, wird zugeben, daß dieser Akt der Operation der Schwierigste ist. Wenn man eine spätere Sehnenlösung vornehmen muß, sieht man dann doch immer wieder, daß die Nahtstelle den häufigsten Grund für die Verwachsung abgibt.

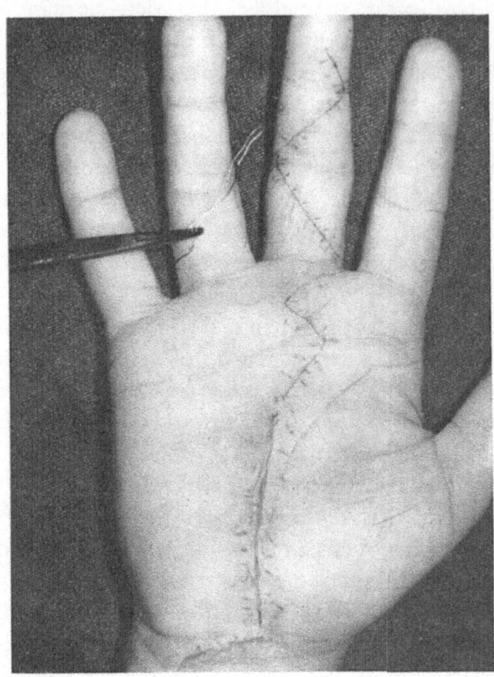

Abb. 3. Strichförmige Vernarbung des Zickzackschnittes nach 3 Wochen vor Entfernung des Ausziehdrahtes am Endglied

Matev (Sofia) hatte daher den Einfall, die proximale Nahtstelle außerhalb der Hand zum Unterarm hin zu verlegen. Durch die Nachgiebigkeit des umgebenden Gewebes und des reichlich entwickelten lockeren Bindegewebes bestehen hier die günstigsten Voraussetzungen dafür, daß die Nahtstelle nicht narbig mit der Umgebung verwächst. Durch diese Nachgiebigkeit des Gewebes ist aber auch die Verdickung der Nahtstelle bedeutungslos. Auch ohne Beherrschung einer schwierigen Nahttechnik ergibt sich eine ausreichende Verschieblichkeit der Nahtstelle. „Wenn Sie die proximale Naht zum Unterarm verlegen, können Sie eine Nahttechnik anwenden, nach wem Sie wollen", — wie Matev seinerzeit berichtete — sie muß nur zugfest sein und wird dann auch verschieblich."

Mir erschien der Vorschlag sehr überzeugend, wenn man bedenkt, 1. daß der Raum in der Mittelhand, in dem 9 Beugesehnen und 4 Lumbricalismuskeln Platz finden und gleitfähig sind, nur sehr knapp bemessen ist, zumal er sich zum Handwurzelkanal hin noch trichterförmig verengt und 2. daß die Wandungen dieses Raumes nicht nachgiebig sind.

Es ist daher verständlich, daß jede Gewebsverdickung im Verlaufe einer Sehne, wie sie selbst durch eine noch so sorgfältig angelegte Nahtstelle verursacht wird, die Beweglichkeit behindern muß.

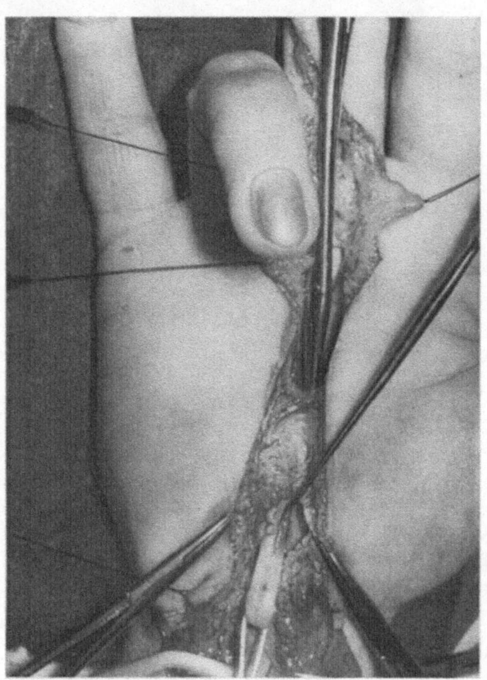

Abb. 4. Bei Freilegung des Beugesehnenlagers für den Mittelfinger mit Durchtrennung des queren Hohlhandbandes wird an dem gesunden Ringfinger demonstriert, wie beim Vorziehen der Profundessehne der Ansatz des Lumbricalismuskels in Höhe des durchtrennten queren Hohlbandbandes erscheint, als Begründung für die Verwendung langer Sehnentransplantate, da die Sehnennahtstelle im Bereich des Lumbricalisansatzes durch die Verdickung ein erhebliches Bewegungshindernis darstellt

Um diese Beweglichkeit zu erhöhen, bin ich jedoch noch einen Schritt weitergegangen und habe den Raum durch Spaltung des queren Hohlhandbandes wie bei der operativen Behandlung des Karpaltunnelsyndromes erweitert. Der dadurch erreichte Zugang zum Karpaltunnel erlaubt gleichzeitig eine übersichtliche, gewebeschonende Ablösung 1. des Sublimisstumpfes von seinem Mesotenon, um ihn dann in Höhe des Handgelenkes resezieren zu können und 2. des Lumbricalismuskels von der Profundussehne, die notwendig ist, um auch den Stumpf der Profundussehne bis zum Handgelenk zurückzuziehen und dort resezieren zu können.

Bei diesem Vorgehen läßt sich leicht darstellen, wie sich beim Zug an der Profundussehne eines gesunden Fingers der Ansatz des Lumbricalis-

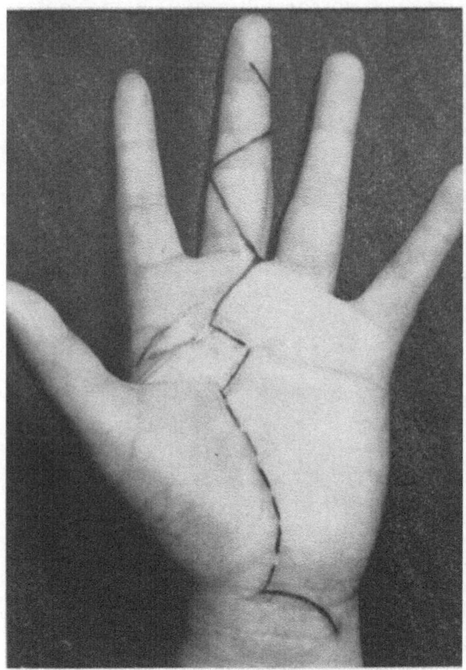

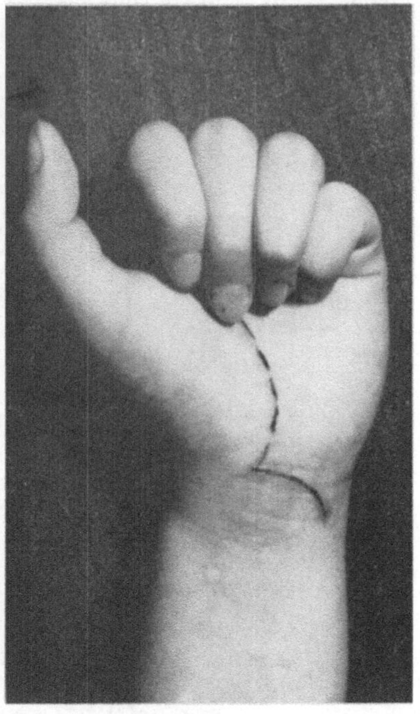

Abb. 5 Abb. 6

Abb. 5. Strichförmige Vernarbung nach Einpflanzung eines langen Sehnentransplantates für den Mittelfinger. Zeige- und Mittelfinger waren beugeunfähig, der Zeigefinger infolge einer narbigen Verwachsung. Infolge einer vorbestandenen Narbenkontraktur in der Hohlhand war eine Narbenplastik durch Verschiebelappen und freie Hautverpflanzung vorangegangen

Abb. 6. Volle Beugung im Zeige- und Mittelfinger

muskels bis in den Hohlhandkanal hinein verschiebt. Dieselbe Lage würde die Sehne bei selbsttätiger Beugung des Fingers einnehmen (Abb. 4). Daraus dürfte hervorgehen, daß die Verdickung einer Nahtstelle, die ja möglichst in den Bereich des Lumbricalismuskelansatzes verlegt wird, allein durch das Mißverhältnis des Raumes zu seinem Inhalt ein erhebliches Bewegungshindernis bilden muß.

Durch die gleichzeitige Anwendung der zickzackförmigen Schnittführung mit Durchtrennung des queren Hohlhandbandes läßt sich also nicht nur eine gute Übersicht über das ganze Sehnenlager gewinnen, sondern werden auch die Voraussetzungen geschaffen für die größtmögliche Beweglichkeit.

Der weitere Eingriff verläuft typisch nach der herkömmlichen Technik.

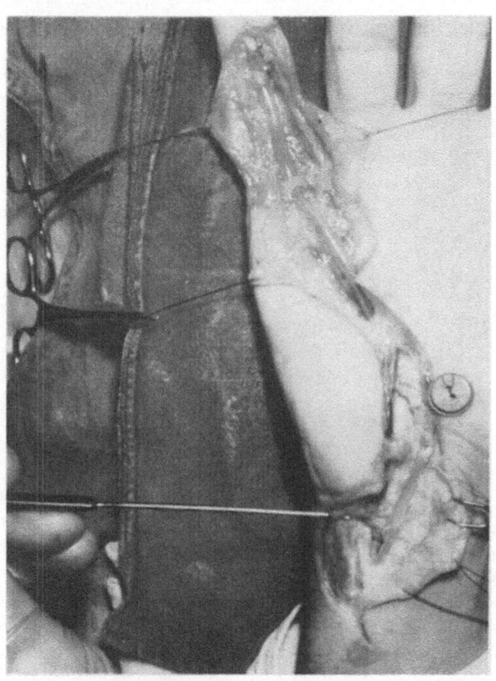

Abb. 7. Freilegung des Beugesehnenlagers des Kleinfingers vom Endglied bis zum Unterarm von zickzackförmiger Schnittführung aus. Ausgedehntes vernarbtes Verletzungsgebiet in Höhe des Mittelgelenkes und Grundgliedes nach vorangegangener Verletzung beider Beugesehnen — versuchter primärer Sehnennaht — Tenolyse — und nachfolgender Ruptur der Sehnennahtstelle. Ein Silikonschlauch ist eingeführt und mit je einer Naht an den Sehnenstümpfen des Endgliedes und an der Profundessehne des Kleinfingers am Grundgelenk angeheftet. Um eine Schrumpfung der tiefen Beugesehne für den Kleinfinger zu verhüten, wird diese durch eine GIG-Naht in Spannung gehalten bis zur Durchführung der späteren Sehnenverpflanzung

Das Transplantat wird eingezogen, am Endglied nach der Ausziehdrahtnahttechnik nach Bunnell befestigt und oberhalb des Handgelenkes mit dem proximalen Profundussehnenstumpf am besten nach Art einer Durchflechtungsnaht in geeigneter Länge vereinigt (Abb. 5, 6).

Und nun noch zu einer weiteren Technik, die ich in der Beugesehnenplastik anwende. Die Indikation zur Beugesehnenplastik wurde bisher von folgenden günstigen Voraussetzungen abhängig gemacht: Gute Durchblutung, ungestörte nervöse Versorgung, freie passive Beweglichkeit der Fingergelenke und besonders von der Vorbedingung, daß das Verletzungsgebiet, durch das das Sehnentransplantat zieht, nicht vernarbt ist.

Das bedeutet also, daß bei vielen Verletzungsgeschädigten, bei denen durch Infektion oder durch das Ausmaß der Gewebsschädigung die

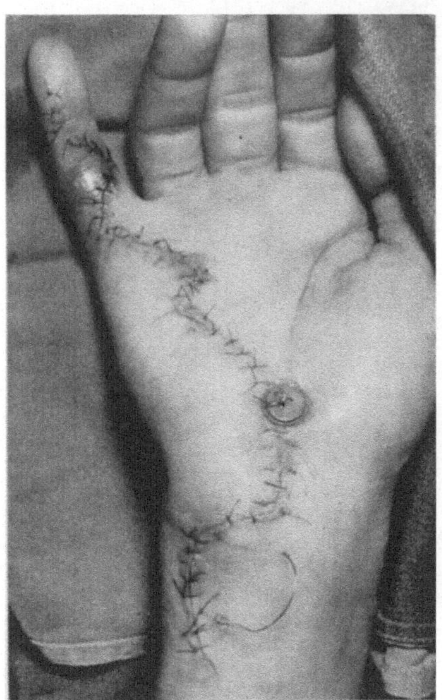

Abb. 8

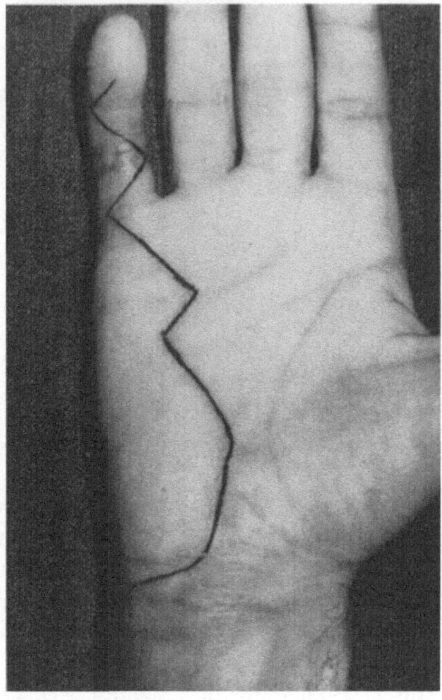

Abb. 9

Abb. 8. Verlauf der Operationswunde nach Durchführung der Operation
Abb. 9. Heilergebnis — strichförmige Vernarbung

Sehnen und ihr Gleitbett zu einem schlecht durchbluteten, derben Narbengewebe umgewandelt wurden und bei denen sekundär eine Steifheit der Fingergelenke und trophische Störungen eingetreten sind. Versuche, eine Beweglichkeit durch eine Beugesehnenverpflanzung zu erzielen, nur von sehr begrenztem Erfolg sind oder aber mit einem Mißerfolg enden.

In dem Bestreben auch in diesen Fällen eine Gleitfähigkeit zu erreichen, sind in den vergangenen Jahren erfolgversprechende Wege beschritten worden — die Schaffung eines Gleitlagers im Sinne einer künstlichen Sehnenscheide vor Durchführung einer eigentlichen Sehnenverpflanzung.

Einige Voraussetzungen müssen natürlich auch in diesen Fällen bestehen: Eine ausreichende Durchblutung, eine ausreichende Sensibilität und eine ausreichende passive Beweglichkeit der Fingergelenke.

In einer ersten Operation wird das Beugesehnenlager von dem schon erwähnten zickzackförmigen Schnitt übersichtlich freigelegt. An Stelle eines Sehnentransplantates wird jedoch ein (Abb. 7) Silikonschlauch in der Länge des späteren Sehnentransplantates eingepflanzt. Die Enden des Silikonschlauches werden mit einer schwarzen Seidennaht an dem Sehnen-

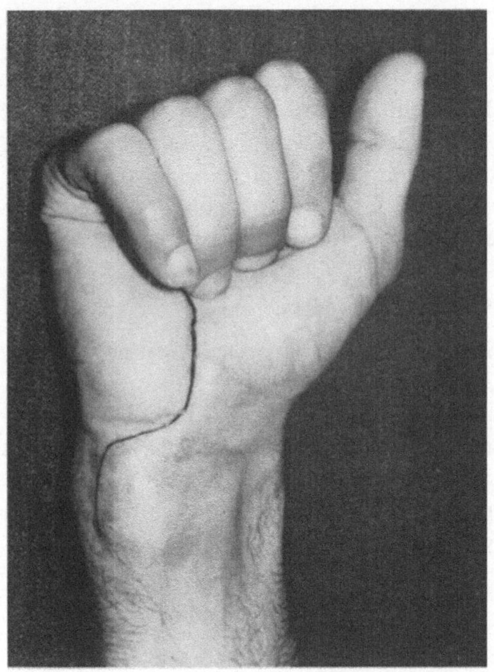

Abb. 10. Nahezu volle Beugung des Kleinfingers

stumpf der Ansatzstelle und an das proximale Sehnenende am Handgelenk angenäht. Das Annähen soll eine Verschiebung des Kunststoffschlauches vermeiden und das Aufsuchen der Sehnenstümpfe bei der zweiten Operation erleichtern. In dieser ersten Operation können gleichzeitig wiederherstellende Eingriffe wie Nervennähte und Narbenersatz durch Verschiebelappen vorgenommen werden.

Eine mehrwöchige Ruhigstellung ist bis zur Durchführung der zweiten Operation empfehlenswert. Läßt man bewegen, kann es trotz des gewebsfreundlichen Silikonschlauches zu einem Fremdkörperreiz kommen, der seine Entfernung erforderlich machen kann. Ich selber habe durch die

Ruhigstellung keinen Fall einer Unverträglichkeit des Kunststoffimplantates erlebt.

Nach einer Zeitdauer von frühestens 3 Wochen und spätestens 2 bis 3 Monaten wird in einer zweiten Operation von zwei kleinen Einschnitten aus das Kunststoffimplantat entfernt und durch ein Sehnentransplantat ersetzt. Dabei wird das Sehnentransplantat an einem Ende des Kunstoffschlauches angenäht und in das Sehnenlager eingezogen. Das gelingt leicht ohne Überwindung irgendeines Widerstandes und ohne eine Blutung. Das Transplantat wird in der üblichen Weise distal an der Ansatzstelle am Knochen befestigt und proximal mit dem Sehnenstumpf oberhalb des Handgelenkes vereinigt (Abb. 8, 9, 10).

Nach einer dreiwöchigen Ruhigstellung kann dann mit Bewegungsübungen begonnen werden. Obwohl das Transplantat ja seine Ernährung von der Umgebung erhält, erfolgt diese offenbar über schleierartige Adhäsionen. Anders läßt sich die Verschieblichkeit des Transplantates um mehrere Zentimeter, die ja erforderlich ist, damit sich der Finger beugt, nicht erklären.

Summary

The zig-zag incision on the volar side of the finger (like Bruner) simplifies every surgical treatment of the flexor tendons. Using longer tendon transplants (like Matev) permits the displacement of the suture toward the forearm with minimum danger of excess scar tissue. The temporary implantation of a Silicone tube produces a smooth passage for a later tendon transplant. Thus tendon transplants even in scarred wound areas are very promising.

Dr. W. Pieper
6 Frankfurt am Main, Zeil 65—69

Neue Operationstechniken in der Strecksehnenchirurgie

Von **A. Wilhelm**

Die Handchirurgie verdankt ihren Fortschritt auf dem Gebiet der Strecksehnenverletzungen nicht zuletzt einer genaueren Kenntnis der Anatomie und der Bewegungsabläufe unter physiologischen und patholo-

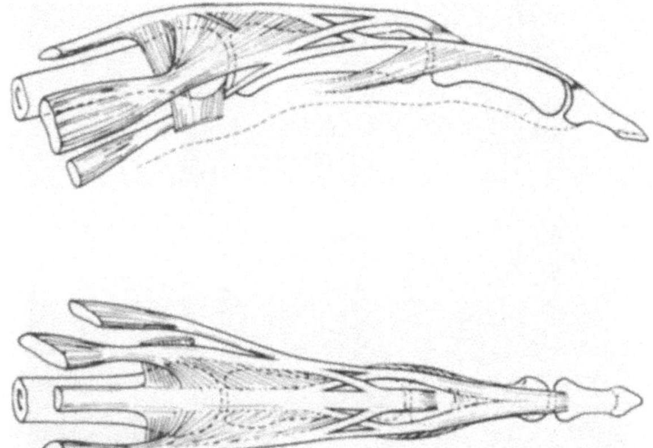

Abb. 1. Schematische Darstellung des Langfingerstreckapparates in Anlehnung an Tubiana u. Valentin

gischen Bedingungen; dies gilt vor allem für die Streckaponeurose, auf deren Besprechung ich mich heute aus zeitlichen Gründen beschränken möchte.

Die Streckaponeurose stellt eine Vereinigung zweier Kraftsysteme dar, die auf das Grund-, Mittel- und Endgelenk einwirken, und zwar handelt es sich einmal um die langen Extensoren und zum anderen um das System der Handbinnenmuskeln (Abb. 1). Die Strecker setzen am Lig. capitulorum transversum und an der Basis der Grund-, Mittel- und Endphalanx an. Dieses System wird nun beiderseits von laterovolar her durch je einen M. interosseus und radial noch von einem M. lumbricalis verstärkt. Ihre medialen Faserzüge setzen zusammen mit entsprechenden Fasern des Extensor digitorum communis als Tractus intermedius an der Basis der Mittelphalanx an, während die lateralen Züge einschließlich des M. lumbricalis mit lateralen Fasern des Extensor communis die sog. Tractus laterales bilden, die an der

Basis der Endphalanx ansetzen. Über der Mittelphalanx sind beide Seitenzügel durch das Lig. triangulare verbunden. Etwas proximal davon strahlt, von der Beugesehnenscheide her kommend, auf beiden Seiten das sog. Landsmeersche Ligament ein, dessen Kenntnis und funktionelle Bedeutung für das Verständnis von bestimmten Operationsmethoden von großer Wichtigkeit ist. Das fibröse Band verläuft volar der Mittelgelenkachse und wird bei Streckung im Mittelgelenk angespannt, worauf es zu einer

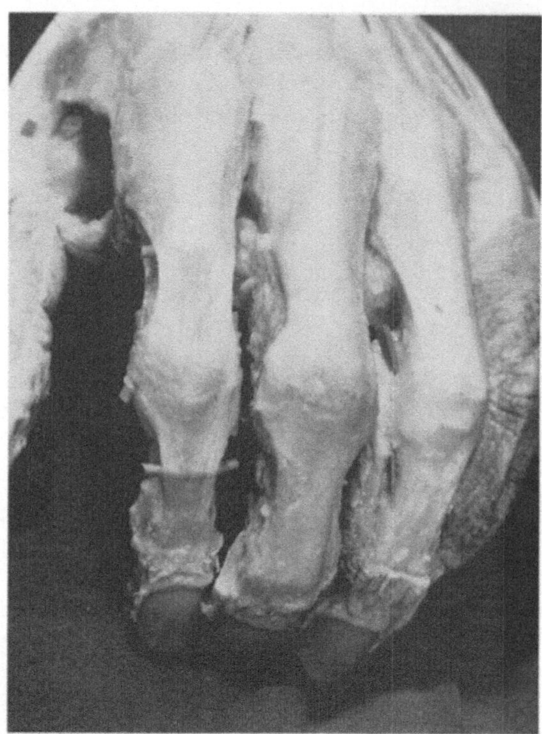

Abb. 2. Einstrahlung des Landmeerschen Ligamentes am Zeigefinger eines anatomischen Präparates, von dorsal her gesehen. Darstellung des Clelandschen Ligamentes an der Radialseite des Ringfingers

Streckung im Endgelenk kommt. Umgekehrt führt eine starke Beugung im Endgelenk wegen der damit verbundenen Wegverlängerung ebenfalls zu einer Anspannung dieses Ligamentes, die sich dann auf das Mittelgelenk im Sinne einer Flexion auswirkt. Das Landsmeersche Ligament stellt also ein Retinakulum mit einem dynamischen Tenodeseneffekt dar, so daß die beiden distalen Interphalangealgelenke durch je einen Strecker und Beuger, z. B. durch den Tractus intermedius bzw. den Flexor digitorum profundus, gestreckt und gebeugt werden können.

Die nächste Abbildung zeigt Ihnen diese wichtige Struktur am anatomischen Präparat (Abb. 2) und bei einem Patienten. Von handchirurgischem Interesse ist ferner das Clelandsche Ligament, daß Sie hier unten an der Radialseite des Ringfingers (Abbb. 2) dargestellt sehen. Es handelt sich dabei um eine bindegewebige Platte, die von der Finger- bzw. Gelenkseite dorsal des Nervengefäßstranges in der Längsebene der Finger zur Haut verläuft. Dieses Band kann nach LITTLER als Widerhalt für einen proximal abgelösten und nach volar auf die Beugesehnenscheide verlagerten Seitenzügel dienen, der dann die Funktion eines Landsmeerschen Ligaments ausübt.

Strecksehnenverletzung bieten je nach ihrer Lokalisation bestimmte therapeutische Probleme. Wir unterscheiden deshalb heute Verletzungen im Bereich des Vorderarmes (a), des Lig. carpi dorsale (b) und des Handrückens bis in Höhe der Juncturae intertendineae (c); distal davon den Grundgelenksbereich (d), den Grundgliedabschnitt (e) und die entsprechenden Regionen in Höhe des Mittelgelenkes (f), des Mittelgliedes (g) und schließlich des Endgelenkes (h), also insgesamt 8 Zonen.

An neueren Operationsmethoden im Bereich des Vorderarmes und Handrückens sind die transmembranöse Verlagerung eines volaren Kraftspenders nach dorsal, die von FOWLER u. BRAND angegebene Plastik einschließlich der funktionellen Tenodese von FOWLER zur Korrektur der Krallenfingerstellung zu nennen; ferner die Transposition der Palmaris longus-Sehne oder aber einer oberflächlichen Fingerbeugesehne zur Wiederherstellung der Funktion des langen Daumenstreckers.

Bevor wir zur Besprechung der Verletzungen der Streckaponeurose kommen, möchte ich Ihnen einen kurzen Hinweis zur Technik der Naht der Langfingerstrecksehnen und der Dorsalaponeurose geben. Die bisher im allgemeinen geübten Nahttechniken sind nur wenig belastungsfähig und bedürfen einer zusätzlichen Entlastung durch eine relativ starke Dorsalflexion in der Handwurzel und Streckstellung der Finger (Abb. 3). Die Nachteile einer solchen Ruhigstellung liegen auf der Hand. Wir verwenden daher seit vielen Jahren in Übereinstimmung mit einigen anderen Autoren eine Naht auf Entfernung, und zwar in Form der Lengemann-Naht, um den normalen Muskelzug bereits am proximalen Sehnenstumpf abzufangen, und können dann die Immobilisierung der Hand nach den sonst üblichen Grundsätzen, nämlich in einer weitgehenden Funktionsstellung durchführen (Abb. 3). Die feinere Adaptation der Sehnenstümpfe führen wir mit 6×0 atraumatischer Seide durch. Der Erfolg dieser Nahttechnik ist letztlich in einem wesentlich früheren Eintritt freier Funktion und damit in einer Abkürzung der gesamten Behandlungsphase zu erblicken.

Die nächste Abb. 4 zeigt Ihnen noch einmal die Nahttechnik in der Aufsicht, daran anschließend das Ergebnis einer Naht der Mittelfingerstrecksehne 10 Tage nach Verbandsentfernung und in der unteren Reihe das Spätergebnis bei einer schweren Kreissägenverletzung des 3. bis 5.

Strahles mit Durchtrennung der Streckaponeurosen in ganzer Breite und Zerstörung des Kleinfingergrundgelenkes.

Einrisse des Sehnenhäubchens in Höhe des Grundgelenkes müssen unbedingt operativ versorgt werden, da es sonst infolge Luxation der Strecksehne zu einer Störung des Extensorenmechanismus kommt. Bei einfacher Durchtrennung genügen in frischen Fällen Einzelknopf- oder ausziehbare Nähte. Bei Defekten erfolgt die Rekonstruktion entweder nach Wheeldon, der eine Junctura intertendinea mit dem lateralen Rand

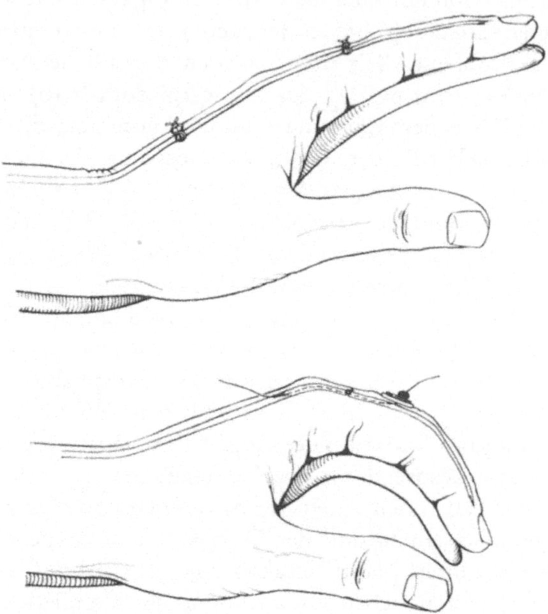

Abb. 3. Oben: Ruhigstellung der Hand in „Entlastungsstellung“ nach Naht einer Strecksehnenverletzung mit bisher üblichen Nahtmethoden. Unten: Ruhigstellung in weitgehender Funktionsstellung bei Naht „auf Entfernung“

des Sehnenhäubchens vernäht, oder nach Michon, der diesen Sehnenstreifen aus der Strecksehne selbst entnimmt. Nach eigenen Erfahrungen kann man diesen Streifen auch proximal stielen.

Die nach inadäquater Ruhigstellung, nach Verbrennungen, Nervenlähmungen usw. zu beobachtenden Strecksteifen der Fingergrundgelenke können durch Schrumpfung der Seitenbänder, durch Verlötung der volaren Kapsel mit der anliegenden Unterfläche des Mittelhandköpfchens und, worauf Curtis hingewiesen hat, auch durch Schrumpfung der oftmals sehr verdickten dorsalen Gelenkkapsel im engeren Sinne bedingt sein. Curtis führt deshalb an Stelle der bisher üblichen Kapsulektomie nach Howard eine Excision der geschrumpften dorsalen Gelenkkapsel durch und löst das Kollateralligament nur an seinem Ursprung am Metakarpaleköpfchen ab. Dadurch kann die nach manchen Kapsulektomien zu beobachtende Ulnardeviation vermieden werden.

Eines der schwierigsten Probleme stellt die Behandlung des Knopflochphänomens dar. Es handelt sich hierbei um den Folgezustand einer Verletzung des Tractus intermedius im Bereich des Mittelgelenkes, wobei die Tractus laterales seitlich bis unterhalb der Mittelgelenkachse abgleiten und auf diese Weise zu Flektoren des Mittelgelenkes werden, während sie auf das Endgelenk als besonders starke Strecker einwirken.

Die Behandlung der frischen geschlossenen Rupturen und der offenen, ohne Defektbildung einhergehenden Verletzungen bereitet meist keine großen Schwierigkeiten; ganz anders liegen die Verhältnisse dagegen bei veralteten Verletzungen, was nicht zuletzt durch die Vielzahl der bisher erprobten und empfohlenen Behandlungsverfahren zum Ausdruck kommt Für die Behandlung des Knopflochphänomens kommen nach dem heutigen Stand unseres Wissens außer den von KAPLAN, PLANAS und DOLPHIN angegebenen Methoden vor allem die berühmte Plastik von FOWLER, eine 1962 angegebene Modifikation derselben, bei der das Transplantat durch einen Knochenkanal an der Basis der Grundphalanx geführt wird, sowie die Methoden von PEACOCK und von NICHOLS in Frage (Abb. 5). In der Mitte der unteren Reihe sehen Sie das neueste, erst 1967 von LITTLER u. EATON angegebene Verfahren, das gleich noch näher erläutert werden soll. Rechts daneben erkennen Sie die von HELLMANN empfohlene Methode, bei der zur Wiederherstellung des Tractus intermedius aus beiden Seitenzügel ein 1 bis 2 mm breiter Streifen abgespalten und in der Medianen über dem Gelenk vernäht wird.

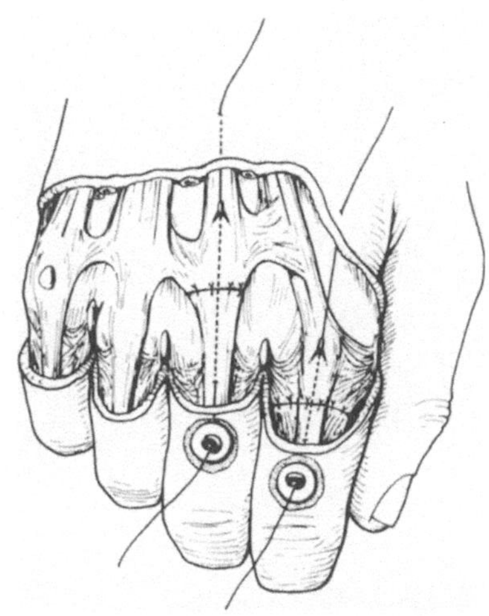

Abb. 4. Versorgung von Verletzungen der Strecksehnen und der Streckaponeurosen mittels Naht „auf Entfernung“; feine Adaptation der Sehnenstümpfe mit 6 × 0 atraumatischer Seide

Bei dem ingeniösen Verfahren von LITTLER u. EATON wird die gesamte Streckkraft der Extensoren und der Mm. interossei auf die Basis der Mittelphalanx vereinigt und gleichzeitig der restliche Aponeuroseabschnitt, der auf das Endgelenk streckend einwirkt, entspannt. Für die Extension des Endgelenkes stehen dann die beiden Landsmeerschen Ligamente und auf der Radialseite noch der Sehnenzügel des M. lumbricalis zur Verfügung.

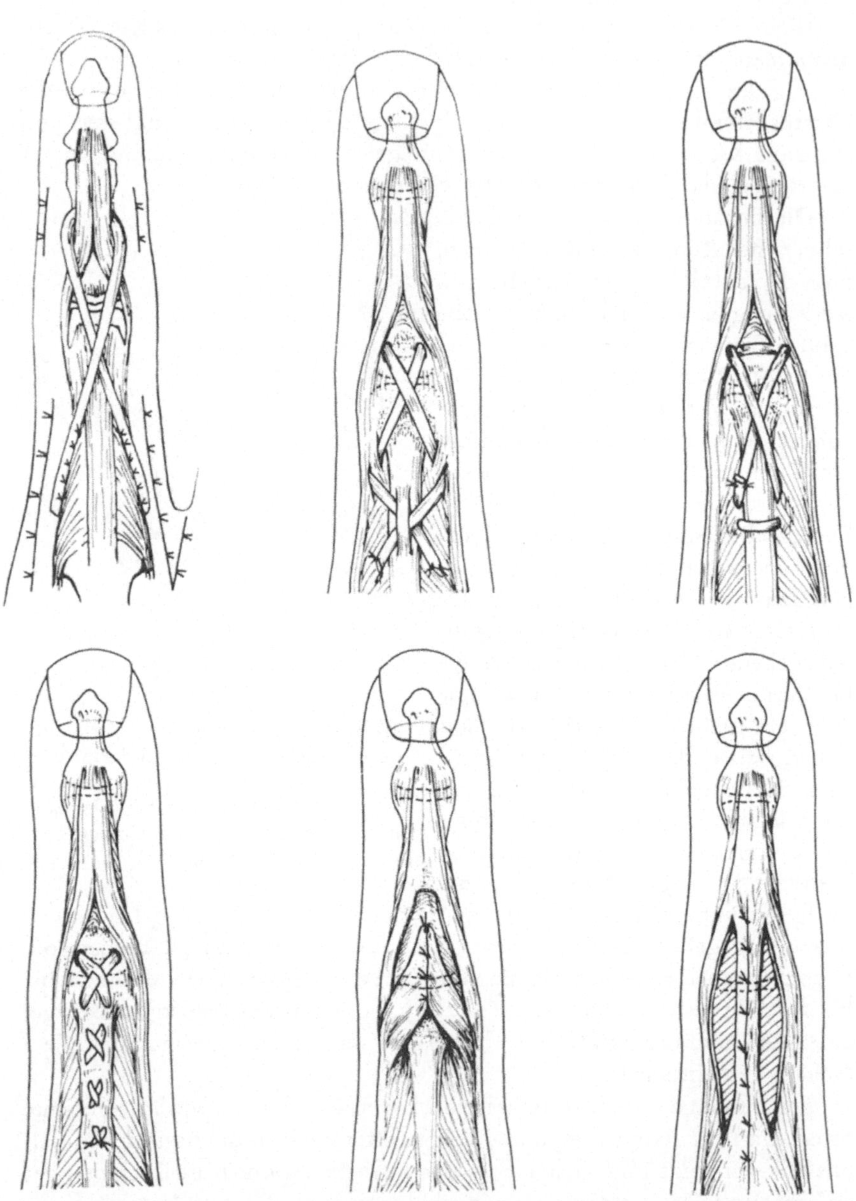

Abb. 5. Behandlung des Knopflochphänomens nach der „klassischen“ Methode von Fowler, nach Fowler (1962), Peacock, Nichols, Littler und Eaton sowie Hellmann (von links oben nach rechts unten)

Bei der Operation werden die Abschnitte der Dorsalaponeurose, soweit sie von den Extensoren und Mm. interossei stammen, vollständig von den Landsmeerschen Ligamenten und dem M. lumbricalis abgetrennt, durch

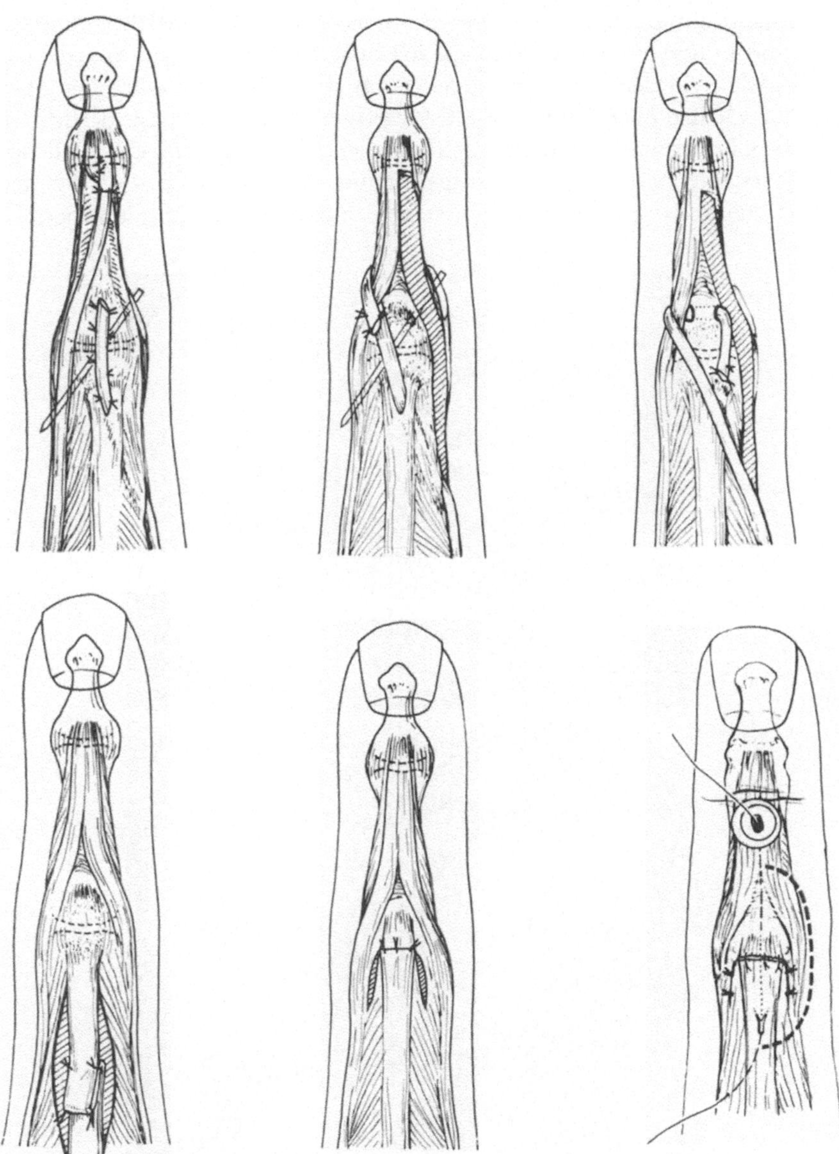

Abb. 6. Behandlung des Knopflochphänomens nach MATEV, PIEPER, LITTLER, VERDAN (links unten und Mitte) und WILHELM (von links oben nach rechts unten)

Zusammenfaltung über dem Mittelgelenk vereinigt und gegebenenfalls noch durch Nähte an der Basis der Mittelphalanx angeheftet. Zusätzlich erfolgt noch eine temporäre Kirschner-Drahtarthrodese. Mit vorsichtigen Bewegungen kann man nach 3 Wochen beginnen.

Die nächste Abbildungsserie (Abb. 6) bringt weitere Behandlungsmethoden, und zwar links oben zunächst das 1964 von MATEV angegebene Verfahren, bei dem ein Seitenzügel durch einen Schlitz im Tractus intermedius median über das Mittelgelenk verlagert und an der Basis der Mittelphalanx fixiert wird; zusätzlich wird noch eine Verlängerung des restlichen Streckaponeurosenabschnittes vorgenommen. PIEPER hat dieses Verfahren sehr vereinfacht. Er trennt auch nur einen Seitenzügel ab, führt ihn aber dia-

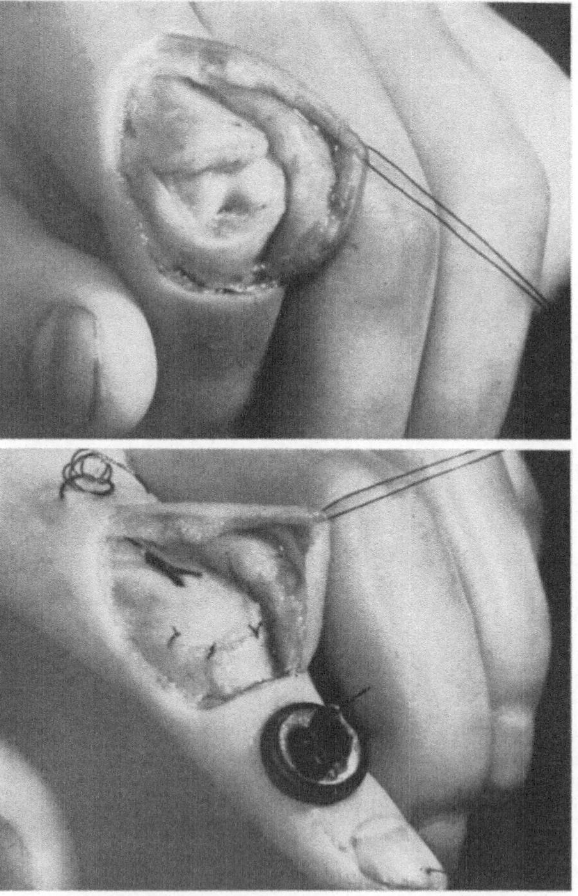

Abb. 7. Behandlung des Knopflochphänomens (ohne Defekt!) mit Lengemann-Naht. Freie Funktion post operationem

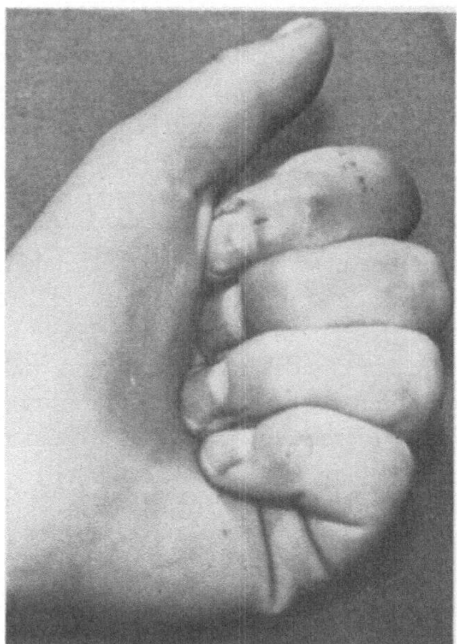
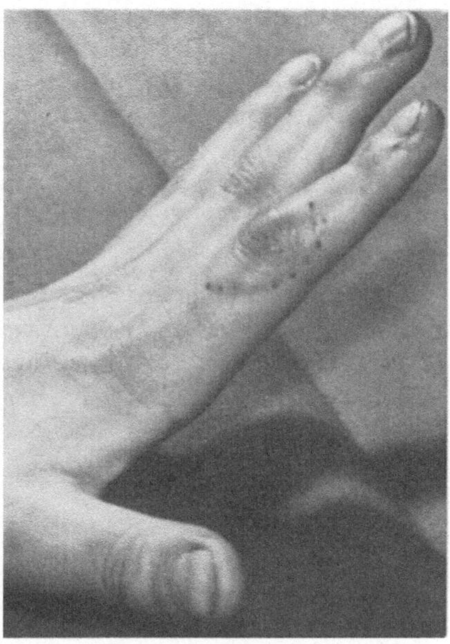

Abb. 7

gonal über das Mittelgelenk und vernäht ihn dann mit dem gegenüberliegenden Seitenzügel bei zusätzlicher Sicherung des Mittelgelenkes durch eine temporäre Arthrodese. Eine Verlängerung des anderen Seitenzügels ist dabei nicht notwendig, da man nach Abtrennen des erstgenannten Seitenzügels, höchstwahrscheinlich infolge Überwiegens des Profundus, keine Hyperextension im Endgelenk mehr findet. Rechts davon sehen Sie ein ähnliches Verfahren von LITTLER, bei dem der diagonal verlagerte Seitenzügel noch durch einen Bohrkanal in der Mittelphalanx geführt wird. In der unteren Reihe findet sich die von VERDAN angegebene Faltung des Tractus intermedius, die bei solider und belastungsfähiger Narbe in Frage kommt, und rechts daneben die einfache Reinsertion nach Narbenexcision. Ganz rechts unten ist eine eigene Methode dargestellt, bei der der Zug des Tractus intermedius nicht durch Einzelknopfnähte, sondern proximal der Verletzung durch eine Lengemann-Naht abgefangen wird. Die Einzelheiten dieses Vorgehens sind in der nächsten Abbildungsserie zusammengestellt (Abb. 7). Es ist bemerkenswert, daß nach Einziehen und Fixieren der angezogenen Lengemann-Naht eine völlig spannungsfreie Adaptation der angefrischten Aponeurosenabschnitte auftritt und daß ferner das Grundgelenk in eine leichte Beugestellung und das Mittel- und Endgelenk in eine praktisch völlige Streckstellung geraten. In dieser Haltung führen wir anschließend auch die Immobilisierung für die Dauer von 4 bis 6 Wochen durch.

Läsionen der Dorsalaponeurose in Höhe des Endgelenkes gehören zu den häufigsten Sehnenverletzungen überhaupt und gehen nicht selten mit einem knöchernen Ausriß, der sog. Buschschen Fraktur, einher. Vor Beginn der Behandlung sollten daher stets Röntgenaufnahmen durchgeführt werden.

Da die Art der Immobilisierung auch heute noch, selbst unter Handchirurgen, eine Streitfrage darstellt, möchte ich Sie an Hand der nächsten Diaserie mit den lokalen Verhältnissen bei einer frischen Strecksehnenzügelruptur vertraut machen. Bei gestrecktem Grund- und Mittelgelenk besteht in Höhe des Endgelenkes eine Dehiszenz der Sehnenstümpfe von 5 mm. Beugt man das Mittelgelenk und streckt das Endgelenk maximal, dann verbleibt zwischen den Sehnenstümpfen noch ein Zwischenraum von 1 bis 2 mm. Führt man bei gleichbleibender Stellung in diesen beiden

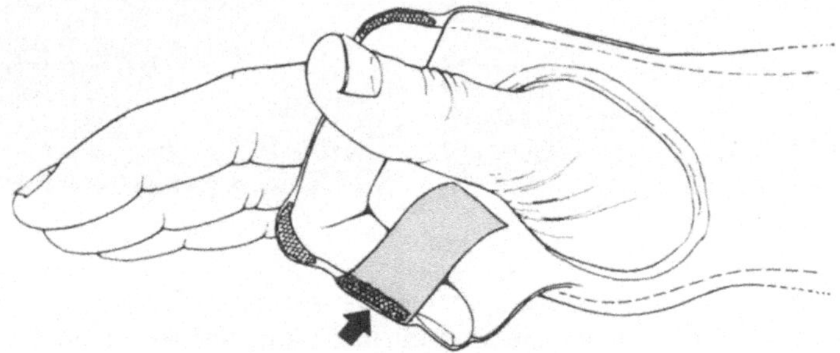

Abb. 8. Modifizierter Mommsen-Gips

Gelenken auch noch eine Beugung im Grundgelenk durch, dann überragt der proximale Sehnenstumpf den distalen um 2 mm. Diese völlige Entspannung hat MOMMSEN als erster erkannt und darauf hingewiesen, daß für die Entspannung der Seitenzügel nicht nur End- und Mittelgelenke ruhiggestellt, sondern auch noch die Mm. interossei und die funktionelle Einheit „Lumbricalis-Profundus“ ausgeschaltet werden müssen. MOMMSEN hat deshalb vorgeschlagen, auch noch das Grundgelenk in rechtwinkliger Beugung und das Handgelenk in leichter Volarflexion mit Hilfe eines zweiteiligen Gipsverbandes ruhigzustellen. Wir haben diese Verbandsanordnung, wie bereits 1965 berichtet, in Form eines zirkulären Vorderarmgipses mit volarem Gipssteg, auf dem der verletzte Finger mit Heftpflasterstreifen festgehalten wird, modifiziert (Abb. 8). Insgesamt haben wir mit dieser Methode unter 40 Nachuntersuchten nur bei 6 Patienten, das sind 15%, ein Streckdefizit von 10 und mehr Grad feststellen können. Es empfiehlt sich, während der ersten 1 bis 2 Wochen das Endgelenk noch durch einen dorsal angelegten schmalen Holz- oder Metallspatel zu schützen.

Auf weitere Behandlungsverfahren kann ich hier aus zeitlichen Gründen nicht eingehen. Die Behandlung der veralteten Strecksehnenzügelrupturen kann zunächst konservativ und operativ durch die sog. Raffnaht von Georg, die Faltung der Streckaponeurose nach Verdan oder aber durch Einflechten eines Sehnentransplantates, wie von Nichols angegeben, durchgeführt werden (Abb. 9). Bei Defekten kommt die sog. Iselin-Plastik, rechts oben im Bild, in Frage.

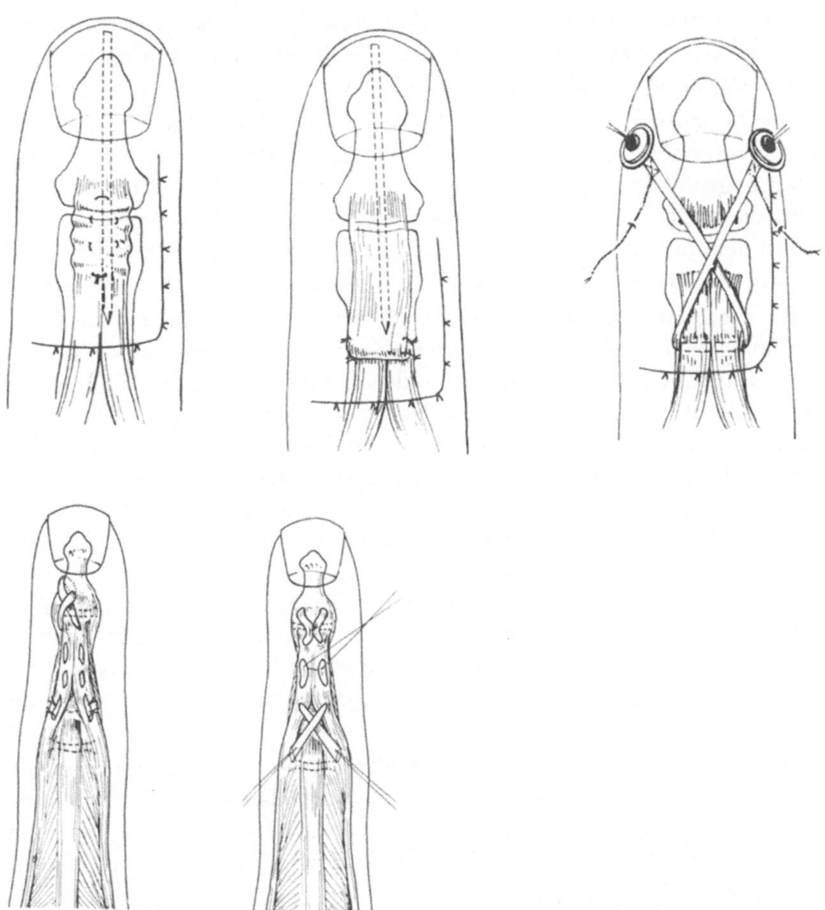

Abb. 9. Behandlung veralteter Strecksehnenzügelverletzungen am Endgelenk nach Georg, Verdan und Iselin (rechts oben, nur bei Defektverletzungen) und Nichols (von links oben nach rechts unten)

Die Schwanenhalsdeformität, die auch traumatisch bedingt sein kann, stellt das Gegenstück des Knopflochphänomens dar. Eine Korrektur ist nach dem ursprünglich von Riordan gemachten Vorschlag durch Ausschaltung der Wirkung des Tractus intermedius auf das Mittelgelenk möglich. Der im Bereich des Grundgliedes aus der Streckaponeurose gelöste

Abschnitt der Extensorensehne wird in einem Knochenkanal an der Basis der Grundphalanx verankert. Die Deformität kann dadurch bei freier Streckung im Grundgelenk beseitigt werden.

Eine weitere Möglichkeit zur Korrektur der Schwanenhalsdeformität besteht nach Littler (1967) in der Wiederherstellung der Funktion eines Landmeerschen Ligamentes durch Abtrennen des ulnaren Seitenzügels, der volar des Clelandschen Ligamentes zur Beugesehnenscheide in Höhe der Grundphalanx geführt und hier fixiert wird.

Die knöcherne Ausrißverletzung des Strecksehnenzügels am Endgelenk versorgen wir routinemäßig in Übereinstimmung mit einigen anderen Autoren grundsätzlich operativ, und zwar mit Hilfe einer Lengemann-Naht, die entweder durch das ausgerissene Fragment selbst geführt oder aber an dem hier ansetzenden Strecksehnenapparat verankert werden kann.

Zum Abschluß noch ein Hinweis auf das Problem der Sehnenverwachsungen, das uns ja allen so am Herzen liegt. Fußend auf den tierexperimentellen Untersuchungen von Kern u. Kuhbier aus der Freiburger Chirurgischen Univ.-Klinik und von Vorster aus der Würzburger Klinik führen wir seit über einem Jahr eine Adhäsionsprophylaxe durch Injektion von Trasylol in die Wundhöhle, in das Sehnengleitlager und z. T. auch in die Sehnen bzw. Transplantate und in das Paratenon durch und sind der Ansicht, hiervon bisher Günstiges gesehen zu haben. Als Beispiel zeige ich Ihnen hierfür die Rekonstruktion des gesamten Strecksehnenapparates durch Zwischenschaltung von Transplantaten bei einer schweren Kreissägenverletzung mit nachfolgendem Infekt. Trotz ausgedehnter Narbenbildungen konnte eine nahezu freie Funktion erreicht werden. Durch Anwendung der Trasyloltrockensubstanz im Tierexperiment wird die vermutete Möglichkeit einer Adhäsionsprophylaxe z. Z. noch genauer untersucht.

Meine sehr verehrten Damen und Herren, die Strecksehnenchirurgie zählt heute zu den interessantesten Gebieten der Handchirurgie. Die Fortschritte, die hier gerade in den letzten Jahren erzielt worden sind, beweisen wieder einmal, daß die Anatomie auch heute noch zu den Hauptgrundlagen chirurgischen Handelns gehört.

Summary

After an anatomical survey the author presents a classification of extensor injuries into eight zones. Particularly on the dorsum of the hand, but also on the volar aspect of the hand the "suture at a distance" has been found valuable. By this method an approximation of the tendon stumps is performed with finest suture material (6×0), whereas the muscle pull can be absorbed by the Lengemann-suture. This permits immobilization of the hand in the position of function.

The main topic of this presentation is the reconstruction of the extensor aponeurosis; the different surgical treatment possibilities of tendon dislocations at the metacarpal-phalangeal joint, buttonhole and swan neck deformity as well as of defects at the proximal I.P. joint and of rupture at the distal I.P. joint are discussed.

Literatur

BLUM, E., u. E. AHRER: Behandlung von Strecksehnenabrissen an den Fingergliedern durch innere Drahtschienung. Chir. Praxis **6**, 69—76 (1962).

BRAND, P. W.: Tendon grafting. J. Bone Jt Surg. **43 B**, 444—453 (1961).

BUNNELL, ST.: Die Chirurgie der Hand. Deutsche Übersetzung von J. BÖHLER. Wien-Bonn-Bern: Maudrich 1958.

CURTIS, R. M.: In: J. E. FLYNN, Hand surgery. Baltimore: Williams & Wilkins Comp. 1966.

DOLPHIN, J. A.: The extensor tenotomy for chronic boutonnière deformity of the finger. J. Bone Jt. Surg. **47 A**, 161—164 (1965).

ENTIN, M. A.: Repair of extensor mechanism of the hand. Surg. Clin. N Amer. **40**, 275—285 (1960).

FLYNN, J. E.: Hand surgery. Baltimore: Williams & Wilkins Comp. 1966

FOWLER, S. B.: Zit. nach LITTLER. In: CONVERSE, J. M.

GEORG, H.: Zur Behandlung des geschlossenen Strecksehnenabrisses am Fingerendglied. Langenbecks Arch. klin. Chir. **292**, 485—486 (1959).

HAUCK, G.: Die Ruptur der Dorsalaponeurose am ersten Interphalangealgelenk zugleich ein Beitrag zur Anatomie und Physiologie der Dorsalaponeurose. Langenbecks Arch. klin. Chir. **123**, 197—231 (1923).

HELLMANN, K.: Die Wiederherstellung der Strecksehnen im Bereich der Fingermittelgelenke. Langenbecks Arch. klin. Chir. **309**, 36—38 (1964).

ISELIN, M.: Chirurgie der Hand. Atlas der Operationstechnik. Stuttgart: Thieme 1959.

KAPLAN, E. B.: Functional and surgical anatomy of the hand. Philadelphia: Lippincott 1953.

KERN, E., u. E. KUHBIER: Entstehung, Klinik, Therapie und Prophylaxe der peritonealen Adhäsionen. Ergebn. Chir. Orthop. **46**, 48—80 (1964).

LANDSMEER, J. M. F.: The anatomy of the dorsal aponeurosis of the human finger and its functional significance. Anat. Rec. **104**, 31—44 (1949).

— The coordination of finger joint motions. J. Bone Jt. Surg. **45 A**, 1654—1662 (1963).

VON LANZ, T., u. W. WACHSMUTH: Praktische Anatomie, I/3. Arm., 2. Aufl. Berlin-Göttingen-Heidelberg: Springer 1959.

LITTLER, J. W.: Tendon transfer for median and ulnar nerve paralysis. J. BONE Jt. Surg. **31 A**, 225—234 (1949).

— In: J. M. CONVERSE, Reconstructive plastic surgery, Vol. IV. Philadelphia and London: W. B. Saunders 1964.

— The finger extensor mechanism. Surg. Clin. N. Amer. **47**, 415—432 (1967).

—, and S. G. E. COOLEY: Restoration of the retinacular system in hyperextension deformity of the proximal interphalangeal joint. J. Bone Jt. Surg. **47 A**, 637 (1965).

—, and R. G. EATON: Redistribution of forces in the correction of the boutonnière deformity. J. Bone Jt. Surg. **49 A**, 1267—1274 (1967).

MAISELS, D. O.: The middle slip or boutonniere deformity in burned hands. Brit. J. plast. Surg. **18**, 117—129 (1965).

Matev, I.: Transposition of the lateral slips of the aponeurosis of long-standing "Boutonnière deformity" of the fingers. Brit. J. plast. Surg. **17**, 281—286 (1964).

Michon, J., et P. Vichsed: Luxation latérales des tendons extenseur en regard de l'articulation métacarpophalangienne. Rev. méd. Nancy **86**, 595—601 (1961).

Mittelbach, H. R.: Strecksehnenverletzungen an der Hand. Bericht über die Behandlung von 159 Fällen. Chirurg **34**, 169—175 (1963).

Mommsen, F.: Muskelphysiologie der Fingerstrecker und Verbandbehandlung des Strecksehnenabrisses am Endgelenk. Zbl. Chir. **79**, 265—271 (1954).

Nalebuff, E.: The problem of multiple tendon rupture. Anglo-Scandinavian Symposium, Lausanne 1967.

Nichols, H. M.: In: J. E. Flynn, Hand surgery. Baltimore: Williams & Wilkins Comp. 1966.

Peacock, E. E.: In: J. M. Converse, Reconstructive plastic surgery, Vol. IV. Philadelphia and London: W. B. Saunders 1964.

Pieper, W.: Diskussionsbemerkung, Handchirurgisches Symposium, Erlangen 1966.

Planas, J.: Some technical modifications in tendon grafting of the hand. Transact. Internat. Soc. Plast. Surgeons, Second Congr., London 1959, p. 212—216. Edinb.-London: Livingstone 1960.

Pratt, D. R.: Internal splint for closed and open treatment of injuries of extensor tendons at distal joint of fingers. J. Bone Jt. Surg. **34 A**, 785—788 (1952).

Riordan, D. C.: Tendon transplantation in median-nerve and ulnar-nerve paralysis. J. Bone Jt. Surg. **35 A**, 312—320 (1953).

Rabischong, P.: Zit. nach H. G. Stack.

Rueff, F., R. Bedacht und A. Pannike: Klinik des Strecksehnenabrisses am Fingerendglied. Chirurg **38**, 317—321 (1967).

Schloffer, H.: Zur Behandlung des Abrisses der Streckaponeurose von der Endphalange. Zbl. Chir. **57**, 1053—1055 (1930).

Schink, W.: Handchirurgischer Ratgeber. Berlin-Göttingen-Heidelberg: Springer 1960.

Souter, W. A.: The boutonnière deformity. J. Bone Jt. Surg. **49 B**, 710—721 (1967).

Stack, H. G.: A study of muscle function in the fingers. Ann. Roy. Coll. Surg. Engl. **33**, 307—322 (1963).

Tubiana, R., and P. Valentin: The anatomy of the extensor apparatus of the fingers. Surg. Clin. N. Amer. **44**, 897—906 (1964).

— — The physiology of the extension of the fingers. Surg. Clin. N. Amer. **44**, 907—918 (1964).

Verdan, C.: In: J. E. Flynn, Hand surgery. Baltimore: Williams & Wilkins Comp. 1966.

Vorster, C.: Zum Entstehungsmechanismus der peritonealen Adhäsionen. Chirurg **38**, 122—126 (1967).

Weitbrecht, J.: Syndesmologia sive historia ligamentorum corporis humani, quam secundum observationes anatomicas concinnavit, et figuris ad objecta recentia adumbratis illustravit. Petropoli: Academiae Scientiarum 1742.

Wilhelm, A.: In: Traumatologie in der chirurgischen Praxis. Berlin-Heidelberg-New York: Springer 1965.

Wheeldon: Zit. nach C. Verdan.

Winterstein, O.: Über eine Schiene zur Behandlung der Strecksehnenunterbrechung an den Fingerendgelenken. Schweiz. med. Wschr. **1951**, 789—792.

Privatdozent Dr. A. Wilhelm
Städt. Krankenhaus, chirurg. Abteilung
8750 Aschaffenburg, Lamprechtstr. 2

Das schwere Quetschtrauma der Hand

Von R. Rahmel

Von der Ihnen allen bekannten Einteilung der Quetschverletzungen an der Hand mit Wunden oder kombiniert mit Frakturen soll bei dieser Betrachtung das ausschließlich geschlossene, erhebliche Quetschtrauma ohne sichtbare knöcherne Beteiligung zur Diskussion gestellt werden.

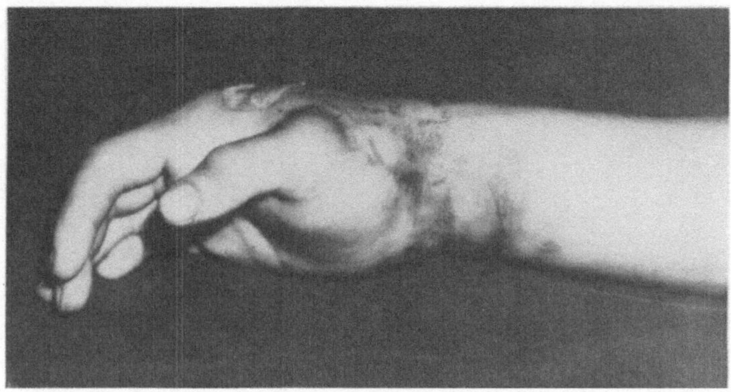

Abb. 1

Das ins Auge springende Bild dieser Verletzung ist das schnell auftretende Ödem, das die Hand wie einen aufgeblasenen Hautschlauch erscheinen läßt, so daß, Sie gestatten mir diese Bemerkung, wir im Bergmannsheil in Gelsenkirchen von der sog. „Tatzenhand" sprechen. Die Schwellung meßbar zu erfassen, stößt auf Schwierigkeiten. So ist z. B. die Flüssigkeitsverdrängung als Gradmesser umständlich und verbietet sich bei offenen Verletzungen. Wir messen daher einfach den Durchmesser der Mittelhand mit einem konventionellen Beckenzirkel. Bei der verletzten Hand, die Sie eben sahen, ergab der Durchmesser der gesunden Seite 2 cm und auf der verletzten 6 cm, also 4 cm Unterschied. Für eine Hand doch ein beachtliches Ausmaß!

Die Arteriographie kann unterschiedliche Ergebnisse aufzeigen. In unserem Fall mit seinem diagnostischen und therapeutischen Ablauf zeigt sie einen Abbruch auf der radialen Seite. Sie sehen auch gleichzeitig auf der Aufnahme rechts außen das Spätergebnis im Kontrollangiogramm, wobei ich auf die fadenförmige Kommunikation im Radialisbereich hinweisen möchte. Es erhebt sich die Frage, ob hier eine Rekanalisation vorliegt.

Zur Deutung des auf den ersten Diapositiven sichtbaren Schwellungszustandes denken wir an ein Ödem und dieses wirft die Frage auf, ob es einfach zirkulatorisch mit einem zuviel an Zufluß und mangelndem Abfluß liegen kann.

Eine Arteriographie im seitlichen Strahlengang mit Ablaufzeiten von 1,5 sec läßt schon auf dem ersten Bild die volle arterielle Anfüllung erkennen und bereits nach 4,5 sec den reichlichen, ungestörten, venösen Rückfluß. Wenn man diese Möglichkeit der Durchströmung durch den zeitlichen Ablauf nehmen darf, so kann man zu dem Rückschluß gelangen, daß zumindest nicht makroskopisch eine Behinderung in der

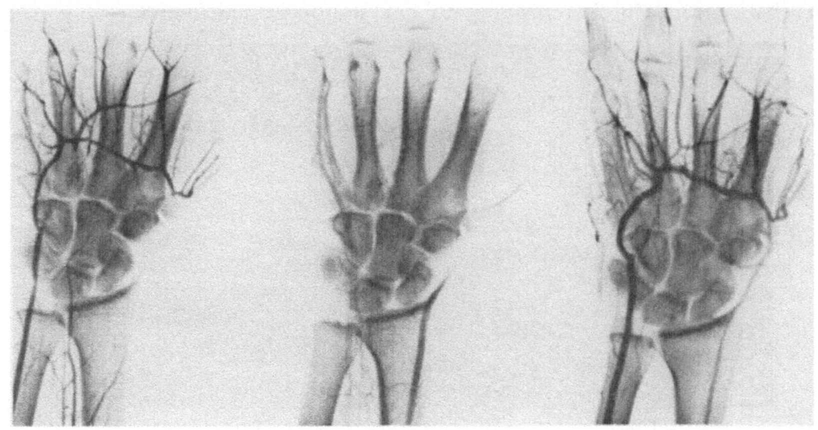

Abb. 2

Durchströmung der Hand besteht. Dieses lenkt das Interesse auf das mikroskopische Geschehen und somit auf den peripheren Kreislauf.

Das vielseitige capilläre Gefäßsystem besitzt eine hochwirksame lokale Regulation zusammen mit einer nervösen Steuerung. Wegen der Kürze der Zeit muß ich hierbei auf die interessanten Arbeiten von FOLKOW verweisen. Es ist bekannt, daß bei Gewebsschäden gefäßerweiternde Substanzen, wie Histamin und kininartige Polypeptide frei werden, die ebenfalls die Permeabilität der Capillaren erhöhen. Zusätzlich können Schmerzfasern diese Gefäßerweiterung verstärken. Der lokalen Regulation übergeordnet sind nun noch die sympathischen vasoconstrictorischen Fasern, die eine zentrale Kontrolle des Durchflusses ermöglichen.

Wir haben bei mehreren solchen „Tatzenhänden" primär den Karpaltunnel gespalten und fanden hier ein ausgeprägtes Hämatom, das nicht nur zu nachfolgenden Verwachsungen Anlaß gibt, sondern auch eine Kompression darstellen muß.

Nimmt man den Medianus zur Seite, stößt man auf blutig imbibierte Sehnen und ihre peritendinösen Gewebe.

Zur Überraschung fanden wir bei allen operierten Patienten einen Abbruch des Hamulus ossis hamati, den wir bisher auf unseren Röntgenaufnahmen nicht erkannt haben. Hebt man ihn an, so schaut man in die ulnare

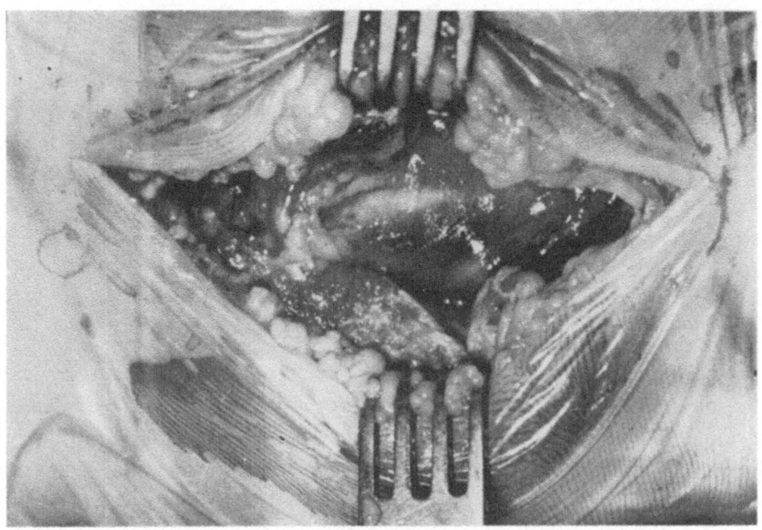

Abb. 3

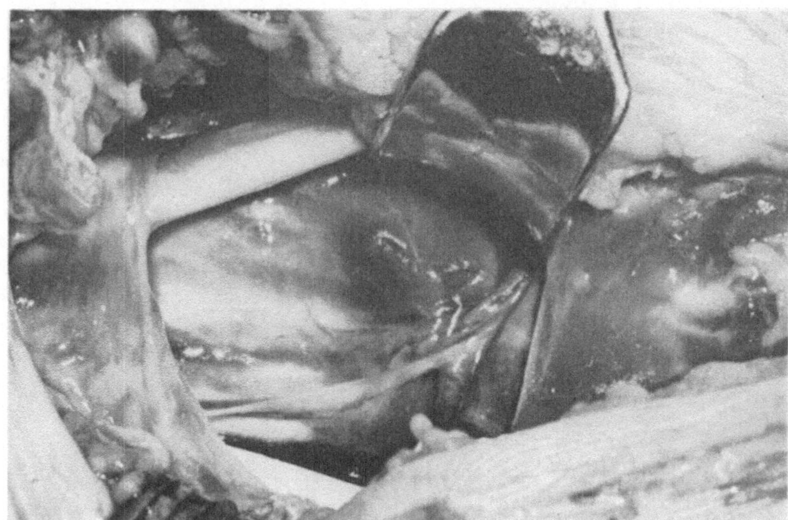

Abb. 4

Gefäßloge, die das gleiche Bild des schweren Kompressionstraumas bietet.

Die therapeutische Konsequenz, die sich bislang für uns gestellt hat, ergibt sich aus folgenden Gesichtspunkten:

1. Tranquilizer.
2. Hyaluronidase bei der Primärversorgung.
3. Postoperative Ödembehandlung, z. B. mit Reparil, das sich uns bewährt hat.
4. Trasylol, einmal um gegen freiwerdende Kinine zu wirken und zweitens um den Mikrothromben im peripheren Kreislauf vorzubeugen.
5. Spalten des Karpaltunnels als Entlastungsmaßnahme sowie Erhaltung der neurozirkulatorischen Regulation.

Den letzten Punkt können wir keinesfalls als Empfehlung geben, sondern die gezeigten Befunde sollen diese Maßnahme als mögliche Therapie, wie sie sich uns bewährt hat, eher zur Diskussion stellen.

Summary

In severe closed crushing injuries of the hand without fractures were found ruptures of the arteries in the arteriography, even with recanalisation in the control. The oedema of the hand was favored by liberated histamin und kininpolypeptides. Some patients were primarily operated in opening the carpal tunnel. Fracture of the Hamulus ossis hamati has been found in all cases combined with haematoma of the median and ulnar nerve and also of the flexor tendons. Treatment of this severe trauma to the hand was given.

Dr. R. Rahmel
Chirurgische Klinik
der Berufsgenossenschaftlichen Krankenanstalten „Bergmannsheil“
4660 Gelsenkirchen-Buer, Schernerweg 4

Sofortige Totalversorgung, aufgeschobene Primärbehandlung oder sekundäre Rekonstruktion bei der Wiederherstellung schwerverletzter Hände?

Von J. Geldmacher

Von 15416 Arbeitsunfällen, die in 10 Jahren an der Chirurgischen Klinik der Universität Erlangen-Nürnberg direkt vom Arbeitsplatz zur Erstversorgung kamen, hatten 5922 Hände und Finger getroffen. Das sind 38,4%. Im Unfallbericht einer bedeutenden Firma der Elektroindustrie waren Hände und Finger in 44,1% aller Arbeitsunfälle betroffen. Der Unfallverhütungsbericht der Bundesregierung weist ähnliche Zahlen auf. Rund 10% dieser Handverletzungen sind schwerster Art. Aber auch die Schädigungen 1. und 2. Grades können bei unsachgemäßer Versorgung zu langdauernder Arbeitsunterbrechung und starker Behinderung führen.

Unter dem Schutz von Antibiotica können fast alle Handverletzungen primär versorgt werden, wenn die Voraussetzungen gegeben sind. Dabei ist die 6-Std-Grenze kein prinzipielles Kriterium mehr, so daß man sich notfalls die Überweisung des Patienten in die nächstliegende Spezialabteilung überlegen sollte.

In diesem Falle war es durch eine Kreissäge zur Durchtrennung aller Strecksehnen, aller Mittelhandknochen und des Hypothenar gekommen. Primäre Rekonstruktion aller verletzten Gebilde. 9 Monate später war der Patient wieder voll arbeitsfähig. Fingerstreckung und Faustschluß waren frei. Normale Oppositionsfähigkeit und kräftiger Grobgriff.

Oberstes Gebot bei der Versorgung schwerer Handverletzungen ist die spannungsfreie Wiederherstellung der Hautdecke. Wenn dies durch direkte Naht nicht möglich ist, sollte großzügig von den in Betracht kommenden Verfahren der Hauttransplantation Gebrauch gemacht werden, wie sie Wilhelm erst kürzlich wieder zusammengefaßt hat.

3 Wochen vor Überweisung in unsere Klinik war ein 62jähriger Patient mit der linken Hand in ein Förderband gekommen und hatte sich eine schwere Weichteilquetschung und ausgedehnte Hautablederungen zugezogen. Knochen, Sehnen, Nerven und die tiefe Durchblutung waren zunächst nicht geschädigt. Alle Hautlappen waren wieder angenäht worden. Bei der Aufnahme bestanden ausgedehnte Hautnekrosen, eine massive Abscedierung im Thenarbereich und eine ödematös-fibrotische Versteifung

aller Finger. Der erste Strahl mußte geopfert werden. Ausgedehnte Transplantationen im infizierten Gebiet waren erforderlich.

In diesem Fall wäre evtl. eine aufgeschobene Primärversorgung im Sinne Iselins angebracht gewesen. Wir sind uns aber mit Georg u. Schink einig, daß die Indikation zu einem solchen Vorgehen in höchstens einem von hundert Fällen berechtigt ist.

Durchtrennte Nerven, deren Stümpfe wir primär nur adaptieren, und Beugesehnen im Niemandsland stellen wir erst sekundär wieder her.

Sind die volaren Gefäßnervenbündel aller Finger durchtrennt, so kann häufig ein am Beginn der Operation angefertigtes Arteriogramm Aufschluß darüber geben, ob die Durchblutung der Finger noch gewährleistet ist. Dies war hier über die von dorsal kommenden Anastomosen der Fall. Die Finger konnten deshalb erhalten werden. Der Knochen des mitgebrachten, traumatischen amputierten Daumenendgliedes wurde als Transplantat in die Trümmerzone des 5. Metakarpale eingesetzt. Die Wundheilung erfolgte primär. Die Rekonstruktion der Sehnen und Nerven erfolgt sekundär.

Die optimale Wiederherstellung traumatisierter Hände hängt in entscheidendem Maße von der primären Beurteilung und Versorgung der Verletzung ab! Die eingangs aufgezeigten Zahlen zeigen, daß sich Unfälle trotz umfangreicher Verhütungsmaßnahmen und -vorschriften nie ganz verhindern lassen. In fast der Hälfte aller Arbeitsunfälle sind Finger und Hände betroffen! Die eigene Problematik der wiederherstellenden Handchirurgie sollte deshalb Anlaß sein, die Einrichtung spezieller Abteilungen und die handchirurgischen Ausbildungsmöglichkeiten in besonderem Maße zu fördern!

Summary

Whereas flexor tendons which were severed in the region of the tendon-sheath should be treated by secondary reconstruction and transection of the three main nerves should be treated by early secondary suture after provisional adaptation, primary reconstruction is desirable for all other injured anatomical structures of the hand. Delayed primary care can only be justified under very special circumstances, according to Georg and Schink in one out of 100 cases, since in these cases one always operates in a septic field and postoperative complications are then more frequent. Angiography may be of value if there is doubt about the viability of severely injured parts of the hand.

Dr. J. Geldmacher
Chirurg. Univ.-Klinik
8520 Erlangen, Krankenhausstraße 12

Läßt sich die Versorgung der Mittelhandfrakturen standardisieren?

Von **H. Willebrand** und **C. H. Schweikert***

Frakturen der Mittelhand beeinträchtigen stets die Greiffunktion der ganzen Hand. Ziel der Behandlung muß es daher sein, den Bruch so zu neutralisieren, daß der Verletzte sofort schmerzfrei bewegen kann. Aus

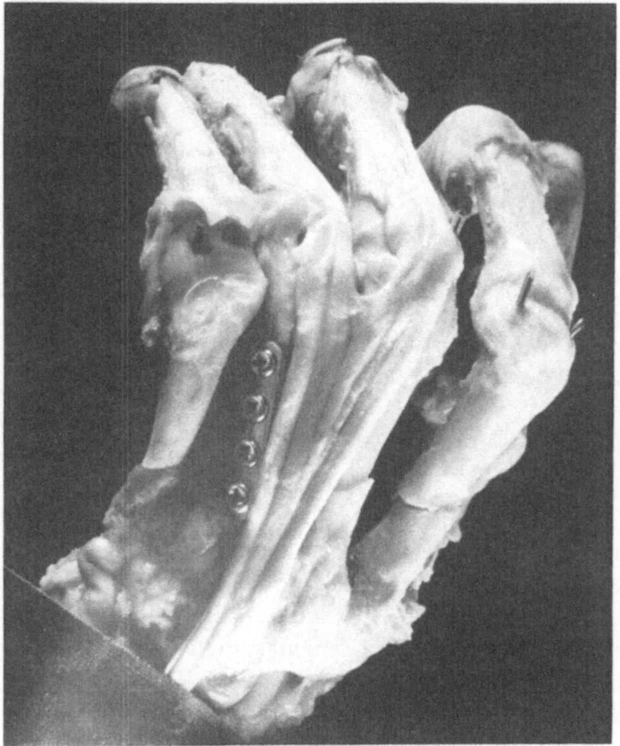

Abb. 1

unserem Krankengut der letzten 5 Jahre haben wir 192 vergleichbare Frakturen Erwachsener gegenübergestellt. Wir hatten bei konservativer

* Vortragender: W. Willebrand.

Behandlung im Faustgips und bei operativer der Minimalosteosynthese mit Kirschner-Stift in 25% der Fälle ungenügende funktionelle Ergebnisse.

Hierfür ist die Tatsache verantwortlich, daß bei den verschiedenen Behandlungsmethoden zwangsläufig aus der Bruchform und aus der Methode selbst das funktionell wichtige Fingergrundgelenk nicht entsprechend beachtet wurde. Das gilt besonders für die häufigen subkapitalen Frakturen von MHK V.

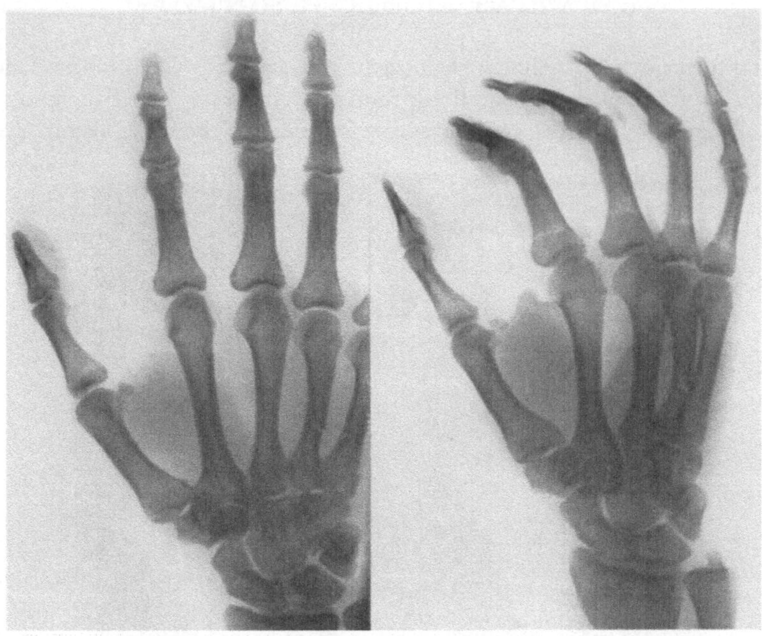

Abb. 2

Mit dem Kleinfragmenteinstrumentarium der AO zeigte sich ein Weg zur funktionsstabilen Osteosynthese. Wir haben künstlich gesetzte Frakturen an der Leichenhand unter operationsmäßigen Bedingungen versorgt.

Das Präparat zeigt die Mitverletzungsmöglichkeit bei den gebräuchlichsten Bohrdrahtfixierungen im Gegensatz zur Verschraubung mit Platte. Die gekreuzte Bohrdrahtfixierung percutan durch das Köpfchen — von uns bevorzugt —, die retrograde offene mit einem Kirschner-Stift nach Iselin und die schräge Fixierung ebenfalls mit einem Stift nach Flatt blockieren teilweise das funktionell wichtige Fingergrundgelenk.

Entfällt die Verankerung durch die Ligamenta capitulorum transversa, rotieren teilweise die Finger. Nicht an MHK IV; hier zeigt die Platte ihren stabilisierenden Effekt. Keine der gezeigten Bohrdrahtfixierungen, das gleiche gilt auch für die quere nach Brandt und ebenso für den intramedullären Rushpin, berücksichtigen genügend den anatomischen Bau des Mittelhandknochens. Sein Schaft ist in der Mitte elfenbeinhart und gibt daher einer Schraube und einer zusätzlichen Platte festen Halt. Dieser Halt nimmt analog des Baues diaphysenwärts ab. Aber noch subkapital erreicht die Schraube eine für die Funktion ausreichende Stabilität.

Zur Technik: MHK IV-Schrägbruch in Schaftmitte.

Operiert wird in Leitungsanästhesie des Nervus ulnaris und des Ramus superficialis des Nervus radialis. Infiltrationsanästhesie am Oberarm und Blutsperre. Der Hautschnitt liegt über dem Handrücken parallel zur Mittelhandachse. Das Sehnengleitgewebe wird durchtrennt und das Bruchhämatom abgesaugt. Die Reposition der Fraktur unter Sicht des Auges

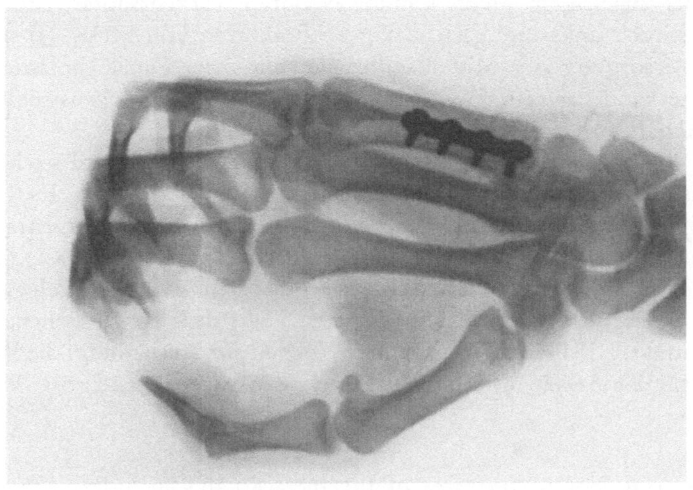

Abb. 3

gelingt nun einfach und rasch. Bei Schaftfrakturen am 2. und 3. Mittelhandstrahl wird die Platte subperiostal dorsal an den beweglicheren MHK IV und V auch mehr ulnar angebracht.

Das Redondrain wird unter die Fascia superficialis gelegt und percutan abgeleitet. Nach Hautverschluß Druckverband für 24 Std. Mit den Fingerübungen beginnt der Verletzte sofort. Isolierte Schaftfrakturen werden ambulant, Mehrfachbrüche bis zu 5 Tagen stationär behandelt. Die Metallentfernung erfolgt nach 6 Monaten.

Die Behandlung der Mittelhandbrüche läßt sich wegen der Vielzahl der Bruchformen und ihrer Begleitverletzungen nicht standardisieren. Prinzip hingegen muß es sein, das meist große Bruchhämatom konsequent abzusaugen. Dieses liegt nach der Druckkammerkonstruktion der Mittelhand auf dem Handrücken, es ist daher der Punktion und der percutanen

Einlage einer Redon-Saugdrainage immer zugängig. Bei der konservativen Behandlung wird durch die Absaugung die Retention der Fragmente im Gipsverband gebessert, bei der operativen die Beugung in den Fingergrundgelenken erleichtert.

Nach unserer vorläufigen Erfahrung ist die operative Behandlung nach dem Prinzip der AO bei allen Schaft- und subkapitalen Frakturen Erwachsener einschließlich der instabilen Bennettschen Fraktur indiziert. Hierfür drei Beispiele: 1. 47jähriger Orchestermusiker erleidet Schrägbruch von Köpfchen MHK V. Dieser wird mit zwei Corticalisschrauben stabilisiert, so daß nach $3^1/_2$ Wochen die Wiederaufnahme der Arbeit als Oboist möglich ist.

2. Bei 26jährigem Mann kommt es durch Verkehrsunfall zum Hüftpfannenbruch links und gleichzeitig zu Frakturen von MHK III und IV links. Versorgung der Mittelhandbrüche mit zwei Fünflochplatten. Der Verletzte kann nach $4^1/_2$ Wochen bei noch mangelndem Faustschluß des Mittelfingers an Unterarmgehstützen das Bett verlassen.

3. Die Bennettsche Luxationsfraktur eines 20jährigen wird nach einem von uns modifizierten Verfahren, wie es Iselin angibt, operiert. Es wird bei der doppelten Bohrdrahtfixierung vom 2. zum 1. Mittelhandstrahl der proximale Bohrdraht durch eine lange Zugschraube von der Basis MHK I nach MHK II ersetzt. Diese Schraube gibt dem Daumensattelgelenk in beiden Bewegungsachsen einen so festen Halt, daß ein zusätzlicher Verband entfällt. Die Fraktur kommt in 5 Wochen zur Ausheilung, die Wiederaufnahme der Arbeit im erlernten Beruf als Maurer ist nach $5^1/_2$ Wochen möglich.

Summary

The treatment of fractures of the metacarpals—including the central and distal portions—according to the principles of AO-osteosynthesis allows for a functionally stabile osteosynthesis and gives good functional end results. It is definitely superior to the conservative treatment and the minimal osteosynthesis with Kirschner-wires.

Dr. H. Willebrand
Chirurg. Univ.-Klinik
6500 Mainz, Langenbeckstraße 1

Ergebnisse nach 367 Operationen an den Beugesehnen der Hand

Von E. SCHARIZER

In den Jahren 1961 bis 1966 wurden in der Oststadt-Klinik Mannheim an 367 Fingern und in der Hohlhand operative Eingriffe nach Beugesehnenverletzungen durchgeführt. Verletzungen im Handgelenkbereich haben wir wegen der besonderen anatomischen Verhältnisse nicht berücksichtigt. 293 Finger wurden nachuntersucht, das sind 79,8%.

Statistische Angaben gewinnen an Beweiskraft, je größer die Zahl ist, aus der die Antwort auf irgendeine Frage in Prozenten erteilt wird. Dies gilt nicht nur für die *Verteilung* auf die einzelnen Finger (Tabelle 1) oder das *Geschlecht* der Verletzten (77,7% Männer, 9,7% Frauen, 12,6% Kinder unter 14 Jahren), sondern auch für die *Wundstörungen* (5,5%) und die *Seitenlokalisation* (Tabelle 2).

Tabelle 1. *Verteilung auf die einzelnen Finger*

	%
Daumen	19,8
Zeigefinger	22,6
Mittelfinger	21,3
Ringfinger	13,9
Kleinfinger	22,4

Tabelle 2. *Seitenlokalisation*

	rechts %	links %
Daumen	48	52
Langfinger	56	44

Viel interessanter und wichtiger ist aber die Frage nach den erzielten Ergebnissen. Die für jeden Handchirurgen selbstverständliche Forderung, die Resultate nach Lokalisation der Verletzung und Art der Versorgung aufzugliedern, stößt auf Schwierigkeiten, weil die Zahl der nachuntersuchten Finger in den einzelnen Gruppen so klein wird, daß der Aussagewert der errechneten Prozente problematisch ist.

Deshalb glauben wir, daß die Ergebnisse an 293 nachuntersuchten Fingern wegen der großen Zahl interessant und wichtig sind. Wir beurteilten die Resultate nach dem Vorschlag von KELLY und faßten die sehr guten und guten Ergebnisse der Übersicht halber — wie üblich — zusammen. Gut heißt an einem Langfinger, daß Beugung *und* Streckung nicht mehr als je 3 cm eingeschränkt sind. Am Daumen gaben wir bei der Beurteilung seiner Rolle im Rahmen der Gesamtfunktion, besonders seiner Stabilität und Kraft, größeren Wert als der Beweglichkeit seines Grund- oder Endgelenkes.

Bei *Kindern* sind die Resultate der sekundären Operation in elf Fällen an den Langfingern (100%) eindeutig besser als bei Erwachsenen. Dies ist eine bekannte Erfahrungstatsache, deren letzten Grund wir aber nicht kennen. Erstaunlich ist die Übersicht über den Einfluß der *Nervenverletzungen*. Aus der Tabelle 3 lesen wir ab, daß man sich am Daumen trotz Nervenschädigung eher zu einer Wiederherstellungsoperation entschließt als an einem Langfinger.

Tabelle 3. *Einfluß von Nervenverletzungen*

	Sehr gut + gut	
	mit Nervenverletzungen %	alle Fälle %
Daumen primär	76,0 (17 NU)	76,0
sekundär	69,5 (16)	78,0
Langfinger primär	61,0 (46)	66,0
sekundär	57,0 (47)	58,0

Am *Daumen* ergeben primäre (76%) und sekundäre Operationen (78%) gleich gute und zufriedenstellende Resultate. Je nach Lokalisation nahmen wir bei Verletzung im Endgelenkbereich die Reinsertion primär vor, bei Verletzung im Niemandsland die Z-förmige Verlängerung am Unterarm, und bei Durchtrennung am Daumenballen bevorzugten wir die freie Plastik mit der Palmarissehne vor der Naht am Ort der Not. Unsere Ergebnisse stimmen mit den Resultaten, wie wir sie in der Literatur fanden, überein.

Nun zu den *Langfingern*. Hier ist alles in Fluß, und nach unserer Meinung ist das Problem der Behandlung der Beugesehnenverletzungen keineswegs gelöst, abgesehen von den Verletzungen in der Hohlhand. Die von ISELIN wieder empfohlene primäre Naht im Niemandsland hat uns enttäuscht; nur 53% der Ergebnisse waren zufriedenstellend, aber bei 73% hatten wir eine Tendolyse vornehmen müssen. Diesen Patienten war ein zweiter Eingriff nicht erspart geblieben. Primäre und sekundäre Nähte entsprechen distal des Niemandslandes oft einer guten Tenodese.

Wir neigen seit vielen Jahren zur *primären Beugesehnenplastik*, allerdings mit der ausdrücklich betonten Einschränkung, dieser Eingriff sollte nur einem in seiner Durchführung besonders erfahrenen Chirurgen vorbehalten bleiben und keineswegs überall unternommen werden. In diesem Kreis brauche ich über die Vor- und auch Nachteile sowohl der primären als auch sekundären Plastik wohl nicht zu sprechen.

Unsere *Ergebnisse* möchten wir vorsichtig so interpretieren: Die primäre Beugesehnenplastik an einem Langfinger nach Durchtrennung beider Beugesehnen im Niemandsland, am besten durch Z-förmige Verlängerung der Sublimissehne am Unterarm gibt etwas bessere Resultate (62%) als die sekundäre Beugesehnenplastik (56,5%), bei welcher die Verwendung der Palmarissehne technisch leichter ist. Wichtig erscheint uns der große Unterschied in der Dauer der Arbeitsunfähigkeit (12 Wochen bzw. 23,4 Wochen).

Tabelle 4. *Ergebnisse nach Beugesehnenoperationen*

sehr gut + gut	primär				sekundär			
	Finger	NU	%		Finger	NU	%	
Daumen	24	21	76		46	37	78	
Langfinger Naht								
Endglied + Mittelglied	21	20	75	68	14	14	93	91
Grundglied	16	15	53		1	1	—	
Hohlhand	26	16	75		11	7	85	
Plastik	43	32	62 (12 W)		114	92	56,5 (23,4 W)	
	106	83			140	114		
Tenodese					20	11	82	
Arthrodese					9	8		
Lösung					19	16	50	
Raffung					3	3		
Summe	130	104			237	189		
					367 (293)			

Mit konservierten Sehnen, mit der langen Beugesehnenplastik nach Matev oder mit der Vorbereitung der Sekundärplastik mit Silasticschlauch, wie es Buck-Gramcko vorschlug, fehlen uns eigene Erfahrungen. Die *Abspaltung der tiefen Beugesehne* des Nachbarfingers nach Zrubecky liefert die besten Resultate (85,5% von 7 Fällen), doch muß dieser Eingriff wegen des großen Risikos wohl auf wenige Ausnahmen beschränkt bleiben.

Summary

Follow-up examinations of surgical procedures carried out on the flexor tendons of 293 fingers confirmed these good results of primary as well as of secondary surgical procedures on the thumb. As far as the other digits are concerned it appears that primary grafting of the flexor tendons, if carried out by experienced surgeons, is superior to primary suture and secondary grafting.

Dr. E. Scharizer
Handchirurg. Abteilung der Oststadtklinik
68 Mannheim, Richard-Wagner-Straße 91

Funktionelle Ergebnisse der freien Beugesehnentransplantationen

Von O. Giersberg und W. Reichmann*

Bei Beugesehnenverletzungen der Hand im sog. Niemandsland haben wir an der Chirurg. Univ.-Klinik Köln-Merheim von 1960 bis 1963 und an der Chirurg. Univ.-Klinik Köln-Lindenthal von 1963 bis 1967 an 52

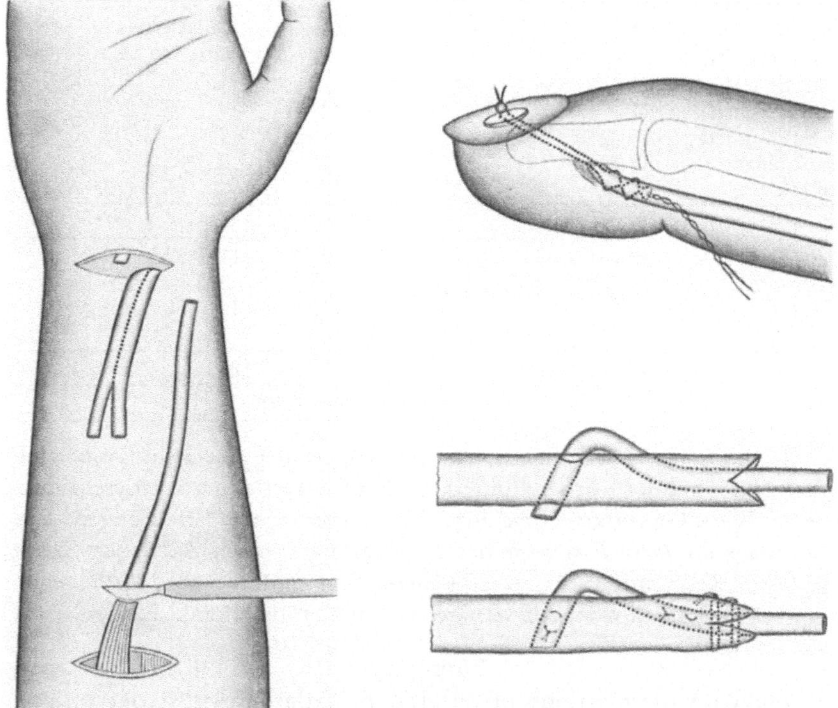

Abb. 1. Entnahmetechnik der Sehne des M. palmaris longus oder des M. flexor superfic. Nahttechnik nach Bunnell (oben) u. Pulvertaft (unten)

Patienten 56 freie Beugesehnentransplantationen durchgeführt. Als plastischen Ersatz benutzten wir 35mal die Sehne des M. palmaris longus, 21mal die Sehne des M. digitorum superficialis. Die Eingriffe wurden bis

* Vortragender: O. Giersberg.

auf wenige Ausnahmen von einem Operateur und alle mit gleicher Nahttechnik ausgeführt (Abb. 1). Für die proximale Sehnennaht benutzten wir die Durchflechtungstechnik von PULVERTAFT, für die distale die Auszugsdrahtmethode nach BUNNELL. Bei gleichzeitigen Fingernervenverletzungen erfolgte meist in gleicher Sitzung die Nervennaht.

Nach einer Ruhigstellung von 18 Tagen wurde eine aktive Bewegungsbehandlung unter krankengymnastischer Anleitung begonnen und in den meisten Fällen etwa 2 Monate lang fortgesetzt. Diese Dauer der Ruhigstellung erscheint aus zwei Gründen am zweckmäßigsten: Einerseits kann die Narbenfestigkeit schon als ausreichend bezeichnet werden und andererseits sind die gefäßführenden Verwachsungen zwischen Transplantat und Lagergewebe dann noch dehnungsfähig. ZOLLINGER u. RAUCH konnten in ihren Untersuchungen über Heilungsvorgänge an kollagenem Gewebe zeigen, daß die Bildung kollagener Fasern nach einer Verletzung um den 4. Tag beginnt und vom 15. Tag an weitgehend abgeschlossen ist.

Von den 52 Operierten haben wir bei 49 Patienten die Spätergebnisse überprüfen können und sie in einer Tabelle zusammengestellt.

Der durchschnittliche Zeitraum zwischen Verletzung und Wiederherstellungsoperation betrug 19 Wochen, die Durchschnittszeit zwischen Operation und Nachuntersuchung 3,5 Jahre.

Die Ergebnisse unserer Nachuntersuchungen haben wir nach dem Einteilungsschema von VERDAN u. MICHON ausgewertet (Tabelle 1). Es sieht eine unterschiedliche Wertung für Daumen und Langfinger in 3 bzw. 5 Gruppen vor. Am Daumen erreichten wir bei 19 Transplantationen 16mal ein Ergebnis mit mehr als 50% aktiver Beweglichkeit der Gelenke (Gruppe I), 3mal ein Ergebnis mit weniger als 50% aktiver Beweglichkeit der Daumenendgelenke (Gruppe II). Nach 34 Operationen an den Langfingern betrug die Distanz zwischen Fingerkuppen-Hohlhandberührungspunkt und distaler Handfurche 6mal weniger als 2,5 cm (Gruppe I), bei 6 Patienten war die Distanz bei maximaler Beugung weiter als 2,5 cm (Gruppe II). Bei weiteren 10 Patienten fanden wir einen Fingerkuppen-Hohlhandabstand in der Vertikalen gemessen bis 2,5 cm (Gruppe III), bei 7 Untersuchten einen Fingerkuppen-Hohlhandabstand von mehr als 2,5 cm (Gruppe IV). Die 5 restlichen Patienten wiesen ein unbefriedigendes Resultat auf (Gruppe V).

Fassen wir die Ergebnisse der Gruppe I des Daumens und der Gruppe I bis III der Langfinger zusammen, so konnten wir bei 70% der behandelten Patienten eine sehr gute bis befriedigende Fingerfunktion erreichen. In Anbetracht der fast einheitlichen Bedingungen wie Operateur, Operationstechnik und Nachbehandlung ergaben sich bei unseren Nachuntersuchungen unterschiedliche Ergebnisse insofern, als Art und Ausmaß der Verletzung und Zustand der Narben für den Erfolg oder Mißerfolg von entscheidender Bedeutung waren. Folgende präoperative Unterteilung unserer

Patienten in drei Gruppen, nämlich Gruppe I Patienten mit primär verheilten Wunden, Gruppe II mit Nervenverletzungen, Gruppe III mit narbigen Verwachsungen, zeigt diese Tatsache an Hand folgender graphischer Darstellung besonders deutlich (Abb. 2). Im schraffierten Feld sind die sehr guten bis befriedigenden Ergebnisse eingezeichnet, im punktierten Feld die ausreichenden und schlechten Ergebnisse. Bestergebnisse erzielten

Tabelle 1. *Unsere Ergebnisse im Bewertungsschema nach* Verdan *und* Michon

Gruppe		Daumen
I	> 50% der normalen Beweglichkeit	16
II	< 50% der normalen Beweglichkeit	3
III	schlecht	—
	Gesamt	19

Gruppe		Zeigefinger	Mittelfinger	Ringfinger	Kleinfinger
I	Kuppen-Hohlhandabstand bis zur distalen Furche	1	1	2	2
II	Kuppen-Hohlhandabstand proximal der Furche	4	—	—	2
III	Kuppen-Hohlhandabstand < 2,5 cm	3	3	3	1
IV	Kuppen-Hohlhandabstand > 2,5 cm	3	1	2	1
V	schlecht	1	1	2	1
	Gesamt	12	6	9	7
			34		

wir nur bei einwandfreien, glatt verheilten Wunden und erhalten gebliebener passiver Beweglichkeit der Fingergelenke. In den übrigen Gruppen, die kompliziert waren durch Nervenverletzungen und schlechte Narbenverhältnisse, fanden sich die meisten Mißerfolge.

In 10 Fällen hielten wir eine Tenolyse nach der Plastik für angezeigt, 5mal konnte danach eine Besserung der Funktion erzielt werden.

Eine Abhängigkeit von der Wahl des Transplantates konnten wir nicht beobachten.

Für den Erfolg der Operation war in allen Fällen die Persönlichkeit des Verletzten und der feste Wille zur aktiven, oft lang andauernden Mitarbeit entscheidend.

Es hat sich bestätigt, daß die Wiederherstellung der Daumenfunktion durch eine freie Sehnentransplantation fast immer gelingt, die Wiederherstellung der Funktion der Langfinger jedoch in manchen Fällen noch immer ein schwer lösbares Problem darstellt.

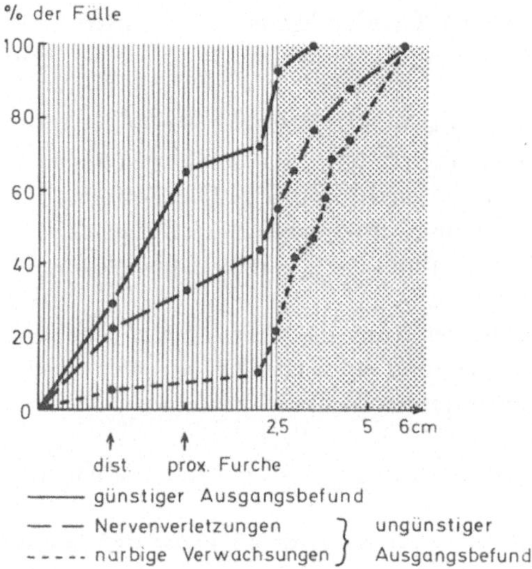

Abb. 2. Abhängigkeit zwischen präoperativem Befund und postoperativem funktionellem Ergebnis

Summary

In treating 56 patients with injuries to the flexor tendons of the hand utilizing autologous tendon transplants in 70% of the cases very good to satisfying results could be achieved.

It was demonstrated that unfavourable preoperative conditions such as scarring, nerve injuries or combined injuries influenced negatively the functional results of surgery.

Dr. O. Giersberg
Priv.-Doz. Dr. W. Reichmann
I. Chirurg. Univ.-Klinik
5 Köln-Lindenthal

Infektiöse Komplikationen bei Handverletzungen

Von **H.-G. Kühn**

Wir haben sämtliche Handverletzungen an unserer Klinik über einen Zeitraum von 13 Jahren zusammengestellt und einer kritischen Prüfung unterzogen.

In unserer Poliklinik wurden 225148 Patienten von 1955 bis 1967 behandelt. Davon entfallen 38627 Fälle auf Verletzungen an der Hand mit einem jährlichen Anteil von 16 bis 18%. Die Zahl der Handverletzungen stieg in den letzten Jahren um 1,5 bis 2% an. Der Anteil der infektiösen Komplikationen betrug 19 bis 21% von 1955 bis 1961 und 21 bis 23% von 1962 bis 1967.

82% aller infektiösen Komplikationen kamen erst dann zur Behandlung, wenn Schmerzen und klinische Zeichen der Infektion vorhanden waren. In den letzten Jahren konnten wir einen Anstieg der tiefen Eiterungen, wie subfasciale Abscesse, Panaritium ossale und articulare, Panaritium tendinosum feststellen. Ein Drittel dieser Patienten war bereits vorbehandelt.

Frauen erkrankten etwas häufiger an Panaritien als Männer. In den Wintermonaten ist nur ein geringer Anstieg dieser Komplikationen zu sehen. Hausfrauen, Bauarbeiter, Autoschlosser und Elektriker stellen den höchsten Anteil der Berufe. Bei Fleischern und medizinischem Personal nehmen die Infektionen fast ausnahmslos einen schwereren Verlauf. Die rechte Hand ist etwas mehr von Verletzungen betroffen als die linke, ca. 2%.

Keine Verletzungsart ist von Infektionen ausgeschlossen. Am häufigsten sahen wir Eiterungen bei Stich-, Splitter-, Riß-, Quetsch- und Bißwunden. Vorwiegend sind es tiefe oder oberflächliche kleine Verletzungen, die als Ursache angegeben wurden und nicht die ausgedehnten Gewebszerreißungen. Chemische und thermische Verletzungen sind in unserem Krankengut unbedeutend. 19% aller Patienten konnten keine Ursache angeben. Bei 25% war ein sichtbares Trauma nicht festzustellen.

Am häufigsten erkrankten Patienten zwischen 20 bis 45 Jahren. Bei älteren Kranken breiteten sich die tiefen Eiterungen stärker aus und nahmen einen schwereren Verlauf. Zweiterkrankungen, z. B. der Leber oder Durchblutungsstörungen und Diabetes, wirkten sich auf die Infektionen ungünstig aus. Waren Frakturen an den Händen vorausgegangen, z. B. Radiusfrakturen, so beeinflußten auftretende Handrückenödeme den Verlauf der Heilung ungünstig.

Einen chronischen Verlauf der infektiösen Komplikationen sahen wir immer: 1. Bei unzureichender Drainage und zurückgebliebenen Fremdkörpern, 2. bei ungenügender Ruhigstellung und mechanischer Irritation der Wunde, z. B. zu häufiger Verbandwechsel, 3. bei Zweiterkrankungen, z. B. Diabetes, 4. wenn außer den häufigst gefundenen Erregern wie Staphylo- und Streptokokken auch noch E-Coli, Enterokokken und Bakterien der Pseudomonasgruppe nachgewiesen wurden.

Tabelle. *Infektiöse Komplikationen bei Handverletzungen*

	%	Tage bis Auftreten der Krankheit	Dauer
Bulla	2	4—6	4—6 Tage
Panaritium apicale	5	6—8	8—10 Tage
Panaritium cutane	8	4—6	6—8 Tage
Panaritium subcutane	16	8—12	8—10 Tage
Panaritium ossale	2,5	14—21	3—4 Wochen
Panaritium articulare	2,5	14—18	4—6 Wochen
Panaritium tendinosum	2	6—8	6—8 Wochen
Paronychie	12	4—6	6—8 Tage
Schwielenabsceß	7	10—12	8—10 Tage
Phlegmone	6	6—8	12—14 Tage
Furunkel-Karbunkel	5	8—10	8—10 Tage
Erysipeloid	1	2—4	6—8 Tage
Fettgranulom	0,5	1—2	14 oder Amputation
Oberfl. Infektion der Wunde	30,5	2—4	4—6 Tage
Durchblutungsstörungen	5,2		
Diabetes	4,3 (1,2% unbekannt)		
Lebererkrankungen	3,8		
Lymphangitis-adenitis	18,0		

Eine Antibioticatherapie führen wir durch, wenn die Infektion sich im diffusen Stadium befindet, eine Lymphangitis oder Adenitis vorliegt, wie das in 18% vorwiegend oberflächlicher Infektionen der Fall ist, bei Zweiterkrankungen und beim Erysipeloid. Wir geben Penbrock, Chloramphenicol und Erythromycin. In seltenen Fällen, z. B. bei Coli- und Pseudomonasinfektionen, verabreichen wir Refobacin.

Die Häufigkeit der verschiedenen Lokalisationen der Eiterungen und ihre Behandlungsdauer ist in der Tabelle 1 dargestellt.

Folgende Leitsätze haben sich für die Behandlung derartiger Komplikationen herauskristallisiert: Bei Infektionen im diffusen Stadium konsequente Ruhigstellung und Antibiotica. Hochlagerung der erkrankten Hand, um das Ödem zu verhindern. Bei lokalisiertem Eiter direkte Drainage auf dem

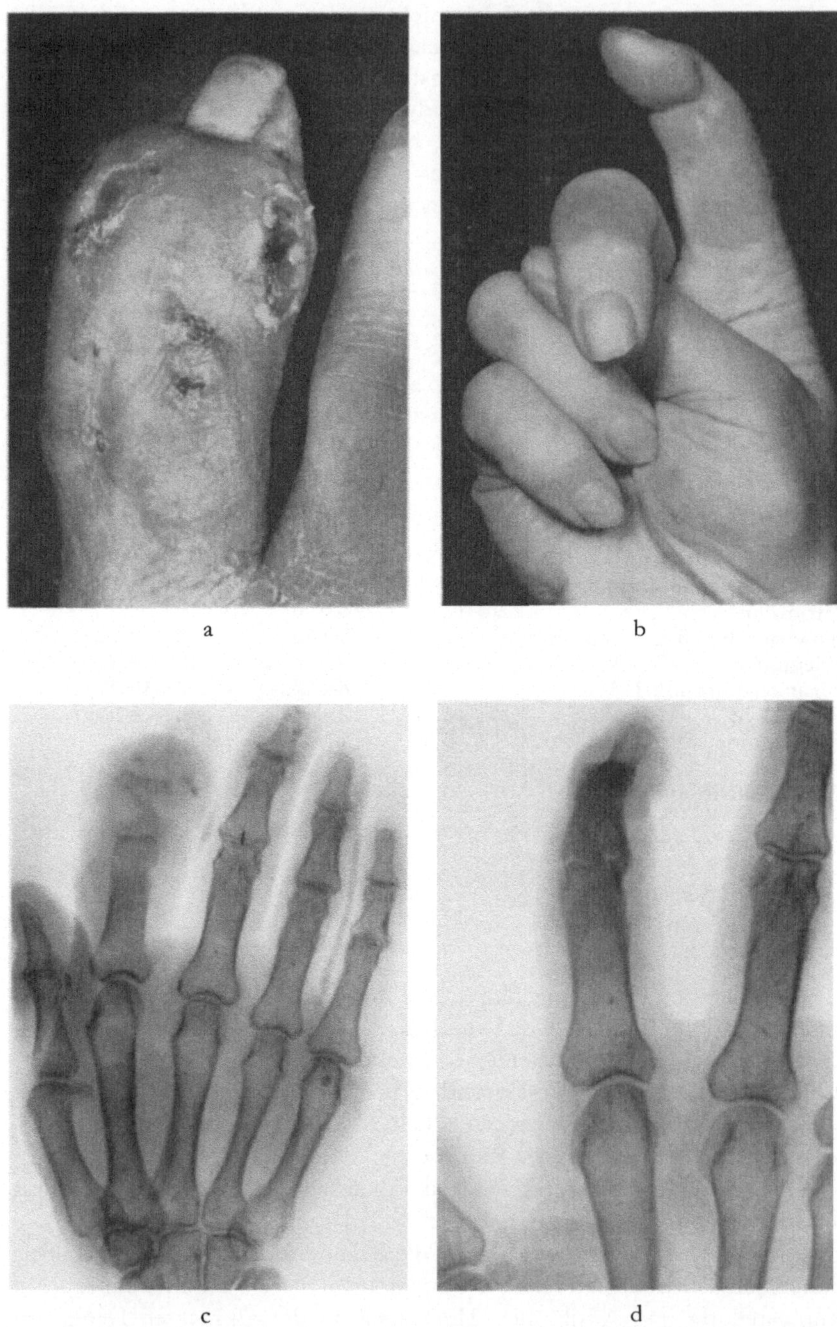

a b

c d

Abb. 1

kürzesten Wege mit kleinem Schnitt, aber ausreichender Excision des Wundränder. Der Schnitt soll im Bereich der Spaltlinien nach LANGER oder Stauchungsfurchen nach PINKUS liegen. Konsequente vollständige Entfernung von Fremdkörpern, bzw. Nagelresten. Ein chronischer Verlauf und dar Fortschreiten der Infektion geht immer auf Nichtbeachten dieser Postulate zurück.

Wir fanden bei chronisch verlaufenden Paronychien in allen 80% zurückgelassene Teile des Nagels.

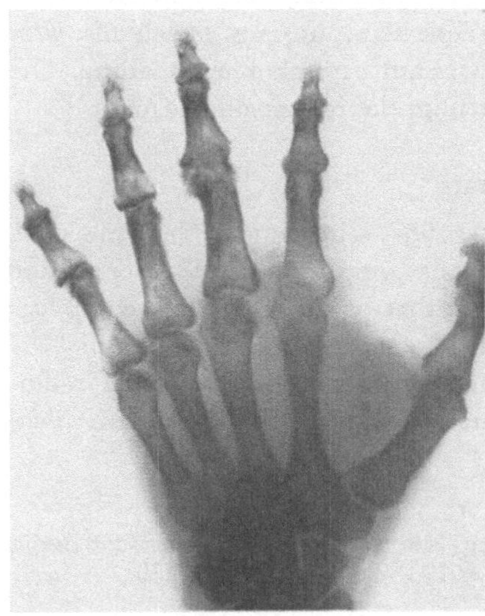

a

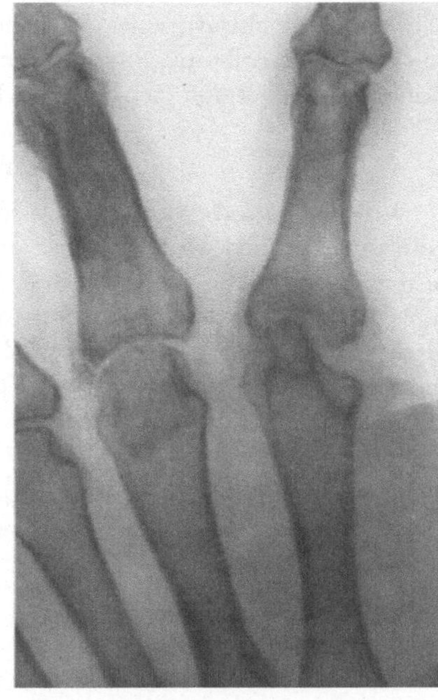

Abb. 2 b

Der Behandlung der Panaritien ossale und articulare haben wir uns besonders angenommen. Eine radikale chirurgische Therapie führt bei solchen Infektionen fast immer zu schweren Funktionsstörungen oder gar zu Amputationen der Gliedabschnitte. In 8,4% der Fälle mußte eine Amputation durchgeführt werden. Bei 57 Patienten haben wir eine Entzündungsbestrahlung angewendet. Grundsätzlich aber nur in Kombination mit einer chirurgischen Therapie, die darin bestand, dem lokalisierten Eiter Abfluß zu verschaffen. Erst dann wurde unter ausreichender Ruhigstellung mit der Röntgenbestrahlung begonnen: 110 kV, 2 mm Aluminiumfolie, 6 × 8 cm Feldgröße und 30 cm Hand-Focusabstand. Bei dieser Therapie waren wir nicht ein einziges Mal gezwungen, eine Amputation durchzuführen. Die Funktion der erkrankten Hand bzw. Finger war gut bis sehr gut. Zwei Fälle sollen demonstriert werden: 1. 64jährige Rentnerin nach Einklemmen des zweiten Fingers in einer Tür, 6 Wochen nach dem Unfall kam sie anbehandelt zu uns. Ergebnis vor und nach Röntgenbestrahlung. 2. 74jähriger Gastwirt nach Hundebiß, Grundglied zweiter Finger rechts, kam nach 8 Wochen anbehandelt zu uns. Ergebnis vor und nach Röntgenbestrahlung. Am dritten Finger der gleichen Hand Mittelgelenk nach Panaritium articulare vor 3 Jahren völlig versteift. Grundgelenk zweiter Finger Funktion nicht gestört (nach Röntgentherapie).

Die Entzündungsbestrahlung in Kombination mit einer schonenden chirurgischen Therapie zeigt in sinnvoller Anwendung sehr gute Resultate. Ein radikales chirurgisches Vorgehen erscheint unseres Erachtens *nicht* angebracht. Antibiotica verwenden wir nur im akuten Stadium. Die Röntgendosis beträgt 25 r bei einer Sitzung, die Maximaldosis 625 r.

Summary

Within a period of 13 years (1955 bis 1967) all lesions of the hand were critically examined with regard to infectious complications. The percentage of the lesions of the hand was 16 to 18%, that of the infections complications 19 to 21%. The localisations of the infections and their treatment is discussed. Special reference is made to good results obtained by radiotherapy of the inflammations with panaritium ossale and articulare. Two examples are demonstrated.

Dr. H.-G. KÜHN
Chirurg. Klinik der Freien Universität Berlin
1 Berlin 19, Spandauer Damm 130

Bedeutung der Sehnenscheidenspüldrainage bei Sehnenverletzungen der Hand

Von R. X. Zittel

Trotz vielseitiger Versuche und trotz einwandfreier Technik ist die Beugesehnenverletzung im Unterarm-Handbereich noch immer mit unbefriedigenden Ergebnissen belastet. Bekanntlich hat auch die Einscheidung von Sehnennähten durch Kunststoffolien keinen Fortschritt in der Verhütung von fibrösen Verwachsungen gebracht. Neef u. Gerlach haben neuerdings neben den trophischen Störungen zusätzlich reaktive fibröse Veränderungen an den Folienenden nachgewiesen.

Mein kurzer Hinweis gilt außerordentlich günstigen Resultaten bei der primären Sehnennaht in Verbindung mit einer Spüldrainage. Und das auch bei verzögert versorgten Verletzungen oder superinfizierten Wundverhältnissen. Aufmerksam auf diese Möglichkeit wurden wir durch die auffallend günstige Beeinflussung von Sehnenscheidenphlegmonen und die Verhütung von Sehnengleitstörungen.

Bei Sehnenverletzungen streben wir unter diesen Bedingungen der Spüldrainage in jedem Falle die primäre Sehnennaht, auch im Bereich des sog. „Niemandlandes", an.

Die Naht der Sehne erfolgt nach den bekannten Erfahrungen einer atraumatischen und möglichst nahtentlastenden Technik, wie sie vor allem Bunnell entwickelt hat. Nun wird proximal der Sehnennaht von einer gesonderten kleinen Incision aus ein Infusionskatheter (wie ihn z. B. die Firma Braun herstellt) in die Sehnenscheide eingelegt und an der Haut fixiert. Das freie Ende des Katheters wird durch den Verband herausgeleitet und steril verpackt. In die Weichteilwunde im Bereich der Verletzung wird eine feine Drainage oder eine Lasche eingelegt (Abb. 1).

Nach Fertigstellung der Sehnennaht erfolgt eine Durchspülung der Sehnenscheide mit Reverin (oder einem ähnlichen Antibioticum). Diese ohne Narkose oder Anästhesie meist schmerzhafte Spülung wird — entsprechend dem Füllvolumen des Katheters von etwa 2 ml mit etwa 3 ml am 1., 2., 3. und 5. Tag wiederholt. Wichtig ist dabei, daß das Füllvolumen des Katheters nicht wesentlich überschritten wird.

Wir haben unter dieser Maßnahme selbst Sehnenverletzungen, die 3 und 4 Tage alt waren und superinfizierte Weichteilverletzungen aufwiesen, mit demselben Erfolg eines vollen Funktionseintrittes, auch im Bereich des

„Niemandlandes", primär genäht. Vermutlich ist weniger dem Antibioticum als solchem als der Spülflüssigkeit die verwachsungsverhütende Bedeutung beizumessen.

Ich glaube, daß unsere Erfahrungen mit der Spüldrainage, die wir ja in etwas abgewandelter Form mit größtem Erfolg in vielen Bereichen der Chirurgie anzuwenden gelernt haben, speziell auch in der Handchirurgie mehr Beachtung finden sollte. Die Spüldrainage im Handbereich erweitert

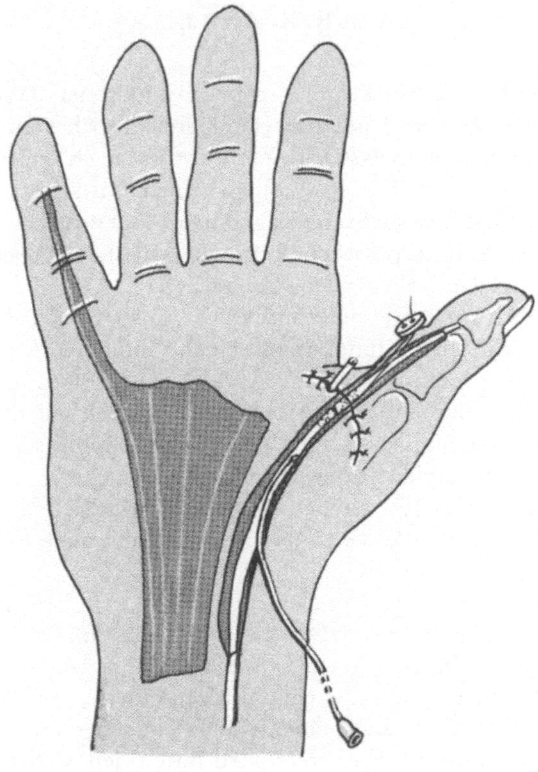

Abb. 1

unsere Indikationen und verbessert unsere Ergebnisse bei Sehnenverletzungen entscheidend. Zeitfaktor und Entzündungszustand verlieren an Bedeutung.

Was diese Kriterien für die Einplanung und damit optimale Gestaltung der im allgemeinen zeitbeanspruchenden Handchirurgie bedeutet, brauche ich vor diesem Kreise nicht besonders hervorzuheben. Darüber hinaus hat sich aber gezeigt, daß der Spüldrainage zur Verhütung von Sehnengleitstörungen allergrößte Bedeutung beizumessen ist. Diese Erfahrungen wollte ich hiermit zum Ausdruck bringen, und ich glaube, daß eine fachgerechte Anwendung der Spüldrainage unsere handchirurgischen Probleme vereinfachen und die Ergebnisse verbessern hilft.

Summary

On the basis of personal observations the author points out the major advantages of tendon-sheath irrigation drainage in the surgical care of tendon injuries of the hand. Under the protection of the antibiotics which are thus introduced it is possible to successfully carry out primary treatment of infected tendon injuries or even of tendon injuries which are only seen several days after trauma, and furthermore it is also possible to prevent adhesions.

Literatur

Buck-Gramcko, D.: Chir. Praxis **11**, 577 (1967).

Neef, H., u. H. Gerlach: Langenbecks Arch. klin. Chir. **318**, 321 (1967).

Schink, W.: Handchirurgischer Ratgeber. Berlin-Göttingen-Heidelberg: Springer 1960.

Privatdozent Dr. R. X. Zittel
Chirurg. Univ.-Klinik
Freiburg i. Br., Hugstetterstraße 55

Experimentelle Untersuchungen an konservierten Sehnen

Von **H. Brüchle**

Verschiedene Konservierungsmethoden (Cialit, Tiefkühlung und Gefriertrocknung) eignen sich für die homoioplastische Sehnentransplantation. Unter Fortsetzung unserer früheren Versuche, über die wir

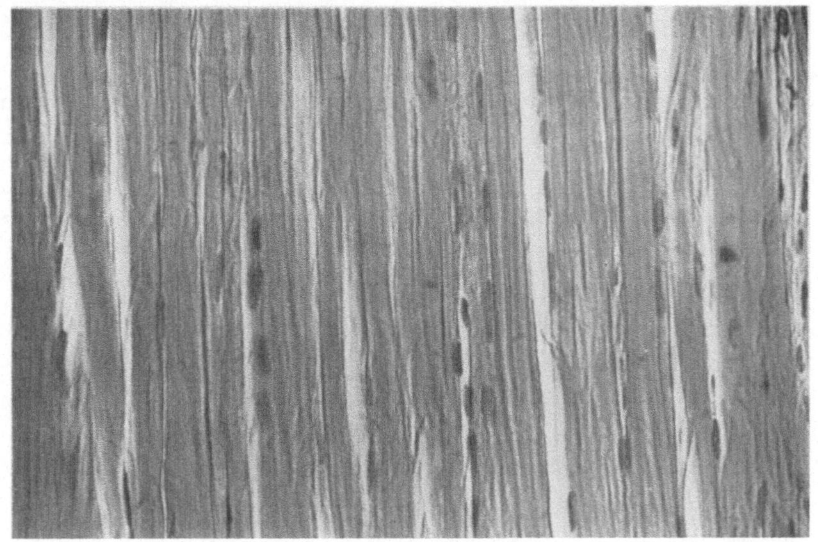

Abb. 1. Frisches Sehnengewebe in HE-Färbung, die Vergrößerung ist 128fach. Das typische Bild der Sehne mit Fibrillen und einzelnen Zellen ist erkennbar

1967 in Wien berichteten (H. Brüchle), führten wir an Kaninchen Sehnenverpflanzungen mit in Cialitlösung konservierten Sehnen durch. Für die Sehnennaht wählten wir die Technik von Dychno-Bunnell. Als Nahtmaterial diente Mersilene. In einer Sitzung wurden an beiden Hinterläufen Transplantationen vorgenommen.

Im Gegensatz zu anderen Autoren (K. H. Herzog, K. E. Seiffert) konservierten wir unsere Sehnenstücke in möglichst verdünnter Cialitlösung (1:10000). Es liegen von M. Adam u. Mitarb. Befunde vor, daß Quecksilberverbindungen mit Kollagen in vivo chemisch reagieren.

Die in einer Cialitverdünnung von 1:10000 aufbewahrten, ca. 3 bis 4 cm langen Sehnenstücke (Konservierungszeit 3 Monate und länger)

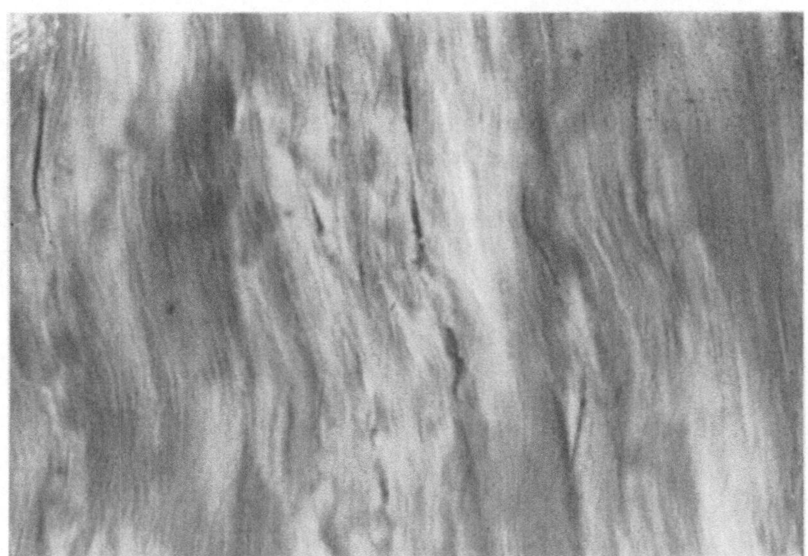

Abb. 2. Sehne, die in einer Cialitverdünnung von 1:10000 3 Monate konserviert wurde. Es sind jetzt nur wenige Sehnenzellen erkennbar. Die Sehnenfasern erscheinen unverändert. HE-Färbung, Vergrößerung 128fach

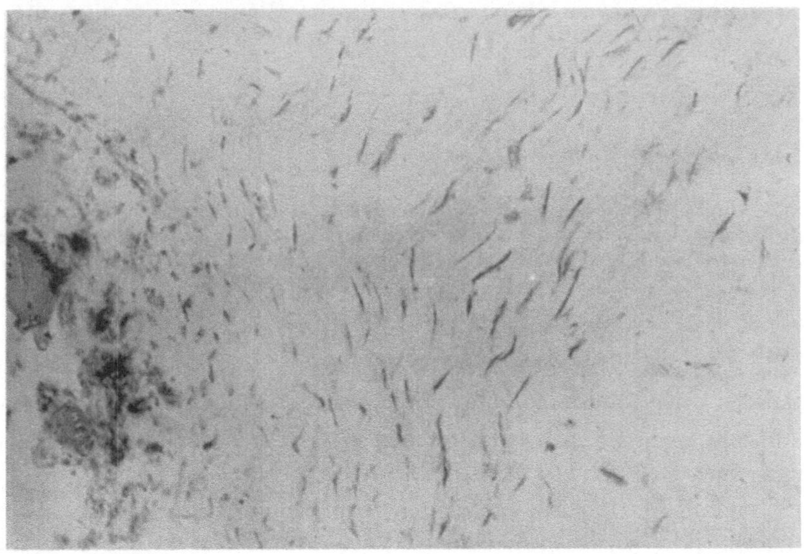

Abb. 3. In Cialit konserviertes Sehnentransplantat 6 Tage nach der Verpflanzung. Der blaue Niederschlag in den Zellen markiert die bereits zu diesem Zeitpunkt wahrscheinlich aus dem Wirtsgewebe eingewanderten vitalen Bindegewebszellen. Vergrößerung 32fach. Nachweis der LDH

zeigen eine glatte Oberfläche. Der Perlmuttglanz frischer Sehnen ist einer stumpfen grau-weißen Farbe gewichen. Alle unsere Sehnenkonserven waren keimfrei. Wir beobachteten keine Wundinfektionen oder Unverträglichkeitsreaktionen. Es wurden Transplantationen an 40 Tieren vorgenommen. Die Sehne ist ein bradytrophes Gewebe. Die Beurteilung des Überlebens derartiger Gewebe nur auf Grund histologischer Untersuchungen ist schwierig. Zellfermente können als ein Maß für die Zellvitalität gelten. Wir weisen deshalb im Sehnentransplantat die Milchsäuredehydrogenase (LDH) nach. Diese kommt auch im bradytrophen Gewebe

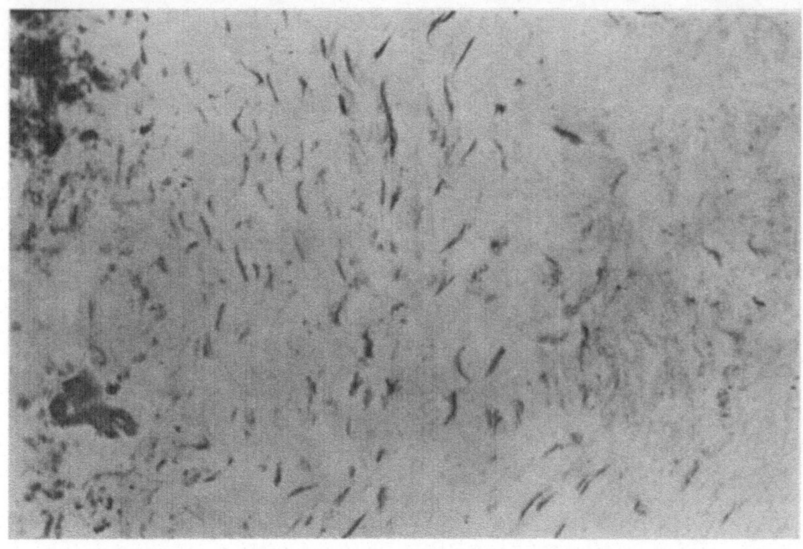

Abb. 4. Ein in Cialit konserviertes Sehnenstück 21 Tage nach der Transplantation. Das Transplantat zeigt im histochemischen Bild große Ähnlichkeit mit der normalen Sehne: Fibrillen und vitale Bindegewebszellen. Vergrößerung 32fach. Nachweis der LDH

in ausreichender Menge vor (G. Rudolph). Die Enzymaktivität wird durch den blauen Formazankomplex sichtbar gemacht.

Im autologen frischen Sehnentransplantat gelingt nach der Verpflanzung immer der Nachweis der LDH.

Schon am 21. Tag nach autologer Verpflanzung entspricht das histochemische Bild wieder dem einer frischen Sehne. Das frische autologe Transplantat wird größtenteils als lebendes Gewebe in den Wirtsorganismus eingebaut. Das in einer Cialitverdünnung von 1:10000 konservierte verpflanzte Sehnenstück wird von den Bindegewebszellen des Wirtes revitalisiert und in den Wirtsorganismus eingegliedert. Die Konservierung homologer Sehnenstücke in einer Cialitverdünnung von 1:10000 erscheint gerechtfertigt:

1. Die entzündlichen Reaktionen sind außerordentlich gering.
2. Der Einbau in den Wirtsorganismus läuft reibungslos ab.

Summary

The conservation of homologous tendon pieces in a Cialit dilution of 1:10000 seems to be suitable as hardly any inflammatory reactions after transplantation appear and the development of the transplants in the host organism proceeds smoothly. The transplanted tendon pieces are revitalised by the cells of the connective tissues of the host organism. The results of transplantation of tendons in 40 rabbits have been reported.

Literatur

Adam, M., P. Fietzek, Z. Deyl, J. Rosmus, and K. Kühn: Investigations on the reaction of metals with collagen in vivo. 3. The effect of bismuth, copper and mercury compounds. Europ. J. Biochem. **3**, 415 (1968).

Brüchle, H.: Experimentelle Untersuchungen zur Sehnenverpflanzung und Konservierung. Vortrag Handchir. Symposium, Wien 1967.

Herzog, K. H.: Sehnenkonservierung und Transplantation. Jena: VEB G. Fischer 1965.

Rudolph, G., u. K. J. Lennartz: Enzymhistochemische und autoradiographische Untersuchungen an bradytrophen Geweben. Klin. Wschr. **44**, 837 (1966).

Seiffert, K. E.: Biologische Grundlagen der homologen Transplantation konservierter Bindegewebe. Hefte Unfallheilk. **93**, (1967).

Dr. H. Brüchle
II. Chirurg. Univ.-Klinik
5 Köln-Merheim, Ostmerheimerstr. 200

Ergebnisse der autologen und homologen Sehnentransplantation in der Handchirurgie

Von **K. P. Schmit** und **K. E. Seiffert** *

Bei der Einheilung frei transplantierter autologer Sehnen bilden ausgedehnte Zellnekrosen im Transplantat den Anreiz zur cellulären und vasculären Proliferation im Gleitlager der Sehne. Das acelluläre Gewebe der Cialit-konservierten homologen Sehne führt dagegen, wie tierexperimentelle Untersuchungen gezeigt haben, im allgemeinen zu geringeren entzündlichen Reaktionen als das traumatisierte vitale Sehnengewebe.

Wir haben an der Chirurg. Univ.-Klinik Frankfurt am Main seit 1963 40 homologe Cialit-Sehnenplastiken ausgeführt. Strecksehnen der 4. und 5. Zehe sowie Plantarissehnen wurden mit erhaltenem Paratenon steril bei Unfalltoten bis 8 Std post mortem entnommen, in steriler Kochsalzlösung ausgewaschen und zunächst in einem großen Gefäß mit Cialitlösung 1:5000 im Kühlschrank aufbewahrt und dann einzeln in Glasröhren im Kühlschrank gelagert. Bakteriologische Proben ergaben keinerlei Nachweis von Bakterien, Sporen oder Pilzen. Die Konservierungsdauer bis zur Verwendung betrug mindestens 2 Wochen, längstens 6 Monate. Vor der Verwendung genügt ein kurzes Auswaschen der Sehnen in steriler Kochsalzlösung.

Von 40 Cialitsehnenplastiken, die alle per primam einheilten, entfielen 20 auf Beugesehnen. Die Transplantate wurden proximal mit der Durchflechtungstechnik nach Pulvertaft verankert, distal durch einen schrägen Bohrkanal durch die Endphalanx hindurchgezogen, wobei gleichzeitig die genaue Länge bestimmt wurde, und auf dem Fingernagel an einem Röllchen befestigt. Die Dauer der Immobilisierung betrug durchschnittlich 3 Wochen. Für die Beurteilung der Resultate bedienten wir uns eines nach Verdan u. Michon modifizierten Schemas (Tabelle 1). Der Vergleich mit 20 autologen Beugesehnenplastiken zeigt, daß die Resultate beider Gruppen etwa übereinstimmen. Wegen der geringeren Verwachsungsneigung bevorzugten wir allerdings Cialitsehnen in solchen Fällen, die häufig von der Beugesehnenplastik ausgenommen werden, bei denen wir jedoch eine Besserung der Greiffunktion erhofften. Ein Vergleich der Cialit-Beugesehnenplastiken mit den autologen Beugesehnenplastiken im Hinblick auf indikationsbeschränkende Faktoren zeigt, daß ausgeprägte Vernarbung des

---

* Vortragender: K. P. Schmit.

Gleitlagers nach Voroperationen und Entzündungen, begleitende Verletzungen der Fingernerven, eingeschränkte passive Beweglichkeit der Fingergelenke, Retraktion und Elastizitätsverlust des Spendermuskels, ein Zeitintervall zwischen Verletzung und Sehnenplastik von mehr als 3 Mona-

Tabelle. *Vergleichende funktionelle Ergebnisse von 40 freien Beugesehnenplastiken mit autologen und Cialit-konservierten homologen Sehnen bei 34 Pat.*

Wertung	Befund	Anzahl	
		Cialit (20)	Autolog (20)
I	*Sehr gutes Resultat* Die Fingerkuppe berührt die distale Hohlhandfalte. Keine wesentliche Streckbehinderung. (*Daumen:* > 70% des aktiven Bewegungsumfanges der gesunden Seite)	1 (5%)	1 (5%)
II	*Gutes Resultat* Die Fingerkuppe berührt die Hohlhand bis zu 2,5 cm von der distalen Hohlhandfalte entfernt. Mäßige Streckbehinderung. (*Daumen:* 60—70% der gesunden Seite)	3 (15%)	4 (20%)
III	*Ausreichendes Resultat* Gute Beugefähigkeit im P.I.G., Versteifung im D.I.G. Stärkere Streckhemmung. Fingerkuppen-Hohlhandabstand = 2,5 cm (*Daumen:* 40—60% der gesunden Seite)	12 (60%)	9 (45%)
IV	*Schlechtes Resultat* Stärkere Streck- oder Beugekontraktur. Fingerkuppen-Hohlhandabstand > 2,5 cm (*Daumen:* 40% der gesunden Seite)	4 (20%)	5 (25%)
0	*Mißerfolg* Keine Beugefunktion der I.P.G.	0	1 (5%)

ten und mangelnde Mitarbeit des Patienten in der Cialitgruppe wesentlich häufiger vorlagen als in der autologen Gruppe.

Die Cialitbeugesehnenplastik am linken Ringfinger eines 27jährigen Mannes ergab trotz Vernarbung und Nervenverletzung ein sehr gutes Resultat (restitutio ad integrum). Bei einem 20jährigen Autoschlosser erzielten wir am linken Zeigefinger ein gutes Ergebnis (voller Faustschluß, geringe Streckbehinderung). Die Abb. 1 und 2 zeigen das Ergebnis der

Cialit-Beugesehnenplastiken des 3. und 4. Fingers der rechten Hand eines 26jährigen Medizinstudenten, bei dem nach andernorts durchgeführter mißlungener Klebenaht der tiefen Beugesehnen des 3. und 4. Fingers eine völlige narbige Obliteration der Gleitlager dieser Sehnen bestand. Nach

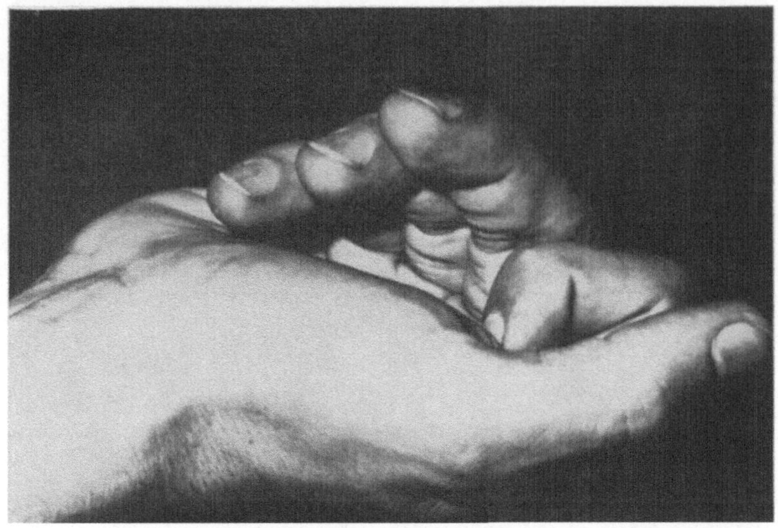

Abb. 1

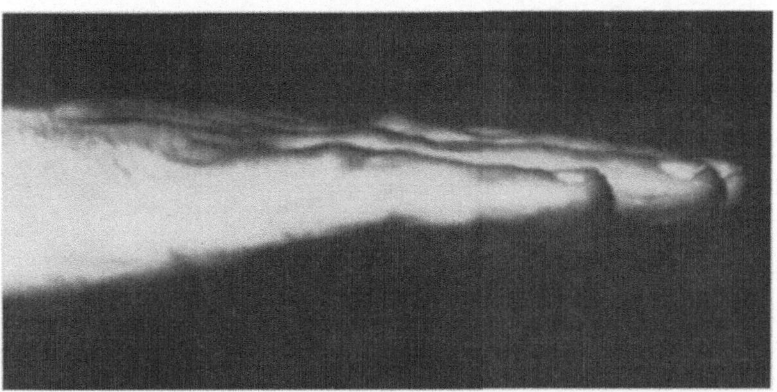

Abb. 2

Excision des Narbengewebes wurden die proximalen Ringbänder mit Cialit-konservierten homologen Durastreifen rekonstruiert und die Cialitsehnenplastiken ausgeführt.

Bei 12 weiteren Patienten wurden ferner 20 Cialit-Strecksehnenplastiken vorgenommen, darunter auch 2 Fowler-Plastiken mit vollkommener

Wiederherstellung der Funktion. Bei multiplen Sehnendefekten infolge Zerstörung durch Phlegmone oder Unfall haben sich Cialitsehnen als besonders vorteilhaft erwiesen. Bei einer 26jährigen Patientin wurden nach Handrückenphlegmone und Bauchhautlappenplastik die zerstörten Strecksehnen II bis IV durch Cialitsehnen ersetzt, mit ausgezeichnetem Erfolg.

Bei einem 17jährigen Lehrling waren Cialit-Strecksehnenplastiken des 2. und 3. Fingers der rechten Hand ebenfalls erfolgreich, obwohl die primäre autologe Sehnenplastik infolge erheblicher Vernarbung und Callusbildung mißlungen war. Es handelte sich um Frakturen der Metacarpalia II und III mit Hautablederung, Teilnekrose eines Verschiebelappens und Bauchhautlappenplastik.

Die Tenolyse einer Cialitsehne wurde einmal ausgeführt. Makroskopisch war die Cialitsehne 3 Monate nach der Cialitsehnenplastik von einer normalen Sehne nicht zu unterscheiden. Eine Schrumpfungsneigung der Cialitsehnen wurde auch nach $3^1/_2$ Jahren nicht beobachtet. Wir glauben daher, daß die Cialitsehne der autologen Sehne absolut gleichwertig ist, daß ihr darüber hinaus bei nicht idealem Gleitlager und bei multiplen Sehnenverletzungen eine besondere Bedeutung zukommt.

Summary

The results of flexor and extensor tendon grafting, using 40 sterile Cialit-preserved homologous tendon grafts since 1963, have been evaluated. Compared with autologous grafts, Cialit-preserved tendon grafts give equally good results. Even more favorable results with Cialit-preserved tendons habe been obtained in cases with extensive scar tissue formation within the graft bed, or in cases with multiple tendon injuries.

Dr. K. P. Schmit
3011 Bemerode
Timmermannweg 8

Zur Klinik und Therapie des Karpaltunnelsyndroms*

Von A. MEYER

Nach den Referaten über traumatologische Probleme im Bereiche der Hand darf ich nun das Augenmerk auf ein anderes Problem im Bereiche der Hand lenken, bei dessen Ätiologie teilweise Traumen eine Rolle spielen, auf das Karpaltunnelsyndrom.

Unter diesem, im Jahre 1946 von CANNON u. LOVE geprägten Begriff verstehen wir heute eine Medianusschädigung durch eine Kompression im Karpalkanal. Anatomisch wird dieser Karpalkanal oder Karpaltunnel nach dorsal durch die ossa carpalia, nach ventral durch das Ligamentum transversum bzw. Retinaculum flexorum begrenzt. In diesem Kanal ziehen die Sehnen der oberflächlichen und tiefen Fingerbeuger zur Mittel- bzw. Endphalanx der Finger und diesen aufgelagert der N. medianus, der die ersten $3^1/_2$ Finger sensibel und distal des Handgelenkes den Abductor pollicis brevis, den M. opponens und den oberflächlichen Kopf des M. flexor pollicis brevis versorgt.

Jede Einengung dieses Karpalkanals muß wegen der Unnachgiebigkeit seiner Begrenzung zwangsläufig zu einer Schädigung des N. medianus und damit zu einem entsprechenden Funktionsausfall distal des Handgelenkes führen. Wegen möglicher Anastomosen zwischen dem N. medianus und dem N. ulnaris und in seltenen Fällen auch zum N. radialis, sind diese Störungen nicht ganz einheitlich. Meistens entwickeln sich Sensibilitätsstörungen in Form von Hyp- und Parästhesien im Ausbreitungsgebiet des N. medianus mit einer mehr oder weniger ausgeprägten Parese des Abductor pollicis brevis und des Opponens.

Die Reihenfolge, in der die klinischen Symptome auftreten, kann dabei sehr variabel sein. In der Regel treten die Sensibilitätsstörungen zuerst in Erscheinung, wobei die Parästhesien besonders nachts sehr unangenehm empfunden werden.

Ätiologie

Ätiologisch kommen verschiedene Ursachen in Betracht. Man unterscheidet heute 1. eine ideopathische Form, 2. eine posttraumatische Form und 3. eine durch Anomalien oder Erkrankungen im Bereich des Handgelenkes bedingte Form.

* Der Vortrag konnte wegen Zeitmangel nicht gehalten werden.

Bei der ideopathischen Form sind wieder verschiedene Ursachen in Betracht zu ziehen. So findet man teilweise eine erhebliche Verdickung des Retinaculum flexorum, ein Befund, wie ihn auch DICK u. ZADICK beschrieben haben. Die posttraumatische Form entsteht meist durch Frakturen der Handwurzelknochen. So beobachtete BÖHLER allein 14 Fälle, die nach Lunatumluxationen und Lunatumluxationsfrakturen entstanden waren. Aber auch Navicularefrakturen und Hamulusfrakturen kommen in Betracht.

An Anomalien im Bereich des Handgelenkes können Ganglien (NISSEN u. NIGST), aberrierende Arterien (BUNNELL) oder teilweise in den Karpalkanal reichende Muskelbäuche des Flexor digit. superficialis zu einer Medianuskompression führen.

Differentialdiagnostisch muß erwähnt werden, daß das Karpaltunnelsyndrom häufig als Cervicalsyndrom oder Scalenussyndrom mißgedeutet wird. Aber auch eine beginnende Syringomyelie sowie eine progressive Muskeldystrophie müssen ausgeschlossen werden.

Vorkommen

Die Erkrankung befällt das weibliche Geschlecht zwei- bis dreimal häufiger als das männliche. KREMER u. KAESER beobachteten ein Verhältnis von 5:1, bzw. 7:1, bei MLEZKO waren alle 28 Patienten Frauen. In unserem eigenen Krankengut fanden wir ein Verhältnis von 2:1.

Unser jüngster Patient war 17, der älteste 76 Jahre, am meisten befallen war das 6. Dezennium. Bei ein Viertel unserer Kranken beobachteten wir die Symptome beiderseits.

Diagnostik

Bei der Diagnostik ist eine sorgfältige elektromyographische Untersuchung von großem Wert. An dieser Stelle sei Herrn Prof. STRUPPLER, dem Direktor der Neurologischen Klinik der T. H., für die hervorragende Zusammenarbeit gedankt. Die Messung der Leitgeschwindigkeit im N. medianus ergibt immer eine deutliche Verzögerung im Handgelenkbereich. Die Leitgeschwindigkeit beträgt beim Karpaltunnelsyndrom in der Regel 10 bis 13 m/sec gegenüber 5 bis 6 m/sec bei einem nicht geschädigten Nerv. Auch eine Röntgenspezialaufnahme im tangentialen Strahlengang nach HART u. GAYNOR kann eine Hilfe bei der Diagnostik sein (SCHINK u. a.).

Therapie

Für das Anfangsstadium des Karpaltunnelsyndroms mit nur leichten Beschwerden und bei fehlender Muskelatrophie wird von WALSCH, KREMER, BECK, PHALEN und KENRICK, THOMAS u. LAMBERT die Ruhigstellung empfohlen. In diesem Stadium ist nach PHALEN, KENDRICK, SCHLESINGER, LISS und MUMENTHALER auch die lokale Behandlung mit

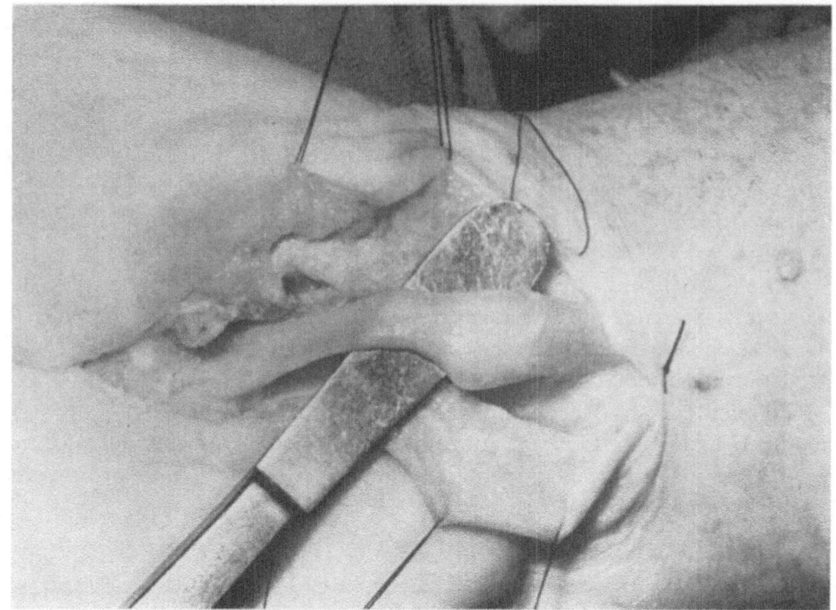

Abb. 1

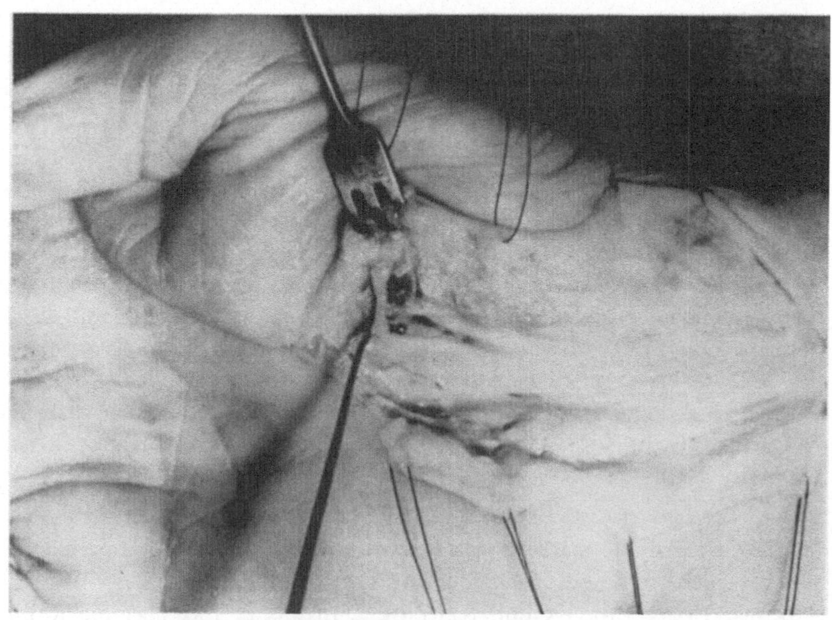

Abb. 2

Hydrocortisoninjektionen erfolgversprechend. Bei längerem Bestehen und ausgeprägter Symptomatologie ist jedoch die Operation das Mittel der Wahl, wobei die Erfolge um so eindeutiger sind, je früher diese Operation durchgeführt wird.

Bei dieser Operation verwenden wir einen S-förmigen Schnitt, der sich an die Linia vitalis anlehnt und bogenförmig nach proximal sich fortsetzt. Proximal des Handgelenkes wird nun der N. medianus (zwischen den Sehnen des M. palmaris longus und Flexor carpi radialis) aufgesucht und isoliert. Schrittweise wird nun das Retinaculum flexorum bis zum distalen Ende in der Hohlhand gespalten. Ist der Nerv von derbem Perineurium umgeben, dann wird eine Neurolyse angeschlossen.

Dabei kann es erforderlich werden, daß auch der Ramus muscularis bis zum Eintritt in den Muskel von derben Fascienzügen befreit werden muß. Nach sorgfältiger Blutstillung folgt der Wundverschluß und eine Ruhigstellung durch Gipsschiene für die Dauer von 8 Tagen. Eine Störung der Mechanik des Handgelenkes durch die Spaltung des Ligaments wurde bisher nicht beobachtet.

Ergebnisse

Bei den von uns in den letzten Jahren operierten 46 Fällen konnte bis auf 2 Fälle eine rasche Besserung und Beschwerdefreiheit erzielt werden. Die Parästhesien verschwanden entweder sofort oder bildeten sich innerhalb weniger Wochen zurück. Die Daumenballenatrophie besserte sich wesentlich langsamer. Bei einer hochgradigen Druckschädigung des N. medianus, wie sie auf der Abbildung ersichtlich ist, darf dies auch nicht weiter verwundern.

Bei zwei Fällen, bei denen das operative Ergebnis nicht befriedigte, lag in einem Fall eine Kombination eines Karpaltunnelsyndroms mit einem Cervicalsyndrom mit entsprechenden hochgradigen spondylarthrotischen Veränderungen der HWS vor. Im zweiten Falle waren die Parästhesien nach der Operation zwar verschwunden, aber nach mehreren Monaten trat eine erneute Verschlechterung mit entsprechenden elektromyographischen Befunden ein. Hier führte eine nochmalige operative Revision mit Entfernung eines Keloidnarbengewebes zum Erfolg.

Die durchgeführte histologische Untersuchung, des teilweise ganz erheblich verdickten Ligaments (0,7 cm) ergab häufig das Bild einer unspezifischen chronischen Entzündung mit Proliferation des perineuralen Hüllgewebes und Ödem des Perineuriums.

Erwähnt werden muß auch, daß dieses Kompressionssyndrom nicht nur im Bereich des N. medianus, sondern weniger häufig auch im Bereich des N. ulnaris zu finden ist. Aus Zeitmangel kann ich auf dieses Syndrom nicht näher eingehen. Auch hier führt die operative Dekompression zur Beschwerdefreiheit.

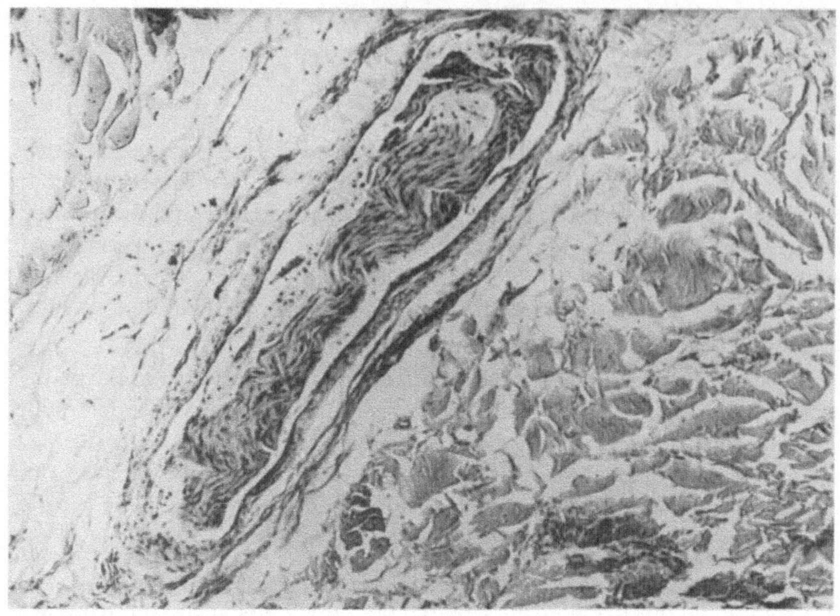

Abb. 3

Summary

The frequent occurrence of the carpal tunnel syndrome is an indication to point out its pathophysiology, diagnosis and treatment. Surgical treatment with splitting of the transverse carpal ligament, possibly in conjunction with neurolysis, has resulted in rapid improvement with regression of particularly the sensory disorders in 44 of the author's 46 personal cases.

Privatdozent Dr. A. MEYER
Chirurg. Univ.-Klinik
8 München 15, Nußbaumstraße 20

Operationsergebnisse nach Z-Plastik bei der Dupuytrenschen Kontraktur*

Von K. G. von Buch und W. Reichmann

Die Dupuytrensche Kontraktur operieren wir in den Stadien II, III und IV nach der Iselinschen Einteilung. Die Längsincision auf dem First des stärksten Narbenzuges, wie sie schon 1887 von Kocher beschrieben wurde, ist ein sehr guter Zugang, birgt aber die Gefahr der späteren dermatogenen Narbenkontraktur in sich. Es wurde und wird deshalb meist ein quer oder schräg verlaufender Hautschnitt bevorzugt, wie auch wir ihn lange Zeit benutzt haben. Hierbei müssen zwangsläufig viele Blutgefäße der Haut durchtrennt werden und die Übersicht ist oft unzureichend, da gerade im Bereich der Fingergrundgelenke die Haut unterminiert werden muß, wobei die Gefahr, einen durch das Narbengewebe verzogenen Nerven zu verletzen, größer ist als beim Längsschnitt. Außerdem kommt es leicht zur Wunddehiszenz bei der Fingerstreckung.

Wir sind deshalb zur Längsincision direkt auf dem stärksten Kontrakturstrang übergegangen und verwenden ausgiebige Z-Plastiken, um einer späteren Narbenkontraktur vorzubeugen. Unter guter Sicht läßt sich nun die Haut scharf von dem fest mit ihr verbackenen Narbenstrang abpräparieren, ohne nennenswertes Risiko der Perforation. Danach liegt im Bereich der stärksten Narbenzüge das Operationsgebiet völlig offen und die Präparation gelingt bis über die Fingergrundgelenke hinaus ohne Schwierigkeiten. Hier kommen die Gefäße und Nerven an die Oberfläche und sind oft durch das Dupuytren-Gewebe verlagert. Da sich die Incision auf die Volarseite des Fingers fortsetzt, kann das Narbengewebe meist unter guter Sicht von den Nerven abpräpariert werden. Die anatomischen Verhältnisse sind nicht immer eindeutig, sondern wir beobachten oft, daß gerade in fortgeschrittenen Fällen die volaren Fingernerven einen ungewöhnlichen Verlauf nehmen und z. B. das Fingergrundgelenk kreuzen. Im Falle einer Tunnelierung der Haut wäre eine Nervenverletzung oft nicht zu vermeiden. Durch die Längsincision aber liegt der gesamte Nervenverlauf frei zutage. Im Stadium III und IV muß die Präparation am Finger bis zu den Mittelgelenken fortgesetzt werden. Häufig strahlt der Narbenzug in die Kollateralbänder der Mittelgelenke ein, die deshalb freigelegt werden müssen. Auch hierfür eignet sich die bis zu den Fingermittelgliedern aus-

* Der Vortrag konnte wegen Zeitmangel nicht gehalten werden.

gedehnte Längsincision am besten. Gelegentlich wird ein zusätzlicher Mitt-Seit-Schnitt an der Ulnarseite des 5. Fingers notwendig, wenn die Längsincision über dem 3. oder 4. Strahl verläuft. Infolge der besseren Übersicht verkürzt sich die Operationszeit beträchtlich.

Die Längsschnittränder, auch im Bereich des Fingers, werden nach Entfernen der pneumatischen Blutleere in Form der Z-Plastik aufgearbeitet. Auf Kosten der Breite gewinnt man dabei Haut in der Längsrichtung.

Von 60 Kranken, bei denen 68 Hände operiert wurden, konnten 59 Hände nachuntersucht werden. In der ersten Gruppe von 27 Fällen, bei denen ein Querschnitt gemacht wurde, war 15mal die Hand jetzt völlig normal oder der Befund so wesentlich gebessert, daß nur noch eine für die Funktion unwesentliche Streckhemmung zurückblieb. 5mal war der Befund gebessert, 7mal unverändert oder verschlechtert. Nach der Längsincision, die wir in 39 Fällen anwandten, war 28mal die Hand völlig normal oder wesentlich gebessert, 3mal war der Befund gebessert, es bestand jedoch noch eine Funktionsbehinderung und 1mal war die Hand nach der Operation unverändert.

Auf Grund unserer Erfahrungen sind wir der Ansicht, daß die Längsincision mit anschließender Z-Plastik der queren oder schrägen Incision operationstechnisch überlegen ist und zuverlässigere funktionelle Ergebnisse verspricht.

Summary

As far as surgical technique is concerned, a longitudinal incision offers the best approach in cases with Dupuytren's contracture since in the region of the most severe scars the surgical field is freely exposed and the danger of injury to the volar finger nerves is minimal. In order to avoid subsequent dermatogenic scar contraction, the longitudinal incision is closed by Z-plasties. The functional results are superior to those of transverse incisions.

Dr. K. G. von Buch
Priv. Doz. Dr. W. Reichmann
I. Chirurg. Univ.-Klinik
5 Köln-Lindenthal

Rundgespräch

Leiter: W. Schink

Leiter: Ich darf Ihnen zunächst die Teilnehmer vorstellen. Zunächst Herrn Wilhelm aus Würzburg. Er leitet die Handchirurgische Abteilung an der Chirurgischen Universitätsklinik in Würzburg; er ist dort als Privatdozent und Oberarzt. Dann Herrn Privatdozent Millesi von der I. Chirurgischen Universitätsklinik Wien; er ist Leiter der Abteilung für Plastische und Wiederherstellungschirurgie. Dann Herrn Buck-Gramcko; er leitet die Handchirurgische Abteilung im Unfallkrankenhaus Hamburg-Bergedorf. Zum Schluß Herrn Pieper; er ist als Handchirurg in Frankfurt in eigener Praxis tätig.

Die Vorträge, welche wir gehört haben, haben eine Vielzahl interessanter Einzelheiten gebracht, die selbst für den in der Handchirurgie Versierten neu oder interessant sind. Zum Teil liegen noch wenig Erfahrungen mit einzelnen Methoden vor. Im Prinzip, so glaube ich, darf man aus dem, was Herr Buck-Gramcko gebracht hat, als wichtiges Resümee für den Allgemeinchirurgen, der mit der Handchirurgie nicht besonders vertraut ist, zusammenfassen: Bei einer schweren Handverletzung soll man die Wundversorgung so exakt wie nur irgendwie möglich durchführen, niemals eine Hautnaht unter Spannung ausführen, lieber sich primär für eine freie Hautplastik entschließen, sei es nun in Form von Spalthaut oder eines Vollhauttransplantats. Wenn Knochenbrüche vorliegen, soll man diese stabilisieren. Alles andere kann man mit gutem Gewissen sekundär machen. Ist das so richtig?

D. Buck-Gramcko: Ich glaube schon. Es kommt bei der Erstversorgung darauf an, daß eine primäre Wundheilung erreicht wird. Das heißt, wir müssen alles unterlassen, was eine solche Wundheilung gefährden kann. Dazu zählen eben nicht nur weitere Freilegungen der Wunde zum Aufsuchen von Sehnen; dazu zählen vor allem sehr viele Nähte in der Tiefe, von denen wir ja wissen, daß die Anwesenheit von Fremdkörpern, also von Nahtmaterial, die Infektionsbereitschaft der Gewebe erheblich heraufgesetzt. Wir müssen deshalb gerade mit diesen Dingen sehr zurückhaltend sein. Eine primär geheilte schwere Verletzungswunde ist leichter wiederherzustellen als eine Hand, bei der primär viele Maßnahmen der Wiederherstellung durchgeführt sind, die aber dann einer Infektion anheimfiel und an der wir dann ausgedehnte Vernarbungen haben, die natürlich nie wieder ganz zu beseitigen sind.

Leiter: Mir fiel der Fall eines zehnjährigen Jungen auf; es war der Verlust der vier Langfinger, nur der Daumen war noch vorhanden. Sie haben dieses Kind mit einer Prothese als „Gegenhand" versorgt. Beabsichtigen Sie in einem solchen Fall, sekundär ein Beckenkammtransplantat mit einer gestielten Hautplastik durchzuführen oder soll der Junge ständig mit dieser Prothese versorgt bleiben?

D. Buck-Gramcko: In diesem Fall wird man, glaube ich, die Prothese belassen. Es handelte sich nicht um den Daumen, sondern um den kleinen Finger, der noch erhalten war, dessen Sehnen außerdem sehr stark beschädigt waren, der nur im Grundgelenk eine geringe aktive Beweglichkeit, aber allerdings noch Gefühl besaß; die volaren Gefäßnervenbündel waren erhalten. Die Wiederherstellung mit einem Beckenkammtransplantat und einem Bauchhautlappen müßte bei diesem speziellen Fall, wo nur noch ein ganz schmaler Handrest geblieben war, ein sehr langes freies Knochentransplantat erfordern. Es ist zu erwarten, daß dieses sich nicht in dieser Form hält, daß es resorbiert wird, daß es bricht. Ich glaube, in diesem Fall ist es besser, die Prothese zu belassen, die von dem Jungen ja auch sehr gut gebraucht wird.

H. Millesi: Zu diesem Problem wäre folgendes zu sagen: Die Wiederherstellung der peripheren Nerven hat durch die mikrochirurgische Technik und vor allem durch die Erkenntnis, daß die Nerven absolut spannungslos vereinigt werden müssen, zu wesentlich besseren Ergebnissen geführt. Im Vortrag von Herrn Buck-Gramcko kam dies zum Ausdruck. Nachdem wir im Jahre 1966 an dieser Stelle die Technik der interfasciculären Transplantation vorgestellt haben, überblicken wir jetzt über 80 Fälle. Die funktionellen Ergebnisse sind wesentlich besser als bei vergleichbaren mit der klassischen Technik versorgten Nerven. Es gelingt, jetzt auch eine taktile Sensibilität bei fast allen wiederhergestellten Fingernerven mit einer Zwei-Punkte-Diskriminierung unter 10 mm zu erreichen. Ich sage dies deshalb in diesem Zusammenhang, weil man mit Hilfe dieser Methode die schon um die Jahrhundertwende von Nicoladoni vorgeschlagene Transplantation von Zehen als Fingerersatz mit Erfolg anwenden kann. Seinerzeit wurde diese Methode verlassen, weil die transplantierten Zehen nicht genügend empfindlich waren und dementsprechend keine befriedigende Funktion an der Hand ausüben konnten. In Fällen, bei denen sämtliche Finger oder 4 von 5 Fingern fehlen, können wir daher mit guter Erfolgsaussicht auf die Zehentransplantation zurückgreifen. Wir haben dies bereits mit gutem Erfolg getan.

Leiter: Mir ist aufgefallen, daß bei der Nervennaht niemand mehr von der Umscheidung mit Millipore gesprochen hat. Herr Witt hatte schon mit prophetischen Worten vor einigen Jahren an dieser Stelle gesagt: „Wer eine exakte Nervennaht beherrscht, braucht keine Milliporeumscheidung."

Ein Wort von Herrn Buck-Gramcko ist mir noch in Erinnerung. Er sagte: „Seitdem wir Millipore verwenden, sind die Ergebnisse der *Sehnen*chirurgie besser, weil wir gezwungen sind, die Milliporemembran wieder zu entfernen und in dieser Sitzung gleichzeitig eine Tendolyse auszuführen." Nun ist es um die Umscheidung von Millipore wieder recht still geworden. Man benutzt es gelegentlich nur noch bei Homoiotransplantaten. Aus Nachuntersuchungen weiß man, daß sich durch diese Umscheidung keine besseren Erfolge erzielen lassen.

Hat jemand im Auditorium noch eine Diskussionsbemerkung zu dem Thema von Herrn Buck-Gramcko zu machen? — Das ist nicht der Fall. Zum Vortrag von Herrn Pieper habe ich selbst eine Frage: Wie ist vorzugehen, wenn sich jemand in Höhe des Grundglieds eine Schnittverletzung zuzieht und dabei die Profundussehne allein durchtrennt wird und somit die Superficialissehne funktionstüchtig bleibt. Was soll man in einem solchen Fall tun?

W. Pieper: In einem solchen Fall soll man die Profundussehne nicht nähen. Ich habe wohl einen Fall gezeigt mit Sekundärnaht einer Profundussehne, und zwar mit einem sehr guten Ergebnis. Aber das war ein zehnjähriges Kind. Bei Kindern kann man vieles machen. Bei Erwachsenen würde ich niemals eine Profundussehne nähen; ich würde immer eine Arthrodese oder eine Tenodese des Endgelenks vornehmen.

Leiter: Sie haben auch die Implantation des Silikon-Kautschuckschlauches gebracht. Herr Jörg Böhler hat vor einigen Jahren auf die richtige Vorbereitung dieser Silikon-Kautschukschläuche hingewiesen. Man muß sie sehr exakt präparieren; so dürfen z. B. auf keinen Fall Talkumanteile an der Oberfläche vorhanden sein, weil sich sonst Zeichen einer Unverträglichkeit oder einer Infektion einstellen. Aber sonst ist eine solche Interimsprothese außerordentlich zweckmäßig. Wenn man das Verhalten der Umgebung histologisch überprüft, so sieht man an der Grenzschicht ein richtiges Deckepithel. Man sollte in der Sehnenchirurgie bei sehr vernarbten Fällen auf diese Möglichkeit der Interimsprothese und damit des zweizeitigen Vorgehens zurückgreifen. — Wie sind Ihre Erfahrungen, Herr WILHELM, benutzen Sie auch diese Silikon-Kautschukschläuche als Interimsprothese?

A. WILHELM: Ich habe diese Prothesen in einigen Fällen verwendet, vor allem vor etwa 5 Jahren. Ich habe aber in zwei Fällen Infektionen gesehen und dieses Verfahren inzwischen wieder verlassen.

Leiter: Ich glaube, daß man nicht frühzeitig eine solche Prothese einlegen soll, wenn die Wundbehandlung bei der Erstversorgung mit Störungen einherging. Dann ist nach der Implantation eines so großen Fremdkörpers mit einem Aufflackern der Infektion zu rechnen. Man sollte deshalb diese Silikon-Kautschukprothese erst dann implantieren, wenn mindestens $^1/_2$ Jahr oder ein $^3/_4$ Jahr nach der Abheilung vergangen und der ganze Prozeß zur Ruhe gekommen ist.

Mich interessiert die Dauer der Ruhigstellung nach Beugesehnenplastiken. Ich fand die Ruhigstellung von etwa 3 Wochen etwas kurz. Haben Sie einmal erlebt, daß bei einem sehr forcierten Üben eine Anastomose riß oder daß die Sehnenverankerung am Endglied abriß?

W. PIEPER: In keinem Fall!

Leiter: Zum Thema Sehnennaht hat sich Herr LENGEMANN gemeldet.

F. LENGEMANN: Die von mir 1951 im Zentralblatt für Chirurgie empfohlene fertige Drahtnaht für Sehnen hat bisher gute Erfolge erzielt und hat deshalb vielfach Anwendung gefunden. Jedoch war das Spannen und Verankern der Naht oft mühsam. Das Verfahren konnte jetzt verbessert werden, lediglich durch Doppelung des Drahtes. An einem Ende des Doppeldrahtes ist eine gerade, atraumatische Nadel, am anderen Ende eine gebogene angebracht. Ein zweizinkiges Gabelhäkchen sitzt fest verankert dem Doppeldraht auf, mit seinem offenen Winkel der geraden Nadel zugewandt. Das Prinzip des operativen Vorgehens mit der Naht ist das gleiche geblieben, sowohl bei der primären Sehnennaht, wie bei der Sehnentransplantation und dem Fixieren der Sehne am Knochen. Erst dann, wenn die gerade Nadel distal von der Operationswunde durch die Haut ausgestochen wurde und ein Gummiplättchen sowie ein Knopf mit einem Loch aufgefädelt ist, ändert sich das Verfahren. Jetzt wird die große Nadel abgeschnitten, und man hat zwei Drähte, mit ihnen wird ein zweifach gelochter Knopf aufgefädelt. Über diesem wird mit beiden Händen die Naht nach dem Werfen des ersten Teiles eines Knotens langsam und in kleinen Schritten gespannt. Der proximale Sehnenstumpf folgt diesem allmählichen Spannen in kleinen Schritten auffallend gut, wenn man sich dazu die erforderliche Zeit nimmt. Erst wenn die Adaptation der Sehnenstümpfe einwandfrei garantiert ist, werden die Drahtenden nun fest und mehrfach geknotet.

Es darf empfohlen werden, einige Kleinigkeiten genau zu beachten, damit der Erfolg der Naht gewiß ist.

1. Der proximale Sehnenstumpf wird zu Beginn der Operation mit einer Seidenfadenschlinge ca. 3 cm oberhalb der Schnittstelle gefaßt, so daß ungefähr

ein Drittel des Querschnittes in die Seidenfadenschlinge fest geknüpft ist. Mit der Fadenschlinge läßt sich der Stumpf ohne Anklemmen und Quetschen gut vorziehen und handhaben.

2. Die gerade Nadel wird bei dem ersten Stich des wellenförmigen Auffädelns des Sehnenstumpfes direkt proximal von der Seidenfadenschlinge eingestochen, um auch das geringste Aufschleißen der Sehne unmöglich zu machen. Die langen Seidenfadenenden werden zum Schluß der Operation abgeschnitten, die kleine Schlinge wird belassen.

3. Die gerade Nadel soll auf ihrem Weg nach distal in der Mitte des proximalen Stumpfquerschnittes aus- und in der Mitte des distalen Stumpfquerschnittes eingestochen werden, um das automatische Adaptieren exakt zu gewährleisten.

4. Die Wunde wird während der Operation ständig mit physiologischer Kochsalzlösung vor dem Austrocknen geschützt.

5. Die gebogene Nadel wird in einiger Entfernung proximal von der Operationswunde ausgestochen und der Doppeldraht direkt hinter der Nadel durchtrennt, um lange Drahtenden zur Verfügung zu haben, wenn nach dem 21. Tag die ganze Naht hier wieder herausgezogen wird. Die distale Verankerung wird zu diesem Zweck unmittelbar vorher abgeschnitten.

6. Um ein Verdrehen im Bereich der Nahtstelle zu verhindern, wird das Peritonium mit zwei feinsten Seidennähten vereint.

Leiter: Herr LENGEMANN, ich glaube, wir kommen zu sehr von einer freien Diskussion ab. Wichtig sind Ihre vielen operationstechnischen Details, damit die Sehnennaht exakt durchgeführt wird. Nun Herr GELDMACHER zum Thema „Beugesehnenchirurgie“!

J. GELDMACHER: Eine kurze Bemerkung zur zweizeitigen Beugesehnentransplantation durch Einlegen eines PVC-Schlauches. Wir haben in vielen Beugesehnentransplantationen an Hühnerzehen festgestellt, daß nach üblicher Verschmälerung der Ringbänder und Resektion der Sehnenscheide der neugebildete Gleitkanal nur aus Bindegewebe besteht und kein synoviales Deckepithel aufweist. Im Bereich der verschmälerten Ringbänder ist das aber der Fall. Wir haben deshalb die Sehnenscheiden nur längs gespalten und dann den PVC-Schlauch eingezogen. Wir konnten feststellen, daß sich danach weite Anteile der ursprünglichen Synovialis erhalten haben. Dadurch wurde auch die Sehnenführung wie auch der Gleiteffekt besser. Beim Ruhigstellen mit Schlauch kommt es zu Gelenksteifen. Deshalb bewegen wir nach Abschluß der Wundheilung nach 14 Tagen vorsichtig passiv den Finger, um die Gelenke wieder mobil zu machen. Allerdings muß man dabei den Polyvinylschlauch über den distalen Stumpfrest schieben. Sonst besteht die Gefahr, daß es an der Fingerkuppe zu Drucknekrosen durch den Schlauch kommt. Last not least ist mit dem neugebildeten Gleitkanal, der wesentlich weniger Verwachsungen aufweist, nicht das Problem der Verwachsungen der proximalen Anastomose gelöst. Ich darf erinnern an den Vorschlag von MILLESI und später auch PELLET mit der zentralen Drahtendoprothese im Transplantat. Wir haben uns an einem normalen Lengemann-Draht eine 18 cm lange gerade Nadel machen lassen, von der Firma Pfrimmer u. Co, Erlangen. Nach Fertigstellung der proximalen Anastomose kann man vom tiefen Beugesehnenstumpf aus, ohne an die Oberfläche zu kommen, diesen Lengemann-Draht durch das ganze Transplantat führen und am Fingerendglied verankern. Man hat so auch die Vorteile der früheren Bewegungsaufnahme, die Herr MILLESI vor 4 Jahren erörtert hat.

Leiter: Zum Thema von Herrn WILHELM über neue Operationstechniken in der Strecksehnenchirurgie, glaube ich, daß man eine Junktur nicht opfern sollte;

anderenfalls wird die Streckfunktion beeinträchtigt. Ich meine, daß das Vorgehen von MICHON bei einer Verletzung der Dorsalaponeurose besser ist, wenn man den Zügel aus der Strecksehne bildet.

Die Schwanenhalsdeformität kann auch andere Ursachen haben. Sie kennen den Abriß der Pars flaccida; es kommt dann ebenfalls zu einer Überstreckung. Dann muß auf der Beugeseite die Wiederherstellung mit der Adam-Bunnell-Plastik erfolgen. Bestehen noch Wortmeldungen zur Strecksehnenchirurgie? — Herr WILHELM hat das Thema erschöpfend abgehandelt.

Zum Vortrag von Herrn RAHMEL über das schwere Quetschtrauma der Hand, ist noch folgendes hervorzuheben: Es ist sehr wichtig, von ihm gehört zu haben, daß die Spaltung des Ligamentum carpi transversum frühzeitig vorgenommen werden soll. Das Band bleibt offen und nur die Haut wird genäht, um die schweren fibrösen Vernarbungen der Hohlhand zu vermeiden. Die mitgeteilten funktionellen Ergebnisse sprechen ja auch für die Richtigkeit seines Vorgehens. Was meinen Sie zu diesem Vorschlag von Herrn RAHMEL?

D. BUCK-GRAMCKO: Ich glaube, daß wir eine sehr viel bessere und schnellere Wiederherstellung der Beweglichkeit der Finger bekommen können, wenn wir diese Dekompression schaffen. Wenn wir rein konservativ vorgehen und versuchen, durch verschiedene Medikamente, entweder allgemein oder lokal verabfolgt, einen Rückgang der Schwellung zu erreichen, so dauert das sehr lang. Es kommt dann zu einer erheblichen bindegewebigen Organisation des Ödems, und wir werden immer Bewegungseinschränkungen zurückbehalten, wenn nicht sogar in den Fällen, in denen der Handgelenksbereich betroffen ist, ein Karpaltunnelsyndrom mit Nervenschädigung die Folge ist. Ich halte also diesen Vorschlag von Herrn RAHMEL für sehr gut.

LECHNER: Ich kann mir schlecht vorstellen, wie Sie da primär die Lücke schließen wollen. Wenn Sie incidieren, geht doch die Haut weit auseinander.

D. BUCK-GRAMCKO: Nach einem schweren Quetschtrauma — so glaube ich Herrn RAHMEL verstanden zu haben und so sehe ich es auch aus eigener Erfahrung — findet sich das Ödem vor allem in der Hohlhand, während Sie hier im Bereich des Ligamentum carpi transversum die Incision und die Spaltung vornehmen. Wenn Sie jetzt absaugen, kommt es zu einer Dekompression in der Mittelhand; die Schnittführung liegt nicht in der Mittelhand, die ja nun am meisten gebläht und gespannt war, sondern liegt weiter proximal. Sie lassen außerdem das Ligamentum carpi transversum offen. Aber die Haut ist hier beweglich genug, um mit atraumatisch durchgeführten U-Nähten eine spannungslose Wundnaht auszuführen. Sollten Sie Schwierigkeiten haben, empfehle ich, immer eine Hautplastik auszuführen, indem Sie ein Vollhauttransplantat oder ein dickes Spalthauttransplantat einpflanzen.

Leiter: Herr GELDMACHER hat die interessante Frage aufgeworfen, die auch aus dem Auditorium vorhin gestellt wurde: Wie soll man sich zu der Iselin-Methode stellen? Herr GELDMACHER hat auch die Zahlen über die Häufigkeit ihrer Anwendung im Verhältnis zur Sofortversorgung genannt, 1:100. Damit wird also nur in ganz besonders gelagerten Fällen, wenn ein schweres offenes Quetschtrauma mit Begleitverletzungen und Verschmutzung vorliegt, auf diese Methode der aufgeschobenen Primärversorgung zurückgegriffen. Es ist das große Verdienst von GEORG, darauf hingewiesen zu haben, daß man meistens zu früh die Globalversorgung nach ISELIN vornimmt. Man muß wirklich 4 bis 5 Tage warten, bis das Ödem und bis die Heilentzündung abgeklungen sind, und dann erst operieren. Wir haben in einer größeren Zahl von Fällen mit aufgeschobener Primärversorgung gesehen, daß glatte Wundheilung eintritt und sehr gute funktionelle Ergebnisse erzielt werden können.

Diese Methode ist besonders zweckmäßig, wenn der Allgemeinpraktiker nunmehr weiß: Heute abend ist der Verletzte zu mir gekommen und ich bin nicht in der Lage, diese verletzte Hand sofort zu versorgen. Wenn ich nun die aufgeschobene Primärversorgung nach Iselin korrekt einleite, dann kann ich morgen oder übermorgen den Verletzten mit gutem Gewissen weiterleiten. Auch für diese Fälle ist die aufgeschobene Primärversorgung anwendbar. Auf der anderen Seite hat Herr Geldmacher gezeigt: Wer in einer handchirurgischen Abteilung gut ausgerüstet ist und wo alle Voraussetzungen für die sofortige Versorgung gegeben sind, der benötigt höchst selten einmal diese Methode. Er erzielt mit der Sofortversorgung gleichfalls sehr gute Ergebnisse. Es kommt darauf an, daß man die Methode nach Iselin auf das schwere offene Quetschtrauma mit erheblichen Begleitverletzungen beschränkt.

Nun zum Thema von Herrn Willebrand: Läßt sich die Versorgung der Mittelhandfrakturen standardisieren? Ich habe sehr skeptisch im vorigen Jahr die erste Veröffentlichung von Herrn Pannike (München) in Mainz gehört. Ich war aber auf der anderen Seite von seinen ganz ausgezeichneten, exakten Untersuchungen beeindruckt. Er hat uns Funktionsbilder im Film gezeigt, und zwar kurz nach Osteosynthese dieser Frakturen. Die Patienten bewegten die Finger unter dem Röntgenschirm; es war tatsächlich eine stabile Osteosynthese nachweisbar. Auf der anderen Seite darf man natürlich nicht vergessen, daß die Hand nicht nur aus Knochen besteht; man muß auf eine Vielzahl von Sehnen und Gleitgeweben Rücksicht nehmen. Am Beispiel eines gebrochenen Mittelhandknochens haben wir hier die neuen AO-Platten gesehen. Man darf dabei nicht vergessen, daß ein zweiter Eingriff zur Metallentfernung erforderlich ist. Mit jedem weiteren Eingriff wird die Vernarbung des Gleitgewebes zunehmen. Ich meine, daß diese kleinen AO-Platten besonders nützlich bei Knochendefekten sind. Wenn wir jetzt in den Defekt einen Span, z. B. einen Beckenkammspan, interponieren, dann erzielen wir eine hinreichende Stabilität. Ich persönlich habe mich bisher noch nicht zu dem Kleinfragmente-AO-Instrumentarium entschlossen, obgleich ich sonst ein Anhänger des AO-Verfahrens bin. Ich benutze nach wie vor in der Handchirurgie die Kirschner-Drähte. Aber das könnte sich einmal ändern.

A. Millesi: Ich glaube, daß durch dieses Vorgehen ein beträchtlicher Fortschritt zu erzielen ist, und zwar bei bestimmten Frakturen, welche sich sonst nicht stabilisieren lassen. Meine Meinung zum Kleinfragmenteinstrumentarium: Das sollte nicht die Standardmethode werden! Außerdem waren in dem einen Bild — wenn Sie sich erinnern — die Platten und damit die Masse der versenkten Fremdkörper doch sehr groß.

Leiter: Herr Scharizer hat uns gezeigt, daß man besonders bei Kindern sehr gute Ergebnisse erzielen kann. Die Zahlen von Herrn Pieper — ein Drittel sehr gute Ergebnisse, ein Drittel befriedigende Ergebnisse und ein Drittel schlechte Ergebnisse — gelten für Erwachsene; für Kinder sind sie sicherlich nicht zutreffend. Ich stimme Herrn Pieper zu: Man ist immer wieder erstaunt, daß bei Kindern die funktionellen Ergebnisse nach Sehnenoperationen so besonders gut sind. Erstaunt bin ich aber über die hohe Zahl von Infektionen, die Sie haben, es sind 5,5% Infektionen. Betrifft diese Zahl nur die primär Versorgten oder die sekundär Versorgten oder beide Gruppen zusammen?

E. Scharizer: Diese Zahl betrifft beide Gruppen zusammen. Es sind alle Infektionen, auch die kleinsten Stichkanalinfekte, mitgezählt.

Leiter: Ihr Lehrer, Herr BÖHLER, war da ja etwas großzügiger. Er sagte: Wenn einmal eine Stichkanalinfektion vorliegt, die ganz glatt abklingt, so ist das keine Sekundärheilung. (SCHARIZER: Es sind alle mitgezählt!) — Dann ist die Zahl der Infekte nicht hoch; der Wert ergibt sich aus Ihrer kritischen Einstellung.

E. SCHARIZER: Vielleicht darf ich noch erwähnen: Wir haben unter diesen 367 Operationen nur 7 Fingeramputationen.

Leiter: Wichtig ist, daß Sie nochmals ausdrücklich darauf hingewiesen haben: Man soll diese primären Beugesehnenplastiken nicht als Standardeingriff im Allgemeinkrankenhaus anwenden, insbesondere nicht die Methode von Herrn ZRUBECKI. Ich habe nach auswärts durchgeführten Operationen gesehen, daß auch der gesunde, unverletzte Mittelfinger oder Nachbarfinger, welcher als Sehnenspender diente, in der Funktion erheblich beeinträchtigt war. Ich sage nichts gegen die Methode, denn in geübter Hand ist natürlich vieles möglich.

Nun zum Vortrag von Herrn KÜHN über infektiöse Komplikationen bei Handverletzungen. Es ist wichtig, daß er aus der Allgemeinchirurgie zusätzlich die Röntgentherapie mit in die Behandlung aufgenommen hat. Überzeugend hat er am Beispiele des Zeigefingergrundgelenkes gezeigt, daß dann eine Infektion mit Funktion ausheilen kann. Auf der anderen Seite sollte man für den Allgemeinchirurgen den Hinweis geben: Man soll nicht vergessen, daß man auch durch eine Gelenkresektion einen Finger erhalten kann. Man ist keineswegs immer genötigt, den distalen Fingerabschnitt zu amputieren. Ist man zur Amputation genötigt, so soll man nicht exartikulieren, sondern stets die Basis des Grundglieds stehen lassen, um eine Deviation der Nachbarfinger zu vermeiden. Eine Frage an Herrn MILLESI: Verwenden Sie auch die Röntgentherapie, natürlich in Kombination mit breiter Wundöffnung unter Entfernung der Nähte, oder wenden Sie diese Methode nicht an?

H. MILLESI: Wir verwenden diese Methode (Röntgentherapie bei Infektionen) nicht. Wenn eine Infektion vorliegt, wird weit eröffnet, das nekrotische Gewebe excidiert und besonderes Gewicht auf die chirurgische Versorgung gelegt. Wir sind damit sehr gut gefahren und haben gute funktionelle Ergebnisse erzielt und nur vereinzelt Finger amputieren müssen. Ich möchte daher unterstreichen, daß bei ausgedehnten Prozessen durchaus nicht gleich ein Finger amputiert werden muß. In diesem Zusammenhang sei noch erwähnt, daß ein beschädigtes Grundgelenk wesentlich leichter wieder beweglich wird, als ein geschädigtes Interphalangealgelenk.

Leiter: Man könnte gegebenenfalls auch eine Arthroplastik am Zeigefingergrundgelenk ausführen, aber eine Arthroplastik ist an einem Mittel- oder Endgelenk nicht durchführbar.

Herr ZITTEL hat uns berichtet über die Bedeutung der Sehnenscheidenspüldrainage bei Sehnenverletzungen der Hand. Er hat selbst bei blanden Infektionen eine Sehnennaht ausgeführt und z. B. am Daumen eine Spüldrainage angelegt. Wenn man an die Allgemeinchirurgie denkt, dann hat man Bedenken, ob diese Methode als anwendbar anzusehen ist. Ich glaube, daß man dem Allgemeinchirurgen nach wie vor den Rat geben soll: Wenn eine Rötung besteht oder die geringsten Zeichen einer Infektion vorliegen, so ist die Wunde offen zu lassen, die Sehne bleibt zunächst unversorgt. Man soll ruhigstellen, den Arm hochlagern, den Patienten stationär aufnehmen und zunächst keine weiteren Manipulationen vornehmen. Anderenfalls würde man sonst viele Komplikationen erleben. Prinzipiell ist natürlich die Spüldrainage eine ganz ausgezeichnete Methode, um

z. B. bei einem Panaritium tendinosum — solange noch die Gleitmembranen erhalten sind — die Infektion abzufangen.

Die beiden letzten Themen von Herrn Brüchle und Herrn Schmit befaßten sich mit den Cialit-konservierten Sehnen. Sie kennen sicherlich die interessante Monographie von Herzog, welcher bereits auf diesem Gebiet Pionierarbeit geleistet hat. Wir wissen, daß Iselin diese Cialitsehnen schon oft mit sehr gutem Erfolg angewendet hat. Die zunächst im Tierexperiment gezeigten Bilder und auch die Bilder von Herrn Schmit demonstrieren, daß man sich hier auf einem gangbaren Weg befindet. Eine Frage an Herrn Pieper: Verwenden Sie Cialitsehnen oder benutzen Sie wie bisher nur autoplastisches Sehnenmaterial? (W. Pieper: Nur letzteres!) — Die Spendersehnen stehen natürlich auch in reichlicher Zahl zur Verfügung, z. B. die langen Zehenstrecksehnen, die Plantarissehnen usw., so daß wir mit der Materialgewinnung normalerweise keine Schwierigkeiten haben. Aber es gibt natürlich Patienten mit Vorschädigungen, dann sind solche Cialitsehnen nützlich. Wie ist es in Würzburg, Herr Wilhelm?

A. Wilhelm: Ich muß sagen, daß wir die Cialitsehnen bisher noch nicht verwendet haben, weil wir mit den zur Verfügung stehenden autologen Sehnen bisher immer gut ausgekommen sind. Ich darf in diesem Zusammenhang insbesondere an den Sehnenstripper von Paul Brand erinnern, mit dessen Hilfe es innerhalb weniger Minuten gelingt, das sehr lange Transplantat der Plantarislongus-Sehne zu entnehmen. Ich glaube aber durchaus, daß es Fälle gibt, vor allem bei Rekonstruktionen ausgedehnter Defekte am Vorderarm und an der Hand, bei denen wir es begrüßen, diese Möglichkeit zur Verfügung zu haben.

Leiter: Gibt es noch Fragen aus dem Auditorium? (Es wird eine Frage gestellt, die aber nicht verstanden wurde; der Leiter wiederholt sie:) — Muß die distale Nahtstelle nach einer Nerventransplantation reseziert und nochmals genäht werden? Herr Millesi beantwortet das am besten selbst.

H. Millesi: Die Frage ist folgendermaßen zu beantworten: Bevor die interfasciculäre Nerventransplantationstechnik angewandt wurde, mußten wir bei Nerventransplantationen mit Transplantaten, die länger als 2,5 bis 3 cm waren, immer nach einiger Zeit die distale Nahtstelle resezieren, um den Achsenzylindern ein weiteres Vorwachsen zu ermöglichen. Seit Anwendung der genannten Technik ist es nur noch ausnahmsweise notwendig. Von 50 Fällen mußte beispielsweise nur bei 6 die distale Nahtstelle reseziert werden, während die anderen 44 ohne diesen Eingriff eine befriedigende Regeneration ergaben.

Ein weiterer Fragesteller: Wie hoch ist die Eisschranktemperatur bei der Aufbewahrung von Cialitsehnen?

H. Brüchle: Sie beträgt + 5 bis + 3° C.

Leiter: Unsere Zeit ist überschritten. Es bestehen keine Fragen mehr. Ich schließe das Rundgespräch und danke Ihnen allen für Ihre Aufmerksamkeit.

Bericht der 7. Tagung der Deutschen Gesellschaft für Plastische und Wiederherstellungschirurgie

2. Teil

Der Wundverschluß in der Plastischen Chirurgie

Sonnabend, 20. April 1968

Verhandlungsleiter: K. Schuchardt

Besonderheiten der Nahttechnik in der plastischen und wiederherstellenden Chirurgie

Von R. von Ondarza

Betrachten wir heutzutage unsere bis in viele Feinheiten ausgebaute Naht- und Knotentechnik, so bedenken wir kaum, daß wir darin nur eine Vervollkommnung uralter, längst bekannter chirurgischer Eingriffe erblicken müssen und daß die Anfänge und die ersten Versuche solcher Wundnähte bis ins Altertum zurückreichen.

Bereits die alten Inder benutzten zur Darmnaht hauptsächlich die Ameisennaht. An die sorgfältig adaptierten Darmwundränder wurden große Ameisen oder Käfer gesetzt, so daß sie sich festbeißen konnten. Alsdann wurden die Leiber von den Köpfen getrennt, und die Biß- und Kneifwerkzeuge hielten die Darmwunden zusammen.

Zur Zeit, als man die Asepsis noch nicht kannte, trat selten eine primäre Heilung der genähten Wunden ein, wie schon Hippokrates erwähnte. Daher bekam die Nahtchirurgie im Anfang viele Widersacher. Erst durch Einführung der Antisepsis durch Lister in der zweiten Hälfte des 19. Jahrhunderts und der sich daraus ergebenden Asepsis wurde das keimfreie Operieren möglich, besonders aber auch die Knoten- und Nahttechnik zu brauchbaren und zuverlässigen Methoden ausgebaut.

In der plastischen und wiederherstellenden Chirurgie spielen neben der Indikation und der Diagnosenstellung, der richtigen Vor- und Nachbehandlung und der Sterilität, die Technik und besonders die Naht- und Knotentechnik eine bedeutende Rolle. Es kommt nicht darauf an, daß man eine Wunde nahttechnisch richtig versorgen kann, man muß auch an die Sicherheit der Nähte und Knoten denken, genau wie an ein gewebsschonendes Operieren und an eine gewisse Schnelligkeit. Bekanntlich wachsen mit der Länge der Operationszeit auch die Infektionsquellen. Dieses ist für alle Disziplinen, die sich mit der plastischen und wiederherstellenden Chirurgie befassen, die gleiche Forderung, gleichgültig ob es sich um Augenärzte, Orthopäden, Kieferchirurgen, Urologen, Hals-Nasen-Ohrenärzte oder Vollchirurgen handelt. In der Fingerfertigkeit und Gewandheit beim Operieren muß der Operateur zum Künstler werden. Seine Arbeit bleibt vielfach, wie das Wort sagt, eine Handarbeit, die aber zur Kunsthandarbeit werden sollte. Um diese Vollendung zu erreichen, muß man üben und immer wieder üben. Eine gewisse Anlage zum Operieren sollte jeder besitzen, der sich mit diesem schwierigen Fach befaßt. Das Operierenkönnen ist ein großes Geschenk, das zur Bescheidenheit verpflichtet, wenn ein gütiges Schicksal es einem verliehen hat.

Für alle Operationen in der plastischen Chirurgie ist selbstverständlich unbedingte Asepsis höchste Voraussetzung. Es ist klar, daß diese Operationen nur in einem Operationssaal gemacht werden können, wo niemals septische Eingriffe ausgeführt werden und alle sonstigen, sehr scharfen Bestimmungen für die Asepsis Geltung haben. Sicherheit und Gewebsschonung müssen im Vordergrund stehen, denn es ist etwas anderes, ob man eine wiederherstellende oder lebensnotwendige, dringliche Operation ausführt.

BÜRKLE DE LA CAMP teilte als Präsident auf der 72. Tagung der „Deutschen Gesellschaft für Chirurgie" hier in München am 13. 4. 1955 in seiner Eröffnungsansprache mit, daß die plastische und Wiederherstellungschirurgie zwar von den meisten Chirurgen geübt werde, nicht immer aber seien es chirurgisch wirklich vollkommen ausgebildete Operateure, die sich in plastischen und besonders in ästhetischen und kosmetischen Operationen betätigen. Deshalb forderte er mit Recht, daß jeder Arzt, der die operative Chirurgie ausübt, eine gründliche chirurgische Ausbildung durchmachen muß, denn auch die Eingriffe in der plastischen und Wiederherstellungschirurgie sowie in der ästhetischen Chirurgie sind verantwortungsvoll und bergen Gefahren in sich. Eine exakte Technik sowie eine sichere und geübte Hand sind also Voraussetzung.

Bei den meisten Operationen in der plastischen Chirurgie wird heute die atraumatische Technik verwandt. Hierunter versteht man eine Operationstechnik, bei welcher alle Gewebe möglichst wenig traumatisiert werden, um so eine schnelle und glatte Wundheilung zu erzielen. Bei der Wundheilung muß man eine gewisse Disposition des einzelnen Menschen und der einzelnen Gewebe anerkennen. Bei vielen Patienten wissen wir nicht, weshalb eine Wunde schlecht heilt, warum ein Narbenkeloid trotz vorsichtiger Behandlung entsteht, vor allem auch nicht, warum es bei zu gleicher Zeit ausgeführten Operationen an verschiedenen Körpergegenden zu verschiedenen Wundheilungsergebnissen kommt. Deshalb ist bei jedem noch so kleinen Eingriff das gewebsschonende Operieren ganz besonders zu berücksichtigen. Noch so gute Nahtinstrumente machen noch keine gute Naht aus. Es kommt auf den Operateur selbst an, der sich in das menschliche Gewebe hineinfühlen muß.

Um ästhetisch schöne Narben zu erreichen, sollte man das Skalpell nur einmal benutzen und stets feinste Pinzetten, feine und feinste Häkchen, Pèan-Klemmen und runde oder scharfe atraumatische Nadeln verwenden. Wenige Ligaturen, oder besser keine Ligaturen, sind ebenfalls ratsam. Wenn ligiert werden muß, dann mit feinster Seide oder mit feinstem Catgut. Eine exakte Blutstillung ist aber bei allen plastischen Operationen von größter Bedeutung. Oft genügt schon das Abklemmen der blutenden Gefäße oder eine Kompression der blutenden Stelle während der Operation, um eine Blutstillung zu erreichen. Die Blutstillung ist auch elektrochirurgisch mit dem Radiotom unter Verwendung feiner und feinster Instrumente durch Koagulation möglich. Auch eine warme Kochsalzkompresse, die auf die blutende Stelle aufgelegt wird, kann eine mittelschwere Blutung oft stillen. Auch an das alte Mittel: eine blutgetränkte Stelle eines Tupfers, an dem das Blut schon geronnen ist, kurz auf die blutende Stelle auflegen und dann sorgfältig abziehen, sollte gedacht werden. Tote Räume müssen vermieden werden.

Verschiedene feine und feinste Nadelhalter stehen heute zur Verfügung. Es wird dem Operateur überlassen bleiben, mit welchen Instrumenten er am liebsten arbeitet, denn dieses ist eine Gewohnheitssache. Je leichter der Nadelhalter in der Hand des Operateurs liegt, je leichter wird er auch damit arbeiten können. Ein Nadelhalter sollte z. B. für feine Operationen im Gesicht nicht mehr als 20 g wiegen.

Die Schaffung der öhrlosen atraumatischen Nadeln hat in der Nahttechnik einen grundlegenden Wandel geschaffen. Bei ihr ist der Faden innerhalb des Nadelendes montiert und erscheint als direkte Verlängerung der Nadel, er kommt also nicht mehr wie bisher in doppelter Lage aus dem Öhr heraus. Dieses wurde erreicht, indem man das der Nadelspitze entgegengesetzte Ende hohl ausbildete und den zu montierenden Faden in die entstandene Nadelhöhlung hineinbrachte. Bei etwas stärkeren Fäden wird der hohle Schaft der Nadel aufgeschlitzt und die beiden entstehenden Backen um den Faden sauber und glatt angedrückt, um den Faden zu fixieren. Bei der Verwendung dieser Nadeln ist die Gewähr gegeben, so wenig wie möglich Gewebe zu zerstören. Sie bedeuten einen wirklichen, erheblichen Fortschritt zur Vervollkommnung der Nahttechnik in ästhetischer Sicht.

Als Nahtmaterial verwenden wir feinstes Catgut und feinste Seide, für besonders feine Eingriffe meist Mersilene 5×0 bzw. 6×0 sowie Nylon monofil grün 5×0. Wir sind zu der Überzeugung gekommen, daß die Schönheit einer Narbe nicht so sehr von der Qualität des Nahtmaterials als von der Genauigkeit der Nahtausführung und der Asepsis abhängt. Gute Schnittführung und gute Naht sind eine Vorbedingung schöner Narben. Dazu ist eine exakte Adaption der Wundränder ohne Quetschen der Hautränder mit Pinzetten und exaktes Einstechen der Nadel notwendig. Sehr feine und scharfe Nadeln sollten verwandt werden. Auf Klammern soll man auf jedem Fall verzichten. Die Einstichpunkte sollen so nahe wie möglich an den Hauträndern liegen. Um die Ästhetik der Nähte und Narben haben sich viele namhafte Plastiker bemüht. Die Vorbedingung einer schönen Narbe ist jedoch die vollkommene Symmetrie der Stichpunkte.

Im Laufe der Zeit hat sich eine ganze Reihe verschiedener Nahtarten entwickelt. Gewisse Griffe bei der Ausführung plastischer Operationen und beim Nähen der Gewebe sind zwar von großer praktischer Bedeutung, sie müssen jedoch gesehen und geübt werden. Ich will nun auf die häufigsten Nahtarten eingehen:

Die *Knopfnaht* trägt ihren Namen daher, daß jede Naht einzeln geknüpft wird. Sie hat den großen Vorteil, daß beim Nachlassen oder Aufgehen einer Naht nicht die gesamte Nahtlinie gefährdet ist. Man kann sogar bei einer Infektion eine Naht herausnehmen und die anderen Nähte liegen lassen. Sehr zweckmäßig ist es, bei einer gradlinig verlaufenden Wunde in die Ecken der Wunde je einen einzinkigen Haken einzusetzen, um die Wundlefzen leicht in die Höhe und anzuziehen. Die Wundränder liegen dann gewöhnlich von selbst aneinander.

Unsere Aufgabe ist es, die Wunden in möglichst kurzer Zeit von der Außenwelt abzuschließen. Ihr kommt man am besten nahe, wenn man die erste Naht nicht an den Wundenden, sondern in der Mitte der Wunde und die zweite und dritte Naht wieder in der Mitte der durch die erste Naht bedingten Hälfte anlegt. Sollte zwischen den einzelnen Nähten, die je nach Bedarf eng oder weit angelegt werden, daß Aneinanderliegen der Wandungen noch nicht vollkommen sein, so können oberflächliche Nähte den Wundverschluß vervollkommnen. Bei den Stellen der Haut, an denen eine besondere Hautzeichnung vorhanden ist, muß Sorge getragen werden, daß die entsprechenden Hautpartien wieder richtig vereinigt werden.

Die *fortlaufende Naht*, wegen ihres Gebrauchs in der Kürschnerei auch Kürschner-Naht genannt, bietet uns nicht dieselbe Sicherheit und das gute Aneinanderliegen der Wundränder wie die Knopfnähte. Sie ist allerdings schneller anzulegen. Vielfach werden fortlaufende und Knopfnähte zusammen angewandt. Die fortlaufende Naht kann als einfache Naht oder als durchschlungene, fortlaufende Naht angelegt werden. Auch hier können wieder weitergreifende und kürzere Nähte abwechseln.

Die *U- oder Vierstichnaht* ist besonders von Lexer empfohlen worden. Sticht man senkrecht zu den Wundrändern ein und zieht zu, so werden die Wundränder nach außen gewandt und garantieren ein gutes Aneinanderliegen. Sticht man jedoch parallel zu den Wundrändern ein, so krempeln sich die Wundränder nach innen um. Diese Naht kommt für die Haut natürlich nicht in Frage, man kann sie aber bei Darmnähten gut verwenden.

Die *sog. Matratzennaht* setzt sich aus fortlaufenden, senkrecht angelegten U-Nähten zusammen; auch sie garantiert eine gute Adaption.

Die *Schneider- oder Hexennaht* kommt als Verschlußnaht für die Haut nicht in Frage. Bei ihr wird von der Innenseite der Wundränder her nach außen gestochen, so daß die Außenfläche nach innen eingekrempelt werden. Diese Naht, die auch den Namen Schmieden-Naht trägt, wird häuptsächlich in der Darmchirurgie verwandt.

Es läßt sich leider sowohl bei der Knopf- als auch bei der fortlaufenden Naht, auch bei richtiger Technik, nicht ganz vermeiden, daß an der Ein- und Ausstichstelle der Nadel und an der Spitze, an der der Faden der Haut aufliegt, gelegentlich häßliche Narben entstehen. Vermeiden kann man dieses durch die zuerst von CHASSAIGNAC und später von HALSTED empfohlene *Intracutannaht*. Es wird dicht unterhalb der Haut mit einer chirurgischen Nadel und feinem Catgut wechselseitig eingestochen, nachdem der Faden am Ende fixiert ist. Beim Anziehen des Fadens legen sich die Wundränder gut aneinander. Wenn man bei der *Intracutannaht* parallel zu den Wundrändern einsticht, bekommt man eine flache Naht, sticht man jedoch senkrecht zu den Wundrändern ein, so wird die Haut etwas aufgestellt. Da die subcutanverlagerten Catgutfäden nicht immer ganz reaktionslos einheilen, wird die Naht am besten nach dem Vorschlag von GANZER mit feinstem Draht angelegt und nach einigen Tagen einfach durch Zug entfernt.

Die von DONATI empfohlene *Rückstichnaht* wird in der plastischen Chirurgie heute viel und gern angewandt. Ihr unbestreitbarer Vorteil liegt in der Tatsache, daß die Wundränder nicht durch die Adaptation des Assistenten mit der Pinzette gequetscht werden. Man sticht mit feiner Nadel in kleinem Abstand beiderseits durch die Haut und ganz dicht am Wundrand entgegengesetzt zurück. Der Knoten wird dann umzugezogen und die Wunde steht auf. ALLGÖWER verbesserte diese Methode dadurch, daß er nur an einer Seite durch die Haut geht und an der gegenüberliegenden Seite einmal durch das Fettgewebe und einmal durch das subcutane Gewebe sticht.

Bei winklig gebogenen und sonst nicht gradlinig verlaufenden Wunden sei an die *Zipfelnaht* nach LEGAR und nach RITSCHEL erinnert. Bei diesen Nähten wird die Wunde durch Situationsnähte in mehrere gradlinige Teile zerlegt.

Außer den hier empfohlenen Hautnähten gibt es noch eine ganze Anzahl anderer. Sie werden aber stets auf eine hier angeführte Methode zurückzuführen sein. Welche Naht man wählt und wie man sie anlegt, kann nicht grundsätzlich, sondern nur von Fall zu Fall entschieden werden. Die Wahl einer Naht wird abhängig sein müssen von der Lokalisation, den Spannungsverhältnissen, der Art der Wunde selbst und ihren Komplikationen. Nicht selten kann eine besondere Gewebsspannung die Vereinigung der Wundränder durch die Naht allein sehr erschweren. Die Spannung kann hervorgerufen werden bei nicht genügend tiefer Narkose, aber auch bei Mangel an Gewebe. Hier wird man bis zu einem gewissen Grade durch Unterminierung der Wundränder die Spannung beseitigen können. Das Ablösen muß stumpf geschehen. Es wird mit einer geschlossenen Schere, die unter die Haut geführt wird, durchgeführt. Die Branchen werden dann vorsichtig geöffnet, um die unterminierte Haut mit ihren sie versorgenden Nerven und Gefäßen in Zusammenhang zu lassen. Der Zug verteilt sich nun auf das gesamte unterminierte Gewebe und wird entsprechend geringer. Manchmal tragen auch die Entspannungsnähte, die 2 bis 3 cm von den Wundrändern entfernt, vielleicht sogar als *U*- oder *Matratzennähte* angelegt werden, nicht unwesentlich zur Entspannung bei. Ist die Spannung nicht durch die Haut, sondern durch tiefere Schichten bedingt, so genügt die Entspannung der Haut allein nicht.

Bier gibt hierfür tiefgreifende Drahtnähte an, deren Enden über eine Gazerolle zusammengedreht werden. Die beste Entspannungsmöglichkeit bietet uns die 1875 zuerst von Lister angegebene und dann von A. Menzel verbesserte *Bleiplattennaht*. Aus Bleiblech von etwa 0,75 bis 1,25 mm Dicke werden runde oder viereckige mit Eckzähnen versehene Scheiben herausgeschnitten. Die Platten sind in der Mitte zur Durchführung eines Drahtes durchbohrt. Der Draht wird durch die zentrale Öffnung der Bleiplatte hindurchgesteckt und entweder durch Herumwickeln um die Zähne oder durch Breitdrücken einer durchgebohrten, auf den Draht geschobenen Bleikugel befestigt. Am anderen Ende wird der so bereits an einem Ende mit der Bleiplatte armierte Draht in eine große Nadel gefädelt. Besser als mit der Nadel wird der Draht unter Verwendung eines Drahtführers, der lanzettenförmig zugeschnitten und durchbohrt ist, durch die Haut gelegt. Der Drahtführer wird durch beide Seiten an der Stelle, an der später der Draht liegen soll, hindurchgeführt, dann mit dem Draht versehen und durchgezogen. Nachdem der Draht durch die beiden Wundränder durchgeführt worden ist, wird das freie Drahtende nun ebenfalls mit einer Bleiplatte versehen. Diese wird dann so dicht unter Anziehen des Drahtes an die Haut herangeschoben, wie man die Entspannung haben will, und dann ebenfalls durch Umwickeln oder durch Bleikugeln befestigt. Nachdem mehrere solcher Bleiplatten gelegt und zugezogen worden sind, wird es leicht sein, die vorher gelegten tiefen Nähte ohne Spannung zu knoten und außerdem Hautnähte ohne Spannung anlegen zu können. Die *Bleiplattennähte* entspannen also die ganze Haut und schaffen günstigere Heilungsbedingungen.

Die Haut der anliegenden Bleiplatten wird mit Gaze unterpolstert, ihre Ecken oder Kanten hautabwärts gebogen, um keine Druckschäden hervorzurufen. Je nach Spannung der Naht bleiben die *Bleiplattennähte* 10 bis 21 Tage liegen. Die Reaktion des Wundkanals um den Draht herum ist im allgemeinen gering.

Wenn die äußeren Umstände es gestatten, wird man jede Hautlücke sofort decken. Gelingt es aber durch Ablösen der Haut allein und Unterminieren nicht, die Ränder zu mobilisieren, so daß eine direkte Hautvereinigung durchgeführt werden kann, so wird die Anlage von Entspannungsschnitten vielfach noch die primäre Vereinigung ermöglichen. Natürlich sollen derartige Entspannungsschnitte möglichst unkompliziert sein. Sie dürfen auf keinen Fall die Ernährung der Haut gefährden. Auch das

Vernähen der Entspannungsschnitte in Längs- und Querrichtung muß bei der Deckung von Lücken beobachtet werden. Sie sehen aus den Dias derartige Beispiele, wo durch Quervernähen der Wundränder an Länge und durch die Längsvernähung an Breite Material gewonnen wird. Sollte sich dabei die Haut an den Ecken oder Winkeln aufstauen oder über das Niveau emporragen oder eingezogen werden, so sind kleine Entspannungsschnitte oder Excisionen zum Ausgleich der aufgestauten oder eingezogenen Haut selbstverständlich erlaubt.

Genau so wichtig wie die exakte Nahttechnik ist aber die perfekte Gewandtheit und Geschwindigkeit beim korrekten Setzen von Knoten. Sie stellt eine Kunst dar, die allein durch die Praxis erlernt werden kann. Der erfolgreiche Gebrauch eines jeden Nahtmaterials hängt auch von brauchbaren Knoten ab.

Der Vollständigkeit halber möchte ich noch die *Steri-Striptechnik* erwähnen, die nachher noch gesondert von Herrn MILLESI besprochen wird. Bei ihrer Anwendung wird ein großer Teil der Hautnähte eingespart. Sie ist daher für die plastische Chirurgie von Interesse, da die Narbe ein ästhetisch günstigeres Resultat ergibt.

Wenn ich Ihnen mit diesen Darlegungen hauptsächlich ein Gebiet aus der allgemeinen Chirurgie vorgetragen habe, so geschah dieses absichtlich aus der Überlegung heraus, daß eine vollendete Technik für das Gelingen jeder einzelnen Operation auf dem Gebiete der plastischen und wiederherstellenden Chirurgie notwendig ist, ganz gleichgültig um welche Disziplin es sich handelt. Jeder Plastiker wird bei den Operationen, die er vornehmlich zu seinem Lieblingsgebiet auserkoren hat, besondere Tricks und besondere Handhabungen anwenden, die aus seiner persönlichen Erfahrung entstanden sind.

Die Schönheit ist ein seltenes Naturgeschenk. Die Sehnsucht nach ihr ist weit verbreitet und auch verständlich. Die Resultate der Plastiker erfüllen eine humane und eine soziale Aufgabe. Sie lassen sich nie mit Bestimmtheit voraussagen. Gelegentlich waren wir mit dem Resultat der plastischen Operationen nicht zufrieden, die Patienten aber waren begeistert und sehr dankbar. Andererseits glaubt man oft, die plastische Operation sei objektiv sehr gelungen, die Patienten dagegen sind mit dem Erfolg nicht zufrieden. Die eigene Gewissensruhe kann man dabei nur bewahren, wenn man moralisch und materiell von den Patienten vollig unabhängig ist.

Wir glauben, daß der Segen der plastischen Chirurgie nicht nur einigen Privilegierten und reichen Menschen zugängig gemacht werden soll, sondern daß Menschen aus allen Schichten das Recht auf Gesundheit und Schönheit zuerkannt werden soll. In diesem Sinne ist unsere Arbeit in der plastischen und in der wiederherstellenden Chirurgie zu sehen.

Summary

Technic of stitches and knots using atraumatic needles is described. Very delicate instruments contribute to get aesthetic and beautiful scars. The different possibilities of getting a fine scar are discussed. It is pointed to the complete technic for the success of each operation concerning all lines of the plastic and reconstructive surgery.

Literatur

Bürkle de la Camp, H.: 72. Tagg. dtsch. Ges. Chirurgie. Eröffnungsansprache 1955.

Gohrbandt, E.: Nahtchirurgie. Die Chirurgie. Bd. 1, 1926.

— Allgemeine Operationslehre Bier-Braun-Kümmel, Bd. 1, Kap. 1, 1952.

—, J. Gabka und A. Berndorfer: Handbuch der Plastischen Chirurgie, Bd. 1, de Gruyter, Berlin 1965.

Maurer, G., u. U. Schmidt-Tintemann: Med. Klin. **13** (1961).

Muxfeldt, H.: Die Prüfung und Normierung von chirurgischem Nahtmaterial. Dtsch. Apoth.-Ztg **103**, 1256 (1963).

Nockemann, P. F.: Die chirurgische Naht. Stuttgart: Thieme 1968.

von Ondarza, R.: Aesthet. Med. **10**, 10 (1961).

Sercer, A., und K. Mündnich: Plastische Operationen an der Nase und an der Ohrmuschel. Georg Thieme Verlag, Stuttgart 1962.

Dozent Dr. R. von Ondarza
Kreiskrankenhaus Stormarn
2060 Bad Oldesloe

Über den Einfluß von Nahtmaterial und Nahttechnik auf die Narbenbildung

Von **H. Höhler**

Manuskript nicht eingeganqen

Experimentelle Untersuchungen zur Frage des Wundverschlusses durch Kleben

Von **A. Berger** und **H. Millesi***

Der Wundverschluß durch die klassische chirurgische Naht führt nicht immer zu befriedigenden kosmetischen Ergebnissen. Abgesehen von allgemeinen und örtlichen Faktoren, welche die Narbenbildung beeinflussen können, entstehen durch die Nahttechnik selbst im Bereich der Mündung der Stichkanäle Gewebsschäden, die häufig für immer sichtbar bleiben. Dementsprechend wurden ständig Verbesserungsvorschläge gemacht, und zwar sowohl in bezug auf die Operationstechnik als auch im Hinblick auf das verwendete Nahtmaterial. Gillman u. Penn (1955) erkannten die Bedeutung der frühzeitigen Reaktion des Epithelgewebes im Rahmen der Wundheilung. Sie konnten zeigen, daß es nach Durchführung einer chirurgischen Naht relativ rasch zur Epithelisierung der Stichkanäle kommt, die erst allmählich wieder rückgängig gemacht werden muß. Diese Autoren beschrieben auch die Schädigungen, die an den epithelialen Anhangsgebilden in der Lederhaut durch die chirurgische Naht entstehen. Seit dieser grundlegenden Arbeit mehren sich die Stimmen, die die Ablösung der chirurgischen Nahttechnik durch eine grundsätzliche andere Methode fordern. Zwei verschiedenartige Methoden des nahtlosen Wundverschlusses sind derzeit im Gebrauch.

A) Wundverschluß durch Klebestreifen (Steri-strips)

Über günstige Erfahrungen mit dem nahtlosen Verschluß von Hautwunden durch Verwendung von Klebestreifen berichteten Gillman u. Penn (1955), Golden (1960), Golden u. Mitarb. (1962), Endler (1964), Rothnie u. Tayler (1963). Gabka konnte 1967 ein großes, mit dieser Methode behandeltes Krankengut vorstellen. Da die Adaptation der Hautränder bei Verwendung von Steri-strips zum Wundverschluß Schwierigkeiten bereitet, verwendete Gabka zusätzlich eine intracutane Catgutnaht. Trotzdem konnte er nach Wunden im Gesicht nur bei 29,33%, nach Wunden am Stamm bei 36% ein sehr gutes Ergebnis erzielen. Er zog dementsprechend die Kombination von Nähten und Klebestreifen vor. Die völlige Vermeidung von Stichkanälen war also nicht möglich. Ferner beobachtete Gabka häufig das Auftreten einer serösen Sekretion unter den

* Vortragender: H. Millesi

Klebestreifen. Im eigenen Krankengut führte die Verwendung von Klebestreifen zum Verschluß von Hautwunden zu keiner wesentlichen Verbesserung des kosmetischen Ergebnisses. Eine solche Verbesserung dürfte nur dort augenscheinlich sein, wo vorher eine relative grobe Nahttechnik in Verwendung war.

B. Wundverschluß durch Kunststoffkleber

Mit der Entdeckung der Kunststoffkleber auf Acrylatbasis eröffnete sich eine neue Möglichkeit. Durch Aufbringen des flüssigen Klebstoffes auf die Wundränder und Adaptation durch leichten Druck kommt es innerhalb weniger Sekunden zu einer belastungsfähigen Verklebung (HEISS, GUTHY u. BECKER, 1964). Während HEISS u. Mitarb. über ausgezeichnete Ergebnisse des Wundverschlusses durch Kleben auch hinsichtlich der Zugfestigkeit berichteten (1964, 1967), beobachteten NASSIF (1965), GABKA (1967) und LOEFFLER (1967) bei Anwendung dieser Methode einen relativ hohen Prozentsatz von Wunddehiszenzen. Diese unterschiedlichen Ergebnisse wurden am Symposium über Klebstoffe in der Chirurgie, das 1967 in Wien abgehalten wurde, diskutiert. HEISS führte als Erklärung für die unterschiedlichen Ergebnisse die toxische Wirkung des Klebstoffes an, der zwischen die Wundflächen eingebracht, als Wundheilungshindernis wirken kann. Der Klebstoff darf daher erst nach Adaptation der Wundränder oberflächlich mit Hilfe eines Pinsels aufgebracht werden.

Man kann die Vor- und Nachteile der in Rede stehenden Methoden wie folgt zusammen:

Die *chirurgische Naht* ermöglicht eine exakte Adaptation der Wundränder und hält die Wunde während der ersten postoperativen Tage fest zusammen. Durch die Manipulation beim Nähen und das Einführen der Naht selbst entsteht ein Gewebsschaden, der durch atraumatische Operationstechnik stark verringert werden kann. Lockeres Knüpfen und die Verwendung eines nicht quellenden Nahtmaterials tragen zur Herabsetzung der Schädigung des Gewebes in der Nachbarschaft der Naht durch Druck bei. Als Nachteil ist vorwiegend die epitheliale Reaktion entlang der Stichkanäle anzuführen, die durch frühzeitige Entfernung der Nähte vermeidbar wäre. Dies ist aber nur bei völlig spannungslosen Wunden ohne Risiko möglich.

Die Verwendung von *Klebestreifen* (Steri-strip) erlaubt eine wesentlich weniger exakte Adaptation. Es sind daher vor allem bei kompliziert verlaufenden Wunden, wie nach Lappenrotation u. dgl., zahlreiche Situationsnähte notwendig, so daß auch bei dieser Methode Stichkanäle nicht vermieden werden können. Es kommt nicht selten zu einer serösen Sekretion unter den Klebestreifen, welche das Resultat beeinträchtigt. Auch die Adaptation durch intracutane Catgutnaht (GABKA) bedeutet eine Läsion der epithelialen Anhangsgebilde in der Lederhaut.

Bei Gebrauch von *Kunststoffklebern* wird die Entstehung von Stichkanälen vermieden. Die Wunde weist in den ersten postoperativen Tagen eine hohe, durch den Klebstoffilm bewirkte Zugfestigkeit auf, die allerdings im Laufe von einigen Tagen abnimmt. Während HEISS u. Mitarb. trotzdem gute Ergebnisse erzielten, wurde von anderen Untersuchern in dieser kritischen Periode eine hohe Frequenz von Wunddehiszenzen beobachtet. Kunststoffkleber wirken im Gewebe toxisch und sollen daher mit der Wunde selbst nicht in Berührung kommen. Daraus ergibt sich ein gewisses Gefahrenmoment.

Eigene Untersuchungen

Um zu eigenen Erfahrungen auf diesem Gebiet zu kommen, wurde eine Serie von Tierversuchen durchgeführt. An insgesamt 103 Wistar-Ratten im durchschnittlichen Gewicht von 250 g wurden in Äthernarkose 4 cm lange Hautschnitte bis zur Fascie an identischen Stellen am Rücken angelegt. Bei einem Teil der Tiere wurde die Wunde durch Einzelknopfnähte, bei dem Rest durch Kunststoffkleber (Histoacryl N und L) verschlossen. Die Wundränder wurden sorgfältig adaptiert und der Kunststoffkleber nach den Angaben von HEISS nur auf die Hautoberfläche aufgebracht, so daß ein Kontakt des Kunststoffklebers mit der Wundfläche vermieden wurde.

Bei einer zweiten Versuchsreihe wurde ein Hautstreifen, dessen Breite in stets gleichbleibender Relation zum Umfang des Rumpfes gehalten wurde, excidiert, so daß der Wundverschluß unter einer gewissen Spannung erfolgte. Auch hier wurde die Wunde teils durch chirurgische Naht, teils durch Kunststoffkleber verschlossen.

Der Versuch wurde bei einem Teil der Tiere bis zum 3. und bei einem zweiten Teil bis zum 7. und beim dritten Teil bis zum 14. Tag fortgesetzt. Am jeweiligen Stichtag erfolgte:

1. Die Beurteilung der Narbe hinsichtlich des kosmetischen Ergebnisses.

2. Die Messung der Zugfestigkeit.

3. Die histologische Untersuchung der Narbe.

Die Messung der Zugfestigkeit wurde so vorgenommen, daß in exakt gleichbleibendem Abstand von 1 cm beiderseits der Narbe je drei Michel-Klammern in die Haut eingefügt wurden. Durch die Michel-Klammern wurde an jeder Seite ein Kirschner-Draht gesteckt. Während die eine Seite fixiert wurde, wurde der andere Kirschner-Draht über eine fast reibungslos laufende Rolle mit einem Gefäß verbunden, in welches so lange Flüssigkeit eingefüllt wurde, bis an einer Stelle der Narbe eine Dehiszenz auftrat. Das Gewicht der eingefüllten Flüssigkeit wurde als Maß für die Zugfestigkeit der Wunde gewertet.

1. Makroskopische Beurteilung

Bei *spannungslosem Verschluß* einer Hautwunde durch Naht trat in keinem Fall eine Dehiszenz auf. Dagegen beobachteten wir bei 10% der durch Kunststoffkleber verschlossenen Wunden mehr oder weniger ausgedehnte Dehiszenzen. Innerhalb der zweiten Versuchsreihe, bei der eine Hautwunde *unter Spannung* verschlossen wurde, zeigten nach chirurgischer Naht 12% eine Dehiszenz, während nach Wundverschluß durch Kleben bei 37,5% der Tiere Wunddehiszenzen nachweisbar waren. Wie nicht anders zu erwarten, wiesen die durch Naht verschlossenen Wunden mehr oder weniger deutlich sichtbare Stichkanäle auf, während die durch Klebstoffe verschlossenen Wunden, sofern keine Dehiszenz aufgetreten war, strichförmig aussahen.

2. Histologische Untersuchung

Die Bindegewebsreaktion im Bereich der in Heilung begriffenen Wunde war deutlich von der Spannung abhängig. Bei allen Wunden, die unter Spannung geschlossen worden waren, erfolgte eine verstärkte Bindegewebsproliferation unabhängig von der angewendeten Methode des Wundverschlusses. Innerhalb der beiden Reihen war jedoch die Bindegewebsreaktion nach Wundverschluß durch Kleben deutlich stärker (Abb. 1). Bei fast allen Fällen war im Narbengewebe an einzelnen Stellen Klebstoff nachweisbar, obwohl wir beim Wundverschluß peinlich darauf geachtet hatten, ein Eindringen des Klebstoffes in die Wunde zu vermeiden. Es gelingt dies offenbar trotz aller Bemühungen nicht vollkommen. Dementsprechend fanden sich häufig Fremdkörpergranulome und Fremdkörperriesenzellen.

Bei den durch Naht verschlossenen Wunden fiel dagegen die Reaktion um die Stichkanäle auf. Bei der überwiegenden Mehrzahl der Präparate war an mehr oder weniger ausgedehnten Stellen eine Epithelisierung von Stichkanälen sichtbar.

3. Zugfestigkeit der Wunde

Die Durchschnittswerte der Zugfestigkeit für die einzelnen Versuchsgruppen können der Tabelle entnommen werden. Am 3. postoperativen Tag zeigten genähte Wunden bei liegenden Nähten die ersten Zeichen einer Dehiszenz bei einer Belastung von durchschnittlich 1200 g. Nach Entfernung der Nähte am selben Tag war die Belastbarkeit der in Heilung begriffenen Wunden, die nicht mehr durch Nähte unterstützt wurden, auf durchschnittlich 447 g nach spannungsloser Naht bzw. 312 g nach Naht unter Spannung abgesunken. Bis zum 7. postoperativen Tag stieg die Belastbarkeit des Gewebes nach Entfernung der Nähte auf 791 g bzw. 603 g an.

Nach Wundverschluß durch Kleben betrug die Zugfestigkeit spannungslos verschlossener Incisionswunden am 3. postoperativen Tag im

Durchschnitt 471 g, nach unter Spannung verschlossener Excisionswunde 518 g. Diese Werte liegen über den Zahlen, die wir nach Entfernung der Nähte bei genähten Wunden zur gleichen Zeit gefunden hatten. Es handelt sich allerdings um einen Summenwert, der sich aus der bereits vorhandenen Belastbarkeit des Gewebes der Wunde und der Belastungs-

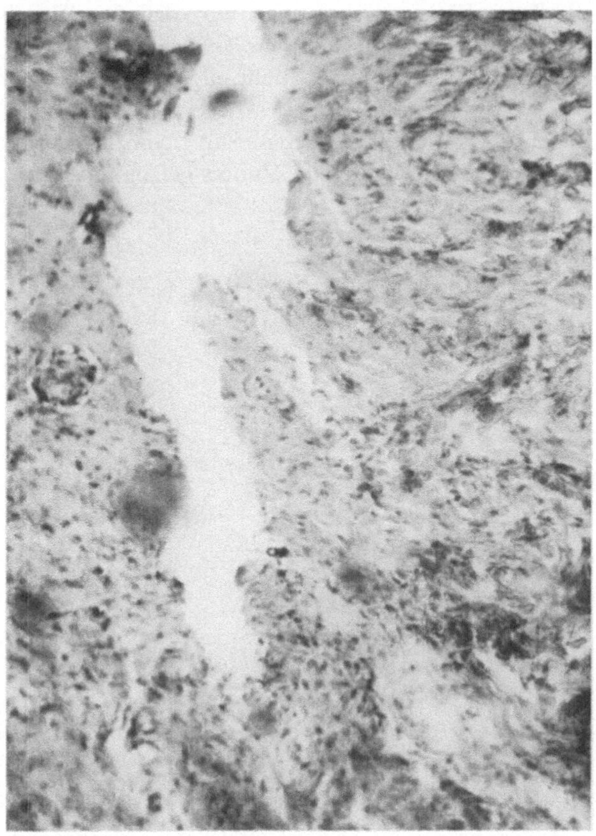

Abb. 1. Fixierung Formalin, Färbung Hämatoxilin-Eosin, Vergr. 1:40. (Wistar-Ratte) Tier Nr. 402. Excision eines Hautstreifens aus der Rückenhaut. Wundverschluß durch Histoacryl N. Am 14. postoperativen Tag ist die Narbe breit, das Narbengewebe noch wenig gereift. An einzelnen Stellen Klebstoff im Gewebe nachweisbar

fähigkeit des Klebefilms zusammensetzt. Am 7. postoperativen Tag war die Zugfestigkeit durch Kleben verschlossener Incisionswunden auf gleichhohe Werte angestiegen wie bei genähten Wunden. Dagegen fiel die Belastungsfähigkeit durch Kleben verschlossener Excisionswunden mit 376 g gegenüber dem Vergleichswert der Naht stark ab und war niedriger wie die Zugfestigkeit der gleichen Versuchsgruppe am 3. postoperativen Tag. Die Periode zwischen 3. und 7. Tag war auch die Zeit, in der die Mehrzahl der Wunddehiszenzen auftraten.

Diskussion

Auf Grund dieser Ergebnisse glauben wir, daß der Wundverschluß durch alleinige Anwendung von Kunststoffklebern, zumindest mit den derzeit verfügbaren Klebstoffen, noch nicht allgemein empfohlen werden kann.

Das Eindringen von Spuren des Klebers läßt sich beim Auftragen nicht vermeiden. Dort, wo Klebstoff in die Wunde gelangte, entwickelte sich

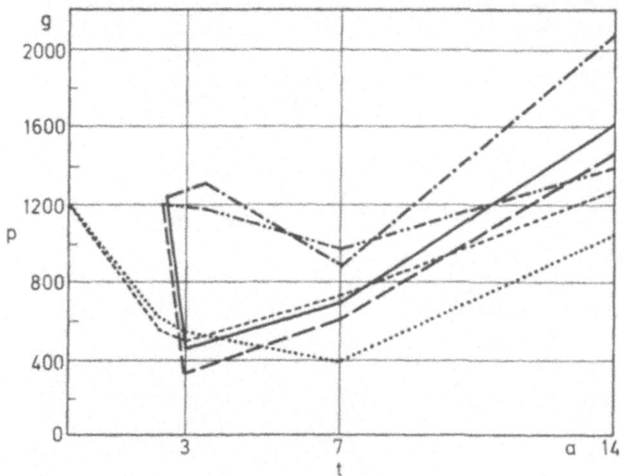

Abb. 2. Vergleich der Zugfestigkeit von Hautnarben bei Wistar-Ratten. Art des Wundverschlusses: ..... Einzelknopfnähte, ohne Spannung; Messung bei liegenden Nähten. .... Einzelknopfnähte, unter Spannung; Messung bei liegenden Nähten. ——— Einzelknopfnähte, ohne Spannung; Nähte entfernt. — — — Einzelknopfnähte, unter Spannung; Nähte entfernt. ------ Kunststoffkleber, ohne Spannung. .... Kunststoffkleber, unter Spannung.-.-.-.-.- Einzelknopfnähte ohne Spannung am 3. Tag entfernt, dann Kunststoffkleber. --...--..-- Einzelknopfnähte unter Spannung am 3. Tag entfernt, dann Kunststoffkleber

eine Fremdkörperreaktion. Die Bindegewebsproliferation ist nach Anwendung von Kunststoffklebern stärker ausgeprägt und dauert länger, was sich besonders bei Wundverschluß unter Spannung auswirkt. Unmittelbar nach Auftragen des Kunststoffklebers besteht ein hoher Widerstand gegen Zugbelastung, der aber innerhalb einiger Tage absinkt. Am 3. postoperativen Tag hält eine durch Kleben verschlossene Wunde der gleichen Belastung stand wie eine genähte Wunde nach Nahtentfernung. Die Zugfestigkeit einer genähten Wunde, gemessen bei liegenden Nähten, weist aber einen ca. dreimal höheren Wert auf. Am 7. postoperativen Tag hat die Zugbelastung nach Naht und Kleben einer Incisionswunde zugenommen. Dagegen zeigten die durch Kleben verschlossenen, unter einer gewissen Spannung stehenden Excisionswunden einen geringeren Widerstand gegen Zugbelastung als am 3. postoperativen Tag, was in der hohen Frequenz der Wunddehiszenzen zum Ausdruck kommt. Das bessere kosmetische Ergebnis nach Verwendung von Kunststoffklebern wiegt das erhöhte Risiko der Dehiszenz nicht auf. Dies um so mehr, als die Nachteile der chirurgischen Naht durch frühzeitige Entfernung der Nähte vermieden werden können. Die Zugfestigkeit der genähten Wunde nach Nahtentfernung am 3. postoperativen Tag weist kaum niedrigere Werte auf als die geklebte Wunde, so daß Kleben und frühzeitiges Entfernen der Nähte nach Wundnaht etwa mit dem gleichen Risiko behaftet sind.

Man kann aber Kunststoffkleber mit Vorteil zur Überbrückung der Gefahr der Wunddehiszenz bei frühzeitiger Nahtentfernung anwenden. Am 3. postoperativen Tag beträgt die Zugfestigkeit einer durch Naht verschlossenen Incisionswunde ungefähr 1200 g. Nach Entfernung der Nähte sinkt die Zugfestigkeit, die jetzt allein vom Gewebe getragen werden muß, auf Werte um 400 g ab. Erst bis zum 7. Tag steigt die Belastungsfähigkeit des Gewebes genügend an, so daß eine gefahrlose Entfernung der Nähte möglich wird. Man muß zu diesem Zeitpunkt allerdings bereits mit der Epithelproliferation entlang der Stichkanäle rechnen, die das kosmetische Ergebnis stört. Wenn man unmittelbar nach der Entfernung der Nähte am 3. Tag Kunststoffkleber auf die Hautoberfläche aufbringt, erzielt man eine Zugfestigkeit von über 1000 g, was der Belastungsfähigkeit der Wunde mit liegenden Nähten entspricht. Die Gefahr der Dehiszenz wird dadurch vermieden. Außerdem ist aber die Wunde bereits so abgedichtet, daß ein Eindringen des Klebstoffes in die Wunde unmöglich geworden ist.

Von diesen Überlegungen ausgehend, wurde bei einer weiteren Versuchsreihe die Anwendung von Naht- und Klebetechnik kombiniert. Die Wunden wurden teils einfach, teils unter Spannung durch Einzelknopfnähte verschlossen. Die Einzelknopfnähte wurden am 3. postoperativen Tag entfernt, und jetzt Kunststoffkleber auf die Hautoberfläche aufgebracht. Auch diese Tiere wurden in der beschriebenen Weise am 3., 7. und 14. Tag untersucht. Bei diesen Versuchstieren waren zwar auch die Stichkanäle sichtbar, die Gewebsreaktionen um die Stichkanäle aber deutlich geringer als bei den anderen Versuchsgruppen mit Wundverschluß durch Naht. In keinem Fall wurde Klebstoff in der Wunde nachgewiesen. Der Klebstoff fand sich vielmehr in einem Schorf an der Hautoberfläche. Die Bindegewebsreaktion im Rahmen der Narbenbildung war bei diesen Tieren am geringsten ausgeprägt. Sie wiesen die zartesten Narben auf. In keinem Fall kam es zu einer Dehiszenz, nur einmal wurde eine Narbendehnung am 14. Tag beobachtet. Auch hinsichtlich der Zugfestigkeit wies diese Versuchsgruppe die besten Ergebnisse auf (Tabelle). Das gefährliche Absinken der Belastungsfähigkeit der Wunde nach Entfernung am 3. Tag ließ sich vermeiden. Auch am 7. postoperativen Tag konnten die so be-

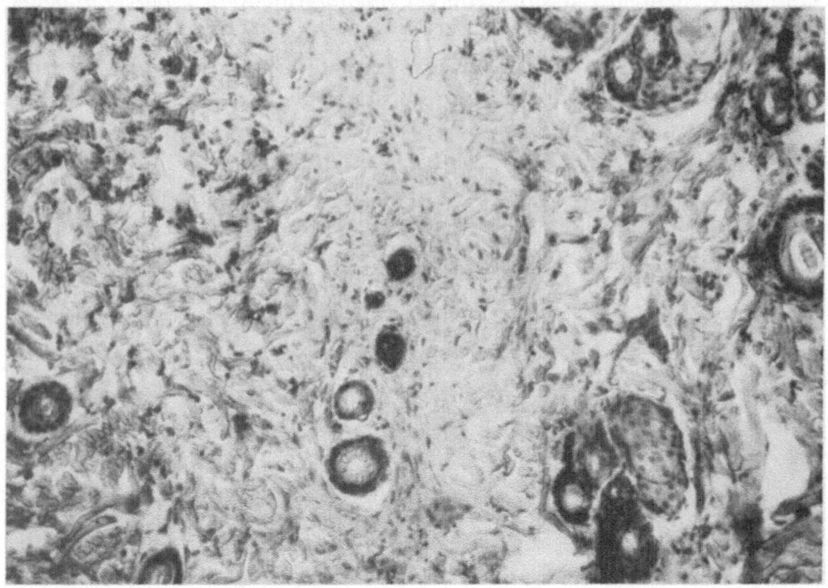

Abb. 3. Fixierung Formalin, Färbung Hämatoxilin-Eosin, Vergr. 1:40. (Wistar-Ratte) Tier Nr. 433. Excision eines Streifens aus der Rückenhaut. Wundverschluß durch atraumatische Einzelknopfnähte. Entfernung der Nähte am 3. postoperativen Tag. Aufbringen von Kunststoffkleber (Histoacryl N) zur Erzielung einer höheren Zugfestigkeit. Am 14. postoperativen Tag hat sich eine gut organisierte, zarte Narbe entwickelt

handelten Incisions- und Excisionswunden stärker belastet werden, bevor eine Wunddehiszenz auftrat. Dieses Verfahren wird seit Monaten auch in der Klinik mit Erfolg verwendet.

Summary

The postoperative appearance and tensile strength of experimental skin wound of Wistar rats after wound closure by surgical sutures and by cyanoacrylate tissue adhesives were compared. After the use of adhesives the frequency of wound ruptures was significantly higher. After closure of an excision wound the tensile strength in the adhesive group was significantly lower on the 7th postoperative day as in the controls. For this reason the clinical use of adhesives seems to be dangerous if the wound edges can not be united completely without tension.

As the disadvantages of skin suturing can be prevented by early removal of the stitches the tissue adhesives can be used successfully to achieve additional tensile strength for the critical days after removal of the stitches on the 3rd postoperative day. This combined method showed the best results in this experimental study and clinical use.

Literatur

ENDLER, F.: Nahtloser Hautverschluß bei orthopädischen Operationen. Ther. d. Gegenw. **7**, 841—851 (1964).

GABKA, J.: Wundnaht und Wundklebung aus morphologischer Sicht. 1967.

GILLMAN, T., and J. PENN: Closure of wounds and incision with adhesive tapes. Lancet **1955 II**, 954.

GOLDEN, TH.: Non-irritating, multipurpose surgical adhesive tape. Amer. J. Surg. **100**, 789 (1960).

— Primary healing of skin wounds and incision with a thredlers suture. Amer. J. Surg. **104**, 603 (1962).

HEISS, W.: Diskussionsbemerkung. Symposium, Klebestoffe in der Chirurgie, 1967. Wien: Verlag der Med.Akademie 1968.

—, E. GUTHY und H. M. BECKER: Experimentelle Untersuchungen zum Ersatz der chirurgischen Naht durch Klebstoff. Zbl. Chir. **89**, 912 (1964).

— — und P. FAUL: Vergleichende Untersuchungen zur Reißfestigkeit geklebter und genähter Wunden. Symposium, Wien 1967. Wien: Verlag der Med. Akademie 1968.

LOEFFLER, K.: Vergleichende Untersuchungen zum Verschluß von Hautwunden bei Hund und Katze mit Methyl-2-Cyanoacrylat oder Naht. Symposium, Wien 1967. Wien: Verlag der Med. Akademie 1968.

NASSIF, A. C.: An adhesive for repair of tissues. J. Surg. Res. **5**, 108 (1965).

ORDMAN, L. J., and T. GILLMAN: Studies in the healing of cutaneous wounds. Arch. Surg. **93**, 857 (1966).

ROTHNIE, N. G.: Nahtloser Wundverschluß von Hautwunden. Triangel (De.) **7**, 157 (1965).

—, and G. W. TAYLOR: Sutureless skin closure; a clinical trial. Brit. med. J. **26**, 1027 (1963).

Privatdozent Dr. H. MILLESI
I. Chirurg. Univ.-Klinik
1090 Wien IX (Österreich), Alserstr. 4

Berücksichtigung der Hautspannungslinien bei der Wundversorgung im Gesichtsbereich

Von U. Hinderer-Meise

Mit der Zunahme an Unfällen, insbesondere an Verkehrsunfällen, hat der plastische Chirurg immer mehr Verletzte an den Spätfolgen derselben im Gesichtsbereich zu behandeln. Manche Nachkorrektur dieser Spätfolgen, die den Patienten sowohl in sozialberuflicher, in wirtschaftlicher als auch in psychischer Hinsicht erheblich belasten und die notwendig sind, um ein gutes funktionelles und ästhetisches Ergebnis zu erzielen, wäre zu vermeiden, wenn der Verletzte primär mit der notwendigen Sorgfalt und unter Berücksichtigung der Gesichtspunkte der plastischen Chirurgie versorgt worden wäre. Selbst heute wird der ästhetische Faktor häufig ungenügend beachtet, während es doch tatsächlich so ist, daß viele Patienten besser eine leichte funktionelle Störung als eine Entstellung ertragen.

Eine der Aufgaben des plastischen Chirurgen ist nicht nur die Behandlung von Spätfolgen nach Verletzungen, sondern auch dazu beizutragen, daß diese gar nicht erst entstehen. Es ist daher häufig besser, die Erstbehandlung über die 6-Std-Grenze hinaus zu verschieben, bis sie an geeigneter Stelle vorgenommen werden kann. Dies ist im Gesichtsbereich möglich, da, unabhängig von einer geeigneten Vorbehandlung, die bessere Gefäßversorgung im Gesicht eine größere Abwehrkraft bedingt und auch die Vitalität der Gewebe erhöht. Aus demselben Grund ist bei der Erstbehandlung auch eine sparsamere Excision möglich. Neben der Notwendigkeit der Einhaltung der allgemeinen Grundregeln der Wundversorgung (Hämostase, Vermeidung von Hohlräumen, entsprechende Frakturbehandlung unter Ausnutzung der visuellen Möglichkeiten der Wunde) haben wir schon vor Jahren darauf hingewiesen [7, 8], daß es bei der Wundversorgung genau so wesentlich ist wie bei der Planung einer Incision oder einer Narbenkorrektur, das künftige Verhalten der Narbe in bezug auf die Art und Lokalisation der Wunde zu berücksichtigen, und daß alle die Faktoren vermieden oder ausgeschaltet werden, die zu einer unerwünschten Narbenbildung und damit zu einer Verunstaltung führen können. Es genügt nicht, die Wundschichten so zu adaptieren, daß die Hautoberfläche während des Eingriffs eben ist, sondern es muß auch vermieden werden, daß diese später durch die Narbenkontraktion uneben und bei indirekter Beleuchtung durch Schattenwirkung verstärkt sichtbar wird oder daß Verziehungen der umliegenden Gewebe eintreten.

Bei der Narbenbildung spielen folgende Faktoren eine Rolle:

1. Die Kontraktion der Narbe, die mit der Länge der Wunde zunimmt und eine Distorsion der umliegenden Gewebe verursacht. Handelt es sich um eine schräg durch die Haut verlaufende Wunde, entsteht durch Narbenschrumpfung eine Vorwölbung der oberhalb der Narbe gelegenen Hautanteile.

2. Die Situation der Wunde in bezug auf die Spannungslinien der Haut. Die Mikrofalten der Hautoberfläche sind nach Ausin [3] durch kollagene Fasern in der oberflächlichen Dermis hervorgerufen, die ein kleines rhomboidales Netz bilden. Die Längsdiagonalen entsprechen den Ausinschen statischen Spannungslinien der Haut oder, wie sie Borges nennt

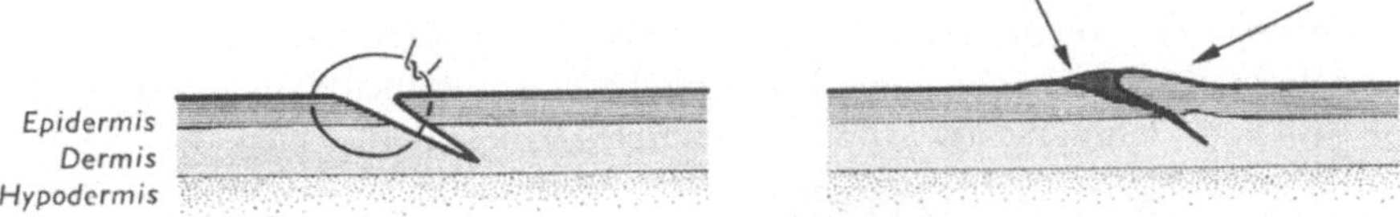

Abb. 1a. Unkorrekte Behandlung einer schräg durch die Hautdicke verlaufenden Schnittwunde: die spätere Narbenkontraktur verursacht eine Vorwölbung der darüber gelegenen Hautschicht, die bei indirekter Beleuchtung durch einen Schatteneffekt stärker sichtbar ist

Abb. 1b. Korrekte Behandlung: Excision, Décollement und Naht

[4, 5], den Spannungslinien der entspannten Haut (relaxed skin-tension lines). Die Richtung dieser Linien kann leicht bei näherem Hinsehen auf die zwischen zwei Fingern zusammengedrückte Hautoberfläche oder evtl. mit Hilfe einer Lupe bestimmt werden. Sie stimmen nicht immer mit den Langerschen Linien überein, da dieser seine Studien an Leichen gemacht hat. Ihre Disposition ist im allgemeinen quer verlaufend zur Kontraktionsrichtung der benachbarten Muskel, wird jedoch ebenfalls durch naheliegende Gelenke und durch die Schwerkraft beeinflußt. Die rhomboidale Anordnung der Mikrofalten ermöglicht ein Bewegungsspiel in einer Richtung ohne Längenveränderung der entgegengesetzten, das von Min-Chyang Ju [11] mit dem einer Ziehharmonika verglichen wurde. Eine Wunde, die quer zu den statischen Hautspannungslinien liegt, unterbricht die Architektur des Fasernetzes der Dermis stärker und verursacht daher eine schlechtere Narbe.

3. Als dritter Faktor spielt die benachbarte Muskelkontraktion eine Rolle, da diese, wie Marino [9] schon andeutete, Mikrotraumata in der

Narbe und dadurch eine proliferative Reaktion des Bindegewebes verursacht. Wenn die Wunde parallel zur Muskelkontraktion verläuft (d. h. im allgemeinen quer zu den Spannungslinien), ist sie größeren Spannungsänderungen ausgesetzt; es leidet ihre Stabilität und die Narbe wird dicker.

Soweit der Allgemeinzustand des Patienten und die in jedem Falle verschiedenen lokalen Verhältnisse dies zulassen, sollten diese Faktoren berücksichtigt werden, wobei folgendes Vorgehen in bezug auf die verschiedenen Typen von Weichteilverletzungen im Gesichtsbereich angezeigt ist:

1. Bei Schürfwunden im Gesichtsbereich, wie sie häufig bei Verkehrsunfällen auftreten, empfiehlt es sich, wenn sie Schmutztätowierungen enthalten — nach einer Reinigung mit Kochsalzlösung und Entfernung größerer Partikel mit dem Messer oder einer Bürste (Fett und Öl werden mit Äther ausgewaschen) —, die Hautoberfläche abzuschleifen, wofür wir seit 1954 den Schreusschen Apparat benutzen. Nach Bestreichen der Wund-

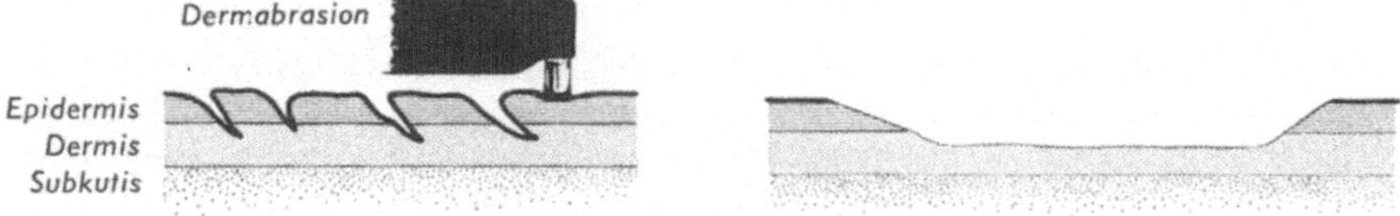

Abb. 2. Behandlung multipler oberflächlicher Schnittwunden mittels Hautschleifverfahrens

fläche mit Merthiolate und Chymarsalbe wird eine einfache Gazeschicht aufgelegt, die mit dem Wundsekret eintrocknet und haften bleibt, bis sie nach etwa 12 bis 14 Tagen abfällt.

2. Bei multiplen, schräg zur Haut verlaufenden oberflächlichen Schnittwunden, wie sie häufig durch Windschutzscheibensplitter (windshield injury) infolge Schrägeinwirkung verursacht werden, empfiehlt es sich, nach Entfernung der Splitter auf eine Naht oder Reposition zu verzichten, da in diesem Falle nach Abheilung die Haut uneben wird. Wir wenden daher ebenfalls das Hautschleifverfahren an.

3. Bei glatten Schnittwunden ist zu berücksichtigen:

a) Wie weit sie von geringer sichtbaren Stellen wie z. B. dem Haaransatz, dem Ohrläppchen oder der Nasolabialfalte entfernt sind. Sollten sie in der Nähe lokalisiert sein, ist es angezeigt, das dazwischengelegene Hautstück zu excidieren und nach entsprechendem Décollement die Wunde an die weniger sichtbare Stelle zu verlegen.

b) In welcher Richtung sie in bezug auf die Hautspannungslinien verlaufen: wenn sie parallel sind, erfolgt Direktnaht, während wir bei schräg zulaufenden Wunden in der Mitte eine Z-Plastik vornehmen, wobei es sich als günstig erwiesen hat, daß der Winkel bei ungefähr 60° liegt und die Schenkel nicht länger als 0,5 cm sind. Verläuft die Wunde senkrecht zu den Spannungslinien, wird eine Verzahnung der Wundränder nach entsprechender Excision vorgenommen, wie sie von Covarrubias (1954) für Narbenkorrekturen beschrieben wurde, womit die spätere Längskontraktur ausgeglichen wird, die Stabilität der Narbe zunimmt und Hautnaht und die der tieferen Schicht nicht übereinanderfallen.

4. Ablederungen in spitzem Winkel, in U- oder Halbkreisform, die ebenfalls häufig durch Windschutzscheibensplitter verursacht werden, neigen zu dicker Narbenbildung sowie zu einer Erhöhung des zentralen

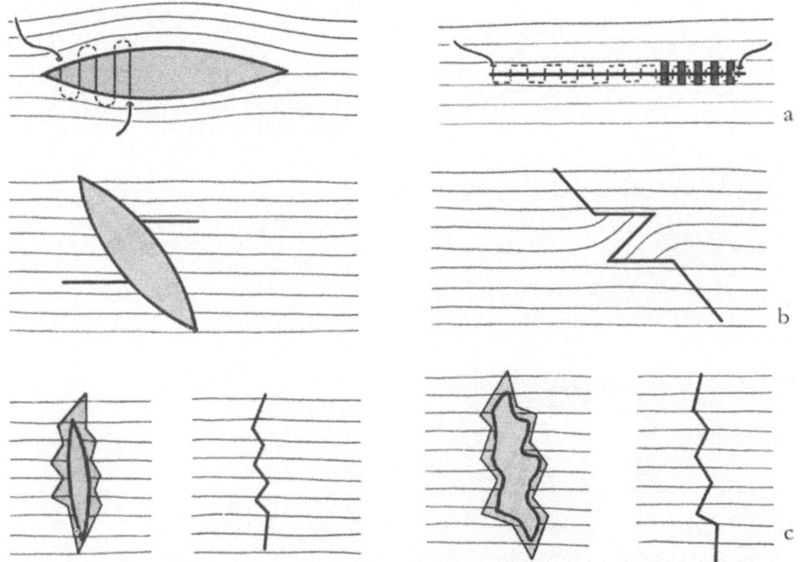

Abb. 3a—c. Behandlung glatter Schnittwunden. a In Richtung der Hautspannungslinien: direkte Naht. b Schräg zu den Hautspannungslinien: Einfügen einer Z-Plastik. c Senkrecht zu den Hautspannungslinien: entsprechende Excision und Verzahnung

Läppchens, d. h. zu dem sog. „trap-door"-Effekt. Neben einer geringeren Durchblutung des Zentralstücks und verringerten Lymphdrainage desselben ist der „trap-door"-Effekt, nach Min-Chyang Ju [11], dadurch verursacht, daß die Spannung zur Mitte hin konvergiert und nach außen divergiert, so daß das Kräftegleichgewicht an den Narbenrändern gestört ist. Hinzu kommt meines Erachtens, daß die Hautspannungslinien in verschiedenen Richtungen durchschnitten werden, was die Stabilität der Narbe noch mehr verringert. In Übereinstimmung mit Ausin sollten diese Wunden, vorausgesetzt daß der Allgemeinzustand und die lokalen Verhältnisse es erlauben, so versorgt werden, als ob es sich um eine „trap-door"-Narbe handelt, und zwar:

a) excidieren wir sie in Richtung der Hautspannungslinien, wenn es sich um kleinere Wunden handelt, und nehmen nach Décollement eine Direktnaht vor, oder

b) kombinieren wir die Excision der in Richtung der Hautspannungslinien gelegenen Wundteile mit einer Verzahnung der senkrecht dazu gelegenen und einer Z-Plastik der schräg hierzu verlaufenden, wenn die Wunde größer ist. Ist das Zentralstück jedoch schlecht durchblutet oder war es nicht möglich, die darunter liegende Schicht ordnungsgemäß zu

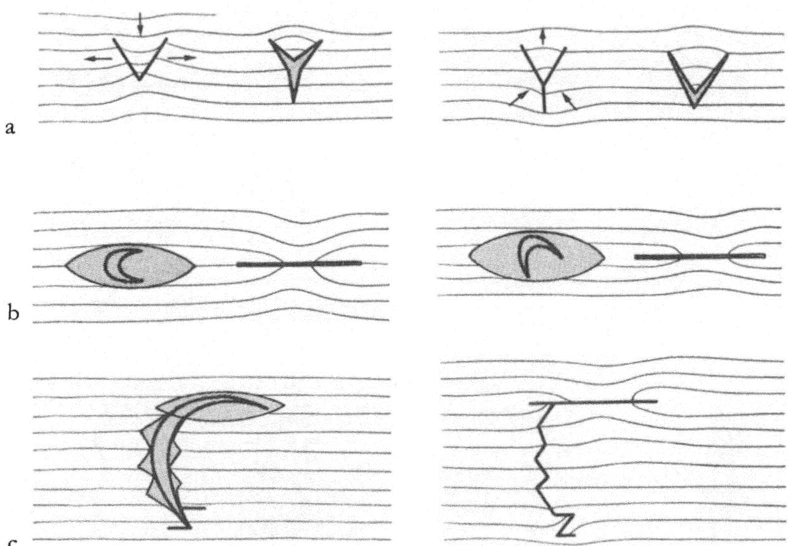

Abb. 4a—c. a Ablederungen in spitzem Winkel: je nach Lokalisation V-Y-Plastik. b „Trap-door"-Wunden kleinen Ausmaßes: Excision in Richtung der Hautspannungslinien und Naht. c Größere „trap-door"-Wunden: Excision der in Richtung der Hautspannungslinien gelegenen Wundteile, Verzahnung der senkrecht dazu gelegenen und Z-Plastik der schräg hierzu verlaufenden Wunde

versorgen, ziehen wir es vor, eine einfache Naht anzulegen und nach etwa 6 Monaten eine Narbenkorrektur vorzunehmen.

5. Bei kleineren Gewebeverlusten wird eine entsprechende Excision unter Berücksichtigung der Hautspannungslinien mit Verschiebung der Nachbarhaut genügen, während es bei größeren notwendig sein wird, auf eine Lappenplastik bzw. auf Hauttransplantate zurückzugreifen, wobei evtl. das abgelöste Hautstück Verwendung finden kann. Abgetrennte Teile der Nase, der Ohren und sogar der Lippe können in manchen Fällen als „composite-graft" angenäht werden; in anderen Fällen haben wir es jedoch vorgezogen, abgelöste Knorpelstücke an geeignete Stellen vorzuverpflanzen, um sie bei einer späteren Rekonstruktion wieder verwenden

zu können. Als Ersatzhaut verwenden wir beim Unterlid meist retroauriculäre Vollhauttransplantate und für das Oberlid Haut des anderen Oberlids, der Vorhaut oder der Innenseite des Oberarms.

Bei voller Ausnutzung der gegebenen Möglichkeiten und vorausschender Berücksichtigung der Faktoren, die bei der Narbenbildung eine Rolle spielen, ist es bei Weichteilverletzungen im Gesichtsbereich häufig möglich, spätere Narbenkorrekturen zu vermeiden und hiermit dem Patienten eine weitere zeitliche, geldliche und psychische Belastung zu ersparen.

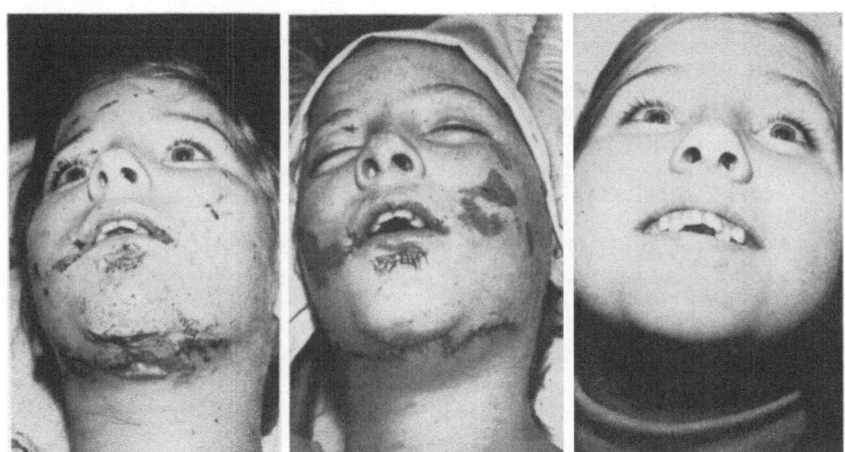

Abb. 5. Tiefe Schnittwunden der unteren Kinnpartie: Verlegen eines Teils der Wunde in die Submentalfalte, Z-Plastik zur Vermeidung eines trap-doors. Z-Plastik an der Oberlippe. Direktnaht der Schnittwunde zwischen Lippe und Kinn. Abschleifen der multiplen, oberflächlichen und schräg in der Haut verlaufenden Schnittwunden an den Wangen und der Stirn

Summary

It is one of the tasks of the plastic surgeon to not only carry out scar corrections after soft tissue injuries in the region of the face but to avoid already during initial care that these become necessary by extensively taking into consideration during planning the future reaction of the scar. In this context, with clean cuts as well as also particularly with „trap-door"-wounds the direction in relation to the tension lines of the skin is a factor. The author describes the approach to treatment of these as well as also of abrasion wounds, of superficial cuts which run transversely to the skin and of tissue losses and he explains it on the basis of examples.

Literatur

1. Ausin, A., y R. Ausin: Estado actual del tratamiento del "trap-door". I Congr. Nac. de Cir. Plast., Madrid 1964.
2. — Tratamiento de las cicatrices lineales en los accidentes de tráfico. I Congr. Nac. de Cir. Plast., Madrid 1964.
3. — Los micropliegues y su transcendencia en cirugîa plástica. 1ª Reun. de Cir. Plast. del Mediterráneo. Valencia 1965.
4. Borges, A. F.: Improvement of anti-tension-lines scar by the "W-plastic" operation. Brit. J. Plast. Surg. **12**, 29 (1959).
5. —, and J. E. Alexander: Relaxed skin-tension-lines, Z-plasties on scars and fusiform excision of lesions. Brit. J. Plast. Surg. **15**, 242 (1962).
6. Castanares, S.: Lesiones causadas por el parabrisas. I Congr. Nac. de Cir. Plast., Madrid 1964.
7. Hinderer, U.: Algunos aspectos de la intervenciôn inicial en traumatizados de cara por accidentes de tráfico. I Congr. Nac. de Cir. Plast., Madrid 1964.
8. — Rev. lat.-amer. Cirug. plást. **10**, 56—66 (1966).
9. Marino, H.: The levelling effect of Z-plasties in lineal scars of the face. Brit. J. Plast. Surg. **12**, 34 (1959).
10. Millard, R. D., Jr.: Emergency treatment of loss of soft tissue of the face. Plastic and Reconstructive Surg. of the face and adnexa. Butterworths 1962.
11. Min-Chyang Ju, D.: Plast. Reconstr. Surg. **7**, 343 (1951).
12. Zaydon, T. J., y J. Barret Brown: Tratamiento precoz de los traumatismos de cara. 1965.

Dr. U. Hinderer-Meise
Madrid-16 (Spanien)
Avda. Generalisimo Franco 90

Die freie Hauttransplantation als Hilfsmittel beim plastisch-chirurgischen Wundverschluß

Von **F. Andina**

Freie Hauttransplantate kommen überall da in Frage, wo durch Substanzverlust der Wundverschluß verunmöglicht ist, sofern die Indikation dazu überhaupt gegeben ist, was nicht immer der Fall ist. Im Gegenteil: Je mehr Erfahrung man sich erwirbt, desto mehr muß man gegen die Tendenz ankämpfen, bei akzidentellen Verletzungen alles und um jeden Preis primär verschließen zu wollen.

Der plastisch-chirurgische Wundverschluß kann außer den akzidentellen Wunden auch Hautdefekte betreffen, die im Rahmen einer plastischen Operation entstehen, etwa durch Verschiebeplastik oder durch Bildung gestielter Lappen, usw. Je nach Sachlage wird ein provisorischer Wundverschluß mittels Thierschlappen in Frage kommen, etwa im Sinne eines „physiologischen Verbandes", oder ein definitiver Wundverschluß durch einen Hautlappen von geeigneter Dicke, der sowohl kosmetisch als auch funktionell einen möglichst vollwertigen Hautersatz darstellt.

Damit ist angedeutet, daß wir je nach Fall die geeignete Lappendicke wählen müssen und hier sind einige prinzipielle Gesichtspunkte in Erinnerung zu rufen:

1. Je dünner ein Lappen, desto leichter die Anheilung, desto schlechter aber das kosmetische und funktionelle Resultat: Er schrumpft, vor allem auf chronisch-entzündlichem Wundgrund.

2. Je dicker der Lappen, desto besser das Resultat in jeder Hinsicht, und zwar deshalb, weil nur der dicke Lappen dank seiner Lederhautschicht die elastischen Elemente enthält, die ihm seine Elastizität verleihen, trotz Narbenschrumpfungsprozessen, die sich im Wundgrunde abspielen mögen.

Was die Lappendicke betrifft, so besteht in der deutschsprachigen Literatur keine Einheitlichkeit. Es mag daher zweckmäßig sein, kurz klarzustellen:

Thiersch forderte bei seiner ersten Veröffentlichung (1874), den Lappen „so dünn als möglich" zu schneiden, weil er richtig erkannte, daß eine dicke Lederhautschicht die Anheilung erschwert. Demnach sind nur die *dünnen* als eigentliche „Thiersch-Lappen" zu bezeichnen. Weiterhin folgt der *mitteldicke* Hautlappen: „medium graft" oder „split graft", zu deutsch „Spaltlappen". Dann sei der „Dreiviertellappen" (so benannt, weil er drei Viertel der Lederhaut umfaßt) und schließlich der „Vollhautlappen" (nach WOLFE-KRAUSE) erwähnt. Für praktische Zwecke genügt es vollauf, diese vier Lappenarten zu unterscheiden.

Wo größere dicke Lappen benötigt werden, ist der *Dreiviertellappen* weitaus der beste: Er besitzt alle Vorteile des Vollhautlappens, ohne seine Nachteile zu haben, da er sich mit dem Dermatom gewinnen läßt, leichter anheilt und zudem eine spontane Regeneration ermöglicht. Die Bezeichnung „Dreiviertel" ist nicht allzu wörtlich zu nehmen, da die Lederhautschicht je nach Körperregion sehr großen Variationen unterliegt. Gemeint ist lediglich ein Hautlappen mit ausgesprochen dicker Coriumschicht, der — und dies ist wesentlich — eine das Unterhautzellgewebe deckende dünne Lederhautschicht am Entnahmeort zurückläßt.

Nach diesen prinzipiellen Bemerkungen soll auf einige der klassischen Situationen eingegangen werden, bei denen die freie Hauttransplantation als wertvolles Hilfsmittel zum plastisch-chirurgischen Wundverschluß herangezogen werden kann, sei es zur provisorischen oder sei es zur definitiven Deckung der Wunde.

Hand- und Fingerverletzungen: Bei traumatischen Amputationen der Fingerkuppen gehen wir, wo immer möglich, konservativ vor: Nach knapper Anfrischung wird provisorisch ein dünner (Thiersch-)Lappen aufgesteppt, der später durch Thenar-, Cross-Fingerplastik, oder durch gestielten Lappen von der Bauchhaut her ersetzt wird. Wegen der Häufigkeit der Stumpfneurome sind wir mit Nachamputationen der Fingerkuppenverletzungen immer zurückhaltender geworden. Daß die Art der Verletzung (cave Straßenverletzungen!), der Beruf des Verletzten u. a. mehr den Behandlungsplan bestimmen, ist selbstverständlich. Enthäutungen ganzer Finger sind häufig und werden am besten zunächst nach der üblichen Reinigung und Wundanfrischung in Vioformgaze eingehüllt. Nach wenigen Tagen läßt sich die Situation bezüglich Infektion überblicken: Besteht Tendenz zur sauberen Granulation, so wird möglichst bald ein mitteldicker freier Hautlappen aufgepflanzt. In zweifelhaften Fällen verwenden wir dünne Thiersch-Lappen als provisorischen Wundverschluß. Wichtig ist die frühzeitige Deckung, da lange währende Granulationen zur Versteifung der Gelenke führen.

Bei vollständiger Skeletierung des Fingers kann seine temporäre Versenkung unter die Subcutis der Bauchhaut nach 8 Tagen zur Bildung eines „Granulationsrasens" führen, der eine Hauttransplantation mit definitivem mitteldickem Hautlappen gestattet.

Dieselben Gesichtspunkte gelten im Prinzip für die Mittelhandverletzungen: Niemals den primären Wundverschluß erzwingen! Selten kommt die primäre Thierschung in Frage, stets aber sollte frühzeitig zur Hauttransplantation geschritten werden, damit nicht chronische Entzündungsprozesse die Funktion der Sehnen verhindern.

Die folgenden Beobachtungen mögen im weiteren die angedeuteten Gesichtspunkte erläutern:

Bei zwei Fällen von schwerer Quetschung des Fußes mit völligem Weichteilverlust der Fersengegend mußte zunächst die spontane Deckung des zutage getretenen Fersenbeins durch Granulationsgewebe abgewartet werden. Ein freier, selbst dicker Hautlappen gibt wegen seines zu geringen Polsters keinesfalls eine gehfähige Fußsohle. Dagegen diente ein dünner Thiersch-Lappen als provisorischer Wundverschluß der Erlangung aseptischer Wundverhältnisse (Abb. 1). Nach 3 Wochen wurde die angeheilte Haut wieder abgeschält und durch dicke, gestielte Lappen von der gegenseitigen Wade (cross-leg) ersetzt (Abb. 2).

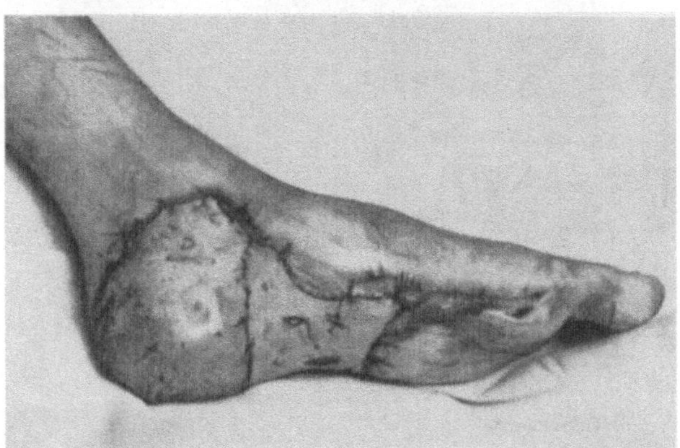

Abb. 1. Provisorische Thierschung im Hinblick auf spätere gestielte Plastik, bei Zustand nach traumatischem Weichteilverlust der Ferse

Im Bereiche der Gelenke ist die Elastizität der transplantierten Haut von Bedeutung. Dünne Thiersch-Lappen führen, besonders wenn auf Granulationsgewebe transplantiert, infolge ihrer sekundären Schrumpfung zur Behinderung der Beweglichkeit. Hier ist der oben erwähnte Dreiviertellappen das Mittel der Wahl für die Deckung jeglicher Hautdefekte. Wohl lassen sich Narbenstränge durch die bewährte Z-Plastik beseitigen, doch überall da, wo breite Narbenplatten vorliegen, läßt sich nach deren Ausschneidung ohne Hauttransplantate nicht auskommen.

Damit der Dreiviertellappen optimal elastisch bleibt, ist es wichtig, daß er bei der Aufpflanzung genau unter dieselbe Spannung gebracht wird, der er vor der Entnahme am Ursprungsorte ausgesetzt war. Um dies zu gewährleisten, muß das Hautstück mit einem Trommeldermatom entnommen werden. Der auf diesem klebende Lappen wird, in seiner ursprünglichen Flächenausdehnung, zugeschnitten, und zwar durch Auflegen eines der zu deckenden Wunde entsprechenden Abklatsches. Aufgesteppt auf die Wunde erhält er wieder seine ursprüngliche Flächenspannung.

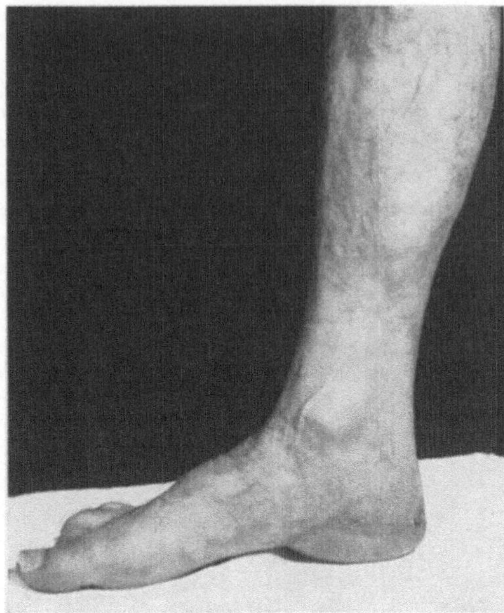

Abb. 2. Resultat nach der gestielten Plastik („Cross leg“)

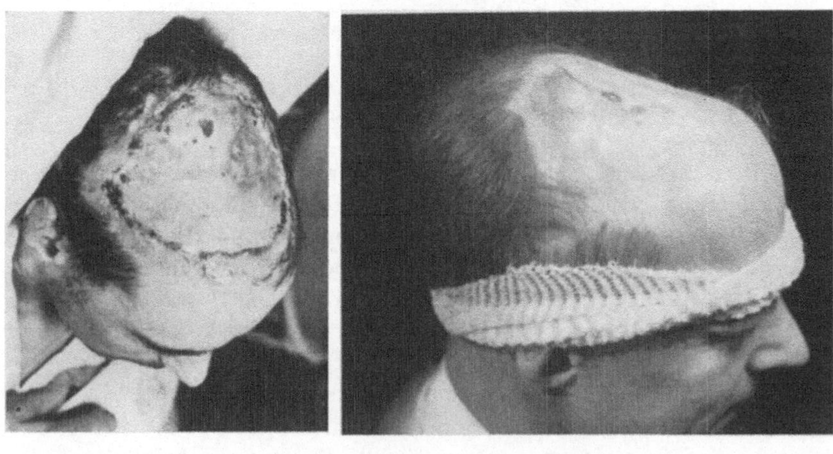

Abb. 3 Abb. 4

Abb. 3. Elektrische Verbrennung der Kopfschwarte (Stromeintrittswunde) mit ausgedehnter Nekrotisierung und Demarkation der tabula externa des Schädeldaches

Abb. 4. Völlige Überhäutung durch provisorische Thierschung im Hinblick auf späteren Ersatz der dünnen Hautlappen durch dicke gestielte Lappen

Schließlich sei die provisorische Wunddeckung durch Thiersch-Lappen noch an Hand des folgenden Falles erläutert:

Ein Elektrotechniker gerät zu nahe an die Hochspannungsleitung von 15000 V. Da er dabei zufällig mit dem rechten Bein ein Eisengeländer berührt, durchschlägt der Strom die rechte Körperseite. Dabei erleidet der Patient schwere Verbrennungen am Schädeldach und am rechten Bein, nebst einem Katarakt beider Augen. Die Stromeintrittsstelle weist im besonderen eine völlige Versengung der Kopfschwarte auf. Die Tabula externa des Schädeldaches stößt sich nach 8 Tagen als nekrotische, doppelhandtellergroße Schale ab (Abb. 3). Über der Tabula interna bildet sich bald ein Rasen dünnen Granulationsgewebes. Nun stellt sich die Frage der Weichteildeckung. Lappen aus der umgebenden behaarten Kopfschwarte kommen in erster Linie in Frage, doch erscheint eine gestielte Transplantation zunächst wegen der mangelnden Asepsis der Empfängerstelle als zu riskant. Es wird daher die ganze Wunde vorerst in provisorischer Weise durch Thiersch-Lappen abgedeckt, deren Anheilung völlig aseptische Verhältnisse und somit die Voraussetzung schafft für die definitive Deckung durch gestielte Lappen (Abb. 4). Diese erfolgte dann auch nach einiger Zeit, nachdem die provisorischen Thierschlappen wieder abgeschält und vom Hinterhaupt her beidseitig gestielte Kopfschwartenteile nach Art eines Visierlappens nach oben auf den Scheitel geschlagen wurden.

Summary

Free skin grafts for the closure of wounds are demonstrated the different conditions of skin defects. As granulating wounds are not covered with pedicled flaps, temporary thin free skin grafts may be applied as a first step in order to get aseptic conditions. Then, the split thickness grafts can be replaced by full thickness pedicled flaps.

Dozent Dr. F. Andina
Chirurg. Abteilung des Bezirksspitals
Locarno (Schweiz)

Aussprache

H. J. Denecke (zu Vortrag Hinderer-Meise): Ich kann es nur begrüßen, daß Herr Hinderer die Frage der Spannungslinien der Haut in den Vordergrund gestellt hat. Die relaxed skin tension lines (RSTL) sind von grundlegender Bedeutung. Schon Lexer hat darauf hingewiesen, daß die von Langer (1869), also vor 99 Jahren, an der Leiche gefundenen sog. Langerschen Linien an vielen Körperstellen den wahren Spannungsverhältnissen am Lebenden nicht entsprechen, und man sich bei der Schnittführung an die Runzellinien halten soll. Diese stimmen aber wiederum an einigen Körperstellen, besonders im Gesicht, nicht genau mit den Spannungslinien, den RSTL, überein, nach denen man sich besonders bei jüngeren Menschen richten sollte.

H. J. Denecke (zu Vortrag Höhler): Herr Höhler sagte, die multiple Z-Plastik am Kinn sei nicht schön. Nach meinen Erfahrungen führt sie aber, wenn man sie nach den relaxed skin tension lines ausrichtet, zu besseren Ergebnissen als die einfache Naht. Bei den frischen Wunden, die Herr Höhler im Gesicht, z. B. an den Wangen gesetzt hat, bin ich nicht mit allen Schnittrichtungen und Wundlegungen einverstanden. Wenn man nur ein leichtes Keloid bekommt, werden die Narben, die nicht nach den RSTL ausgerichtet sind, außerordentlich auffallend.

E. Krüger (zu Vortrag Andina): Ich möchte nur eine Frage anschneiden: Die Spannung des Transplantates. Sie legen großen Wert darauf, daß das Hauttransplantat genau die gleiche Größe hat, wie die fehlende Haut. Ich meine, daß es etwas kleiner sein soll, damit die Spannung etwas größer ist. Die Gefäße werden dadurch etwas weiter zum Klaffen gebracht und das Einwachsen wird dadurch meiner Meinung nach etwas leichter.

R. Erdelyi (zum Vortrag Andina): Herr Andina zeigte uns sehr schöne und exzellente Ergebnisse. Wir haben aber in der letzten Zeit in unserer Klinik für plastische Chirurgie große Defekte am Unterschenkel oder bei Heißmangelverletzungen an der Hand größtenteils nicht mit einem Vollhauttransplantat behandelt, sondern primär gleich einem Cross-leg-flap oder einen gestielten Lappen vom Bauch. Durch Antibiotica oder andere Mittel können wir binnen einiger Tage die Granulation so sanieren, daß wir ohne Risiko eigentlich schon eine definitive Defektdeckung durchführen können. In den letzten Jahren haben wir mit dieser Behandlungsverkürzung sehr gute Erfolge erzielt.

U. Hinderer (zum Vortrag Andina): In erster Linie möchte ich Herrn Andina zu seinen ausgezeichneten Ergebnissen, besonders bezüglich der „cross-legs“, beglückwünschen, welche auch darauf zurückzuführen sind, daß Fascie mitverpflanzt wurde. Ich möchte jedoch auch auf eine andere Möglichkeit hinweisen, die besonders bezüglich der Spätresultate befriedigend ist, nämlich auf die von Mir y Mir (1954) veröffentlichte, sog. „funktionelle Fersenplastik“. Die Weichteile der Ferse, die sowohl durch das Körpergewicht als auch den Gang stark beansprucht werden, erfordern besonders die Berücksichtigung des Prinzips der plastischen Chirurgie möglichst gleichartige Gewebe bei der Defektversorgung zu verwenden, um spätere Ulcerationen zu vermeiden. Gut geeignet ist daher der außengestielte cross-Lappen vom anderen Hohlfuß, da hier die Hautdicke der der Fußsohle entspricht und das Fettpolster gut der Belastung standhält. Die Entnahmestelle, die beim Stehen normalerweise nicht belastet wird, kann durch ein Hauttransplantat gedeckt werden, ohne daß es die Funktion des Entnehmefußes wesentlich beeinträchtigt. Der für das Aneinanderfügen beider Füße notwendige Verband erlaubt es, die Knie- und Hüftgelenke zu bewegen, so daß die Methode auch bei älteren Patienten anwendbar ist.

F. Andina (Schlußwort): Ich habe nicht generell gesagt, daß man Hautlappen unter den gleichen Spannungsverhältnissen einnähen soll, unter denen sie *vor* der Entnahme standen. Wir müssen wohl unterscheiden, ob es sich um dünne oder dicke Hautlappen handelt. Bei dünnen Hautlappen kann ich mit Ihnen einverstanden sein, daß Sie diese unter Umständen unter verminderter Hautspannung einlegen wollen, obwohl ich auch hier nicht so ganz sicher bin. Nein, ich betone, daß wir bei den dicken, den Dreiviertellappen oder Vollhautlappen, genau dieselben Spannungsverhältnisse nach der Einpflanzung wiederherstellen sollen, unter denen die Haut zuvor stand. Dann, was primäre Cross-Fingerplastiken betrifft: Natürlich kann man das machen, aber erstens war es ja meine Aufgabe, die Rolle des freien Thierschlappens als Provisorium darzustellen und zweitens müssen wir sehr berücksichtigen, wie die Wundverhältnisse sind: Wenn wir eine Straßenverletzung vor uns haben, möchte ich warnen vor direkten, primären Cross-Fingerplastiken. Die Hauptsache ist, zunächst keine Infektion zu riskieren. Dabei geht man mit provisorischen, freien Lappen sicherer. Was den Hohlfuß betrifft als Spendestelle für eine Fußverletzung auf der Gegenseite: Ja, ich meine, wer schon nur *einen* gesunden Fuß hat, dem lassen wir diesen intakt. Die Entnahme von der Wade konnte ich nicht so genau darstellen wegen Mangel an Zeit. Aber ich kann schnell ein Schema machen. Ich gehe so vor, daß ich die Haut gleichzeitig mitsamt die Fascie gewinne, diese aber nur in dem Bereich, wo der Hautlappen auf der Unterseite der Ferse zu liegen kommt. Wir haben sehr gute Resultate mit Hautlappen von der gegenseitigen Wade, wenn man so vorgeht.

Die Technik der Verpflanzung von Haut- und Schleimhaut-Knorpeltransplantaten

Von E. Schmid

In der Plastischen Chirurgie lassen sich manche Probleme mit einer gestielten oder freien Weichteilplastik nicht befriedigend lösen. Dies gründet einmal auf der Tatsache, daß ungestützte Haut und Schleimhautlappen postoperativ zur Schrumpfung neigen, und andererseits sind manche Strukturen auch aus funktionellen oder formgebenden Gründen auf Stützgewebe angewiesen.

König u. Büdinger hatten die geniale Idee, für diesen Zweck Hautknorpelstücke aus dem Ohr frei zu verpflanzen, um Nasenflügel- bzw. Liddefekte zu beseitigen. Die Methode fand jahrzehntelang nicht die Beachtung, die sie verdient. Ursache war, daß der Methode nach Joseph eine Mißerfolgsrate von ca. 50% zugeschrieben wurde.

Erst nach dem zweiten Weltkrieg, wohl auch begünstigt durch die Bannung der Infektionsgefahr, änderte sich dies und es wurden Ohrstücke in zunehmendem Maß verpflanzt. Manche Mißerfolge kamen auch auf das Konto mangelnder Ruhigstellung und falscher Technik.

Sehr wichtig ist, daß atraumatisch operiert wird. Injektionen in den Bereich der Gewebeentnahmen sind zu vermeiden. Ein Abspülen der Wundflächen mit verdünnter Nebacetinlösung wird ohne Schaden vertragen. Sehr wichtig ist, daß das Wundbett für die Transplantataufnahme gut ist, d. h. genügend groß und optimal vascularisiert, vor allem, wenn größere Ohrstücke verpflanzt werden.

Es kann dann zweckmäßig sein, insbesondere wenn narbige Haut für die Plastik mitverwendet wird, eine Lappenvorumschneidung durchzuführen. Wir unterlegen dann diese Lappen fast immer mit einem Stückchen Millipore. Die Transplantate werden fast immer unter Verwendung einer Schablone entnommen, die der Form und Größe des Wundbettes angepaßt ist. Absolute Bluttrockenheit des Wundbettes ist zu fordern, jedoch sollte weder unterbunden noch coaguliert werden.

Die Transplantate, jedenfalls die dem Ohr entnommen werden, sollten im Bereich der Ränder immer stufenförmig gestaltet werden, und zwar die Stufe um so ausgeprägter, je größer und risikoreicher Transplantat und Operation werden (Abb. 1). Selbstverständlich sind Hohlraumbildungen zu vermeiden. Falls notwendig, wird der Knorpel eingeschnitten, um ihn exakt zu adaptieren oder in der Form anpassen zu können. Der Knorpel kann gegebenenfalls ausgedünnt werden. Die Stufenform erleichtert die Ruhigstellung, vergrößert die für die Diffusion zur Verfügung stehenden

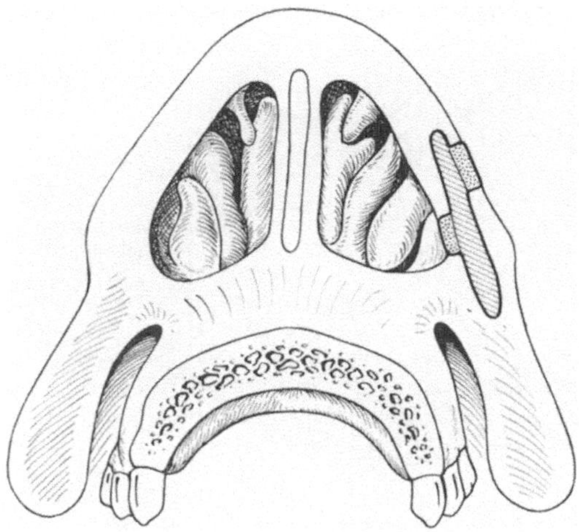

Abb. 1. Schema der Einlagerung eines Ohrknorpelhautstückes aus dem Nasenseptum zur Wiederherstellung eines Nasenflügeldefektes

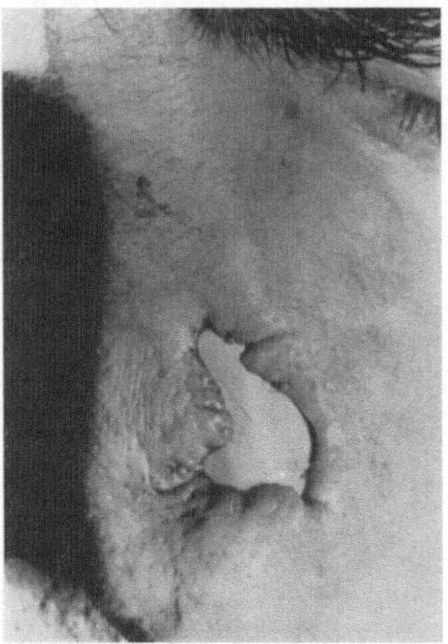

Abb. 2a. Durchgehender Defekt im Nasenrücken

Wundflächen und es kommen die Nähte gegeneinander versetzt zu liegen (Abb. 2a—c), was besonders wichtig ist, wenn z. B. eine Mund-Nasenfistel im Gaumen mit einem Königschen Transplantat verschlossen wird. Zur Verbesserung der Adaptation sollte nie ein Kompressionsverband angelegt

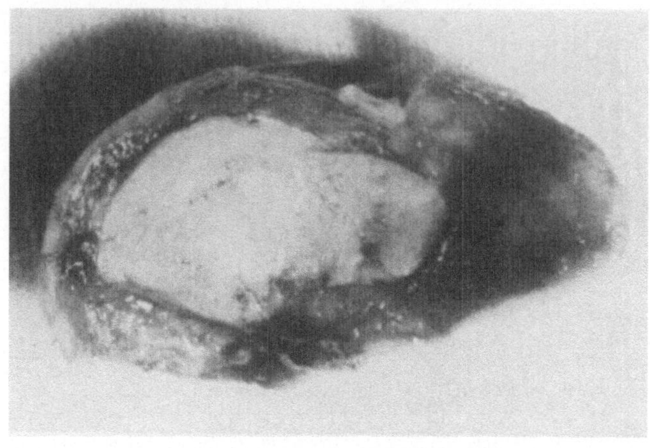

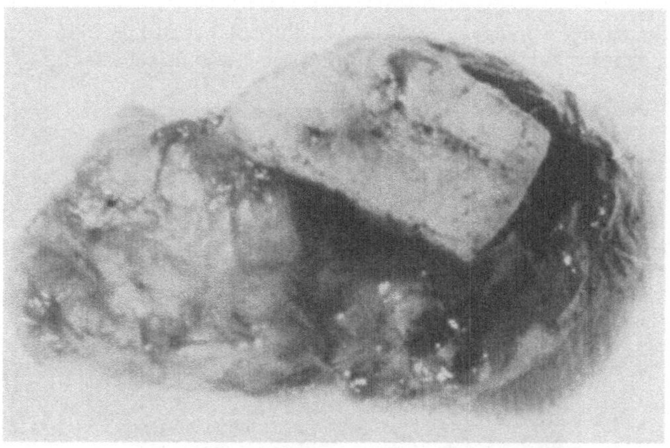

Abb. 2b. Vor- und Rückseite eines dreischichtigen Ohrknorpelstückes, das modellentsprechend ausgeschnitten wurde. Die Hautinseln der Vor- und Rückseite passen exakt in die äußere und innere Epithellücke, während der überstehende Knorpelrand in den aufgespaltenen Defektrand eingeschoben wird

werden. Vielmehr legen wir gegebenenfalls von einem punktförmigen Einstich aus Drahtnähte V-förmig divergierend, um eine Kompression zu vermeiden. Sie werden dann nicht geknüpft, sondern üben nur einen adaptierenden Zug aus. So werden Zirkulationsstörungen vermieden.

Für die Lidwiederherstellung verwenden wir heute oft keine Ohrstücke mehr, sondern Transplantate aus dem Oberlidtarsus und Schleimhautknorpelstücke aus dem Nasenseptum oder gegebenenfalls auch Anteile des Flügelknorpels. Auch Stücke aus der Nasenmuschel können verpflanzt werden. Wir haben schließlich für spezielle Zwecke auch schon Schleimhautknochenstücke aus der vorderen Antrumwand mit Erfolg verpflanzt. Im Lidbereich haben wir bislang noch nie ein Transplantat verloren. Hier ist der Cornea wegen eine sehr subtile Nahttechnik erforderlich.

In der gefährdeten Zone unterlassen wir Knüpfnähte und verwenden nur adaptierende Drahtmatratzennähte, die, entweder V-förmig eingelassen,

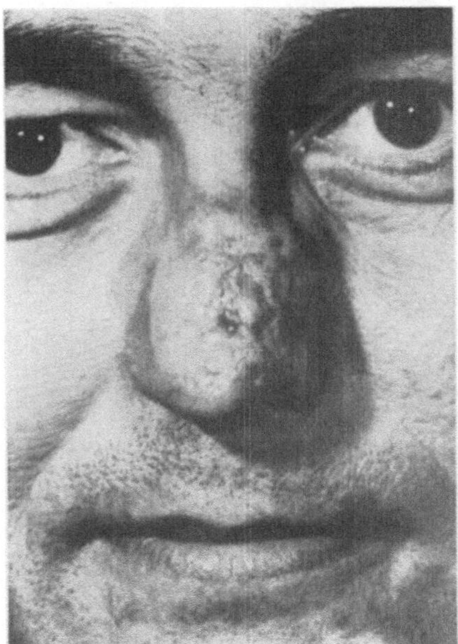
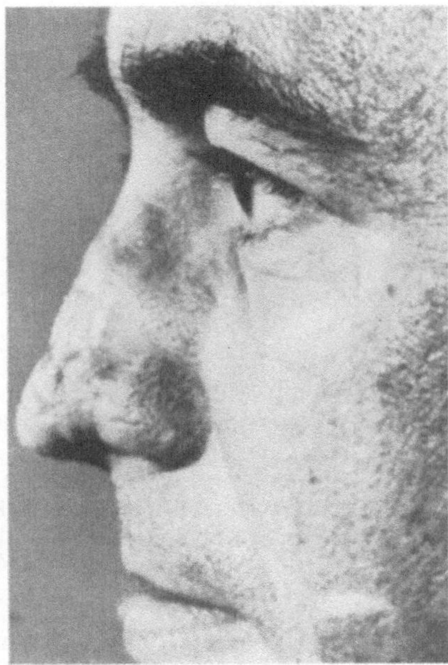

Abb. 2c. Ansicht nach der Einheilung

Tarsus und Transplantatknorpel fassen oder, als Rückstichnaht gelegt, die Schleimhautränder adaptierend über einem Leukoplaststreifen festgelegt werden. Nach Einstreichen von Salbe werden die Augen verbunden.

Schleimhautknorpeltransplantate verwenden wir nun auch zur Wiederherstellung der Tränenwege, da sich uns ungestützte Schleimhautlappenplastiken ebenso wenig wie die Verpflanzung von Stücken des Parotisausführungsganges bewährt haben (Abb. 3). Ein für die Transplantateinheilung ungünstiges Wundbett läßt sich mittels einer provisorischen Milliporeeinlage immer verbessern. Letztere ist auch erforderlich, wenn wir das Epithel bei subcutan einzuheilenden Königschen Transplantaten bis zur späteren Freilegung vor der Mazeration schützen wollen.

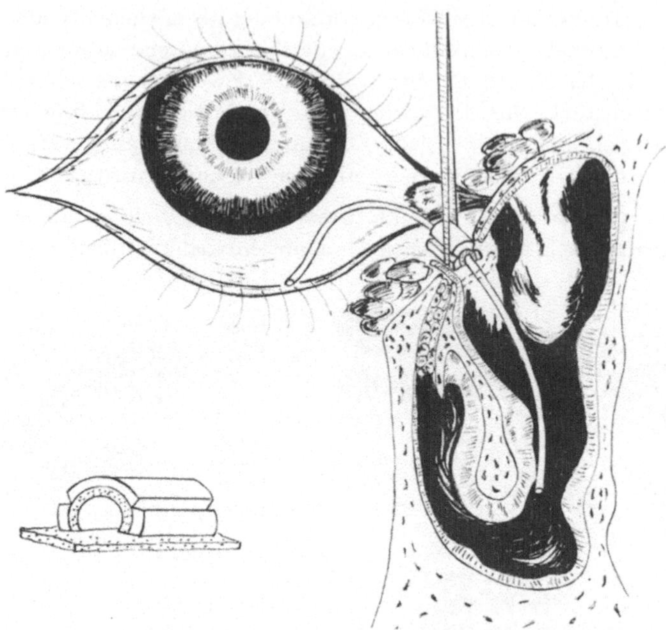

Abb. 3. Schema des Vorgehens zur Wiederherstellung eines nicht der sekundären Stenosierungsgefahr ausgesetzten Tränen-Nasenabflußweges. Ein gewölbtes Schleimhaut-Knorpeltransplantat wird über einen im Bereich der Muschelbasis eingeschlagenen gestielten Schleimhautstreifen und hier durchgezogenen Drain gelegt. Auch ein gestielt bleibender Schleimhaut-Tarsuslappen aus dem Oberlid oder ein zur Röhre gerundeter composite graft können in analoger Weise in die zur Nase hin geschaffene Öffnung eingelassen werden

Summary

The author reports on the suitable design of free skin-cartilage and mucosa-cartilage grafts as well as on the other conditions which are necessary in order to permit optimum healing of the grafts. He particularly points out a few special application methods.

Literatur

BÜDINGER, K.: Eine Methode des Ersatzes von Liddefecten. Wien. klin. Wschr. **15**, 648—650 (1902).

KÖNIG, F.: Berl. klin. Wschr. **1902**, 7.

SCHMID, E.: Die Anwendung des Haut-Knorpeltransplantates nach KÖNIG unter besonderer Berücksichtigung der Spaltplastik. In: SCHUCHARDT, Fortschritte Kiefer- und Gesichtschirurgie, Bd. V. Stuttgart: Thieme 1959.

— Über die Haut-Knorpeltransplantationen aus der Ohrmuschel und ihre funktionelle und ästhetische Bedeutung bei der Deckung von Gesichtsdefekten. In: SCHUCHARDT, Fortschritte Kiefer- und Gesichtschirurgie, Bd. VIII. Stuttgart: Thieme 1961.

Schmid, E.: Die Wiederherstellung einer hochgradigen Schrumpfnase mit freien Transplantationen. Dtsch. Zahn-, Mund- u. Kieferheilk. **47**, Heft 9/10, 393 (1966).

Dr. Dr. E. Schmid
Abteilung für Gesichts- und Kieferchirurgie,
Marienhospital
7 Stuttgart, Böheimstraße 37

Prophylaxe des Keloids

Von U. Schmidt-Tintemann

Die Ätiologie des Keloids ist bis heute unbekannt. Die verschiedensten Beobachtungen und Untersuchungen konnten nicht die Frage klären, warum nach einer scheinbar normalen Wundheilung Keloide entstehen und wie man Rezidive vermeiden kann.

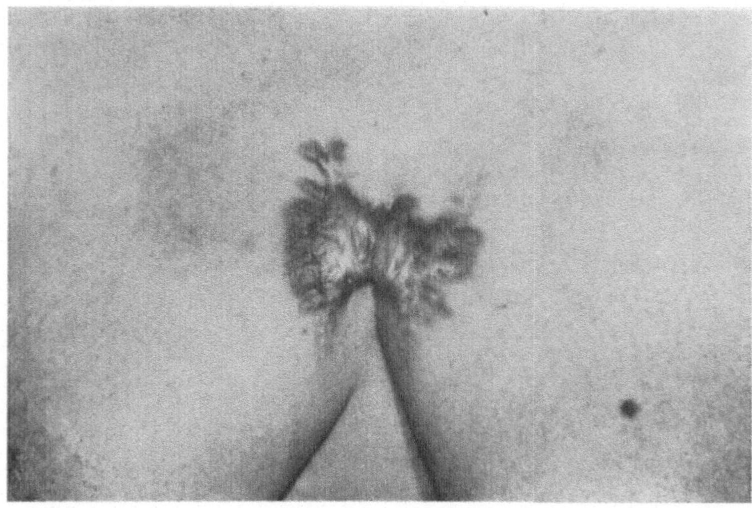

Abb. 1. Keloid an einer seiner Prädilektionsstellen, der prästernalen Region. Bekanntlich ist sie besonders disponiert für eine Keloidentwicklung; außerdem sind es die Außenseite der Oberarme in Schulterhöhe, das Gesicht, die Ohrmuscheln und die Halsregion. Die Pat. vermutet, daß dieses Keloid nach einer Impfung entstanden ist

Die Therapie des Keloids ist daher die Prophylaxe des Keloids.

Um Behandlungsergebnisse zuverlässig miteinander zu vergleichen, ist es notwendig, das Keloid von der hypertrophen Narbe zu unterscheiden. Bei beiden Formen fällt — selbst nach geringfügigem Trauma — die regenerative Überschußbildung auf. Es entstehen derbe Hautgeschwülste mit glänzender, glasiger Oberfläche, die sich scharf gegen die gesunde Haut abgrenzen und anfangs dunkelrot bis livide aussehen. Die *hypertrophe Narbe* beschränkt sich auf den ursprünglichen Wundbereich und bildet sich nach 6 bis 12 Monaten spontan zurück. Sie wird flacher und verblaßt, der Juckreiz läßt nach. Das *Keloid* dagegen macht an den Wundrändern nicht halt. Es breitet sich mit krebsscherenartigen Ausläufern in die Umgebung aus. Eine Spontanheilung gibt es nicht. Diese klinischen Kriterien sind praktisch die einzigen Hinweise.

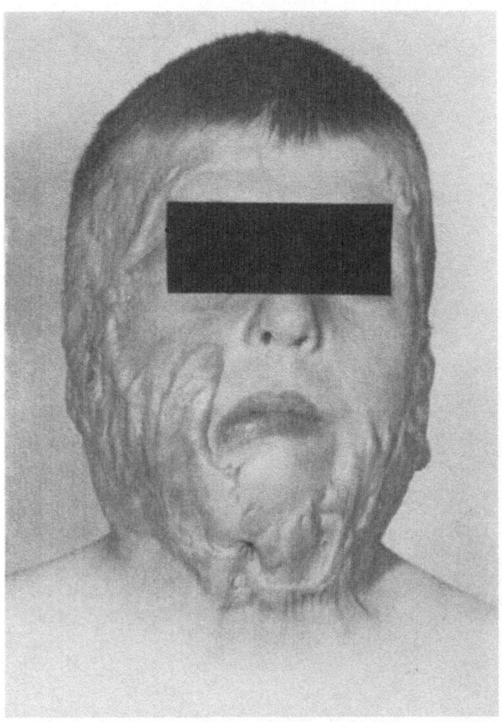

Abb. 2. Zustand nach einer Verbrennung 2. bis 3. Grades im Bereich des Halses und des Gesichtes. Die entstandenen Wundflächen wurden der Spontanheilung überlassen. Neben der Tiefe der Verbrennung wirkt sich besonders die Flächenhaftigkeit der Verletzung mit seiner Narbenspannung begünstigend auf die Keloidentstehung aus

Histologisch ist eine prinzipielle Unterscheidung zwischen Keloid und hypertropher Narbe nicht sicher möglich; physiologisch-chemische Untersuchungsmethoden sind zu aufwendig.

Wahrscheinlich entsteht das Keloid im Wechselspiel zwischen allgemeinen und lokalen Faktoren, wie einige Beispiele zeigen:

Fassen wir die angegebenen Beobachtungen und Erfahrungen zusammen: Es gibt kein Keloid ohne Trauma! Das bedeutet für die lokale Therapie:

1. Wundränder atraumatisch behandeln.

2. Wundrandspannungen vermeiden. Wenn direkter Wundschluß nicht möglich ist, muß die Wunde durch Spalthaut oder einen Verschiebelappen verschlossen werden.

3. Z-Plastiken anwenden, wenn gerade Wundrandlinien zu spannenden, kontrahierenden Narben führen würden.

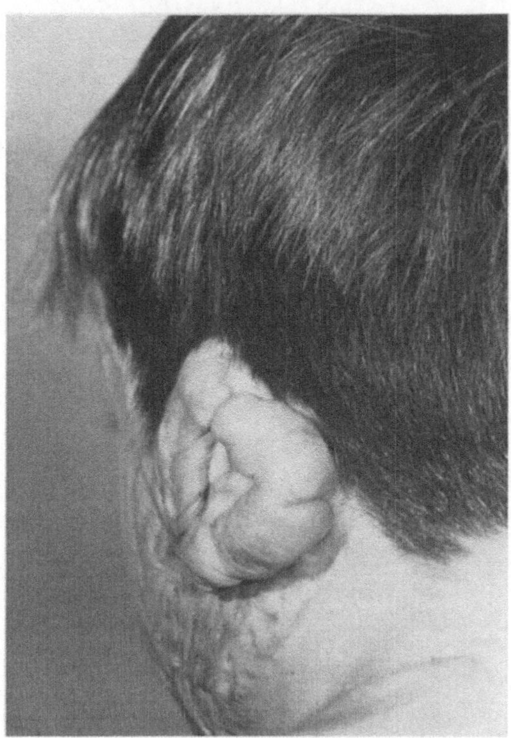

Abb. 3. Keloid am Ohrmuschelrand, vermutlich als Folge einer bakteriellen Besiedlung des Wundgrundes nach langdauernder Verbrennungskrankheit bei allgemeiner Resistenzminderung. Die Verbrennung lag 3 Jahre zurück, das Keloid an der Ohrmuschel entwickelte sich spontan im Verlauf operativ rekonstruktiver Maßnahmen an anderen Körperstellen

4. Gefährdete Wundgebiete absolut ruhigstellen, gegebenenfalls im Gipsverband.

5. Vollnarkose geben, um Nadelstiche für die Lokalanästhesie im Keloidbereich zu vermeiden.

6. Prädilektionsstellen von Keloiden nicht für Impfungen oder Injektionen wählen. Vermeidbare Operationen (Warzenentfernung) nicht in diesem Bereich ausführen.

7. Durch strengste Hautdesinfektion und intraoperative Asepsis Infektionen und Sekundärheilungen reduzieren.

8. Zusätzliche thermische und aktinische Reize vermeiden.

9. Chemische Reize in und auf der Wunde vermindern. Dazu gehören versenkte Nähte, implantierte Kristalle oder anderes alloplastischesMaterial.

10. Subcuticularnähte aus Draht oder Nylon, um Stichkanalkeloide und Leiternarben auszuschließen. Die Enden der Nähte werden zur Fixierung in Bleikugeln gehalten.

11. Ein bereits bestehendes Keloid nicht in toto entfernen, sondern einen Randsaum stehen lassen — das schlägt CONWAY vor — und ebenfalls durch subcuticulare Drahtnaht vereinigen.

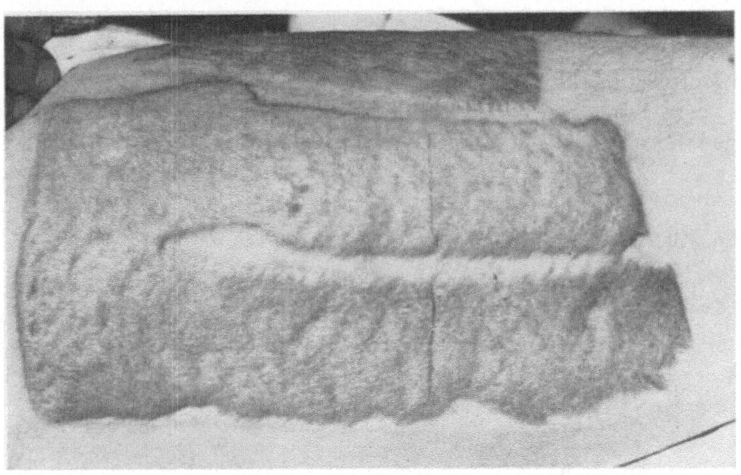

Abb. 4. Keloid an der Entnahmestelle eines Spalthauttransplantates am Oberschenkel. Es entwickelte sich nach zunächst völlig reizloser Epithelisierung der Wundfläche etwa 4 bis 6 Wochen später. Die Pat. wurde mehrmals von uns wegen rezidivierender Keloidbildung bei Verbrennungen an der Bauchhaut behandelt. Die Keloide wurden ausgeschnitten und die entstandenen Hautdefekte mit den freien Hauttransplantaten vom Oberschenkel versorgt. Diese Keloidbildung am Oberschenkel kann als Ausdruck einer allergischen Reaktion gedeutet werden

12. Ebenfalls einen Randsaum stehen lassen, wenn eine Spalthautdeckung notwendig wird, weil durch das Entfernen eines Keloids der Weichteildefekt zu groß geworden ist. Die fixierenden Nähte nicht über diesen Randsaum hinausreichen lassen.

Viele Autoren konnten nachweisen, daß die Prophylaxe des Keloids sich nicht allein in chirurgischen Maßnahmen erschöpfen darf. Seit über 50 Jahren bestrahlt man Keloide und nützt dabei die wachstumshemmende Wirkung der Röntgen- und Radiumstrahlen aus. Eine ausschließlich physikalische Behandlung wird heute aber kaum noch durchgeführt. Die Bestrahlung soll am besten unmittelbar im Anschluß an die chirurgische Entfernung der Keloide bei noch liegenden Fäden erfolgen. Wir empfehlen eine fraktionierte Dosis von 200 r, 4- bis 5mal gegeben. Kontraindikationen sind bestimmte Körperregionen wie Mammae, Glandula thyreoidea und die Gonaden.

Medikamentös steht bei der Prophylaxe des Keloids die Behandlung mit Corticosteroiden im Vordergrund, seit Stark u. Conway (1951) erstmals darüber berichteten. Unter den Corticosteroiden hat sich das Triamcinolonacetonid in lokaler Anwendung als das wirkungsvollste erwiesen. Es wird intraoperativ und fraktioniert postoperativ in 1- bis 2tägigem Abstand lokal appliziert, pro Sitzung 25 bis 40 mg. Wir verwenden dazu den von dem französischen Physiker Krantz angegebenen Dermo-Jet. Ohne die Haut mit einer Injektionsnadel zu traumatisieren, kann man damit fast schmerzfrei das Keloidareal in einer Tiefe von 2 bis 5 mm infiltrieren. Es ist eine Art Spray, der unter hohem Druck auf die Haut gerichtet wird. Empfehlenswert ist eine Kombination von 5 Teilen Triamcinolonacetonid und 1 Teil stabilisierter Lösung Hyaluronidase. Diese Behandlung sollte im Abstand von 8 bis 14 Tagen mehrmals vorgenommen werden; die höchste Zahl der Sitzungen wird mit zehn angegeben.

Wir haben keine zuverlässigen Untersuchungsmethoden, die uns anzeigen, welcher Patient für Keloide anfällig ist. Wir wissen aber, daß es leichter ist, vorzubeugen, als entstandene Keloide zu behandeln. Daher sollte der Operateur vor einem chirurgischen Eingriff neben der genauen Anamnese und den Hinweisen auf allergische Erkrankungen die gesamte Körperoberfläche seines Patienten inspizieren, um beim geringsten verräterischen Anzeichen für ein Keloid alle prophylaktischen Maßnahmen einleiten zu können.

Bei der kombinierten Methode der geschilderten operativen Maßnahmen mit der Röntgenbestrahlung und der medikamentösen Behandlung können nach einigen Autoren Rezidive in 55 bis 71% vermieden werden.

Summary

The causes for the development of keloids are still unknown and thus treatment of the causes is impossible. The treatment of keloids is the prevention of keloids. On the basis of experience the author compiles principles for surgical treatment and indicates the possibilities of prophylaxis by radiotherapy and corticosteroids. Combined treatment by excision, immediate radiotherapy and intracutaneous infiltration with triamcinolone acetonide has been found most valuable.

Literatur

CONWAY, H., R. GILLETTE, and A. FINDLEY: Plast. Reconstr. Surg. **24**, 229—237 (1959).
— — —, and J. W. SMITH: Plast. Reconstr. Surg. **25**, 117—132 (1960).
HÄRTEL, P., u. G. MAURER: Handbuch der plastischen Chirurgie, Bd. I, Beitr. 21, S. 1—28. Berlin: Verlag Walter de Gruyter 1966.

Frau Dr. U. SCHMIDT-TINTEMANN
Abteilung für Plastische und Wiederherstellungschirurgie
Klinikum rechts der Isar
der Technischen Hochschule München
8 München 8, Ismaninger Straße 22

Die Technik der Gefäßnaht und der Deckung von Gefäßdefekten bei der Versorgung von Extremitätenverletzungen

Von G. Rodewald und P. Kalmar*

Das Ziel der Wiederherstellung eines verletzten Gefäßes ist die Aufrechterhaltung der Blutversorgung des abhängigen Organs. Die Lokalisation offener Verletzungen ist in der Regel nicht schwierig; bei geschlossenen muß eine Angiographie rechtzeitig durchgeführt werden, wenn die Durchblutungsverhältnisse unklar sind.

Die *Operationsindikation* ergibt sich bei offenen Verletzungen von selbst; bei den geschlossenen sollte sie zwar so früh wie möglich gestellt werden, doch bleibt diese Forderung nicht selten theoretisch. Bei manchen Frakturen wird nämlich infolge Vernachlässigung einfacher Untersuchungsprinzipien die Durchblutungsstörung übersehen und erst an den Folgen der Ischämie erkannt. In solchen Fällen ist eine Gefäßoperation auch nach Tagen noch sinnvoll, wenn die Ischämie inkomplett geblieben ist oder auch, um bei unvermeidlich gewordener Amputation bessere Aussichten für Heilung und Brauchbarkeit eines Stumpfes zu schaffen.

Der einfachste Ausweg, ein blutendes Gefäß zu versorgen, ist dessen Unterbindung. Auch wenn die abhängige Extremität primär erhalten bleibt, kommt es danach nicht selten zu Funktionsstörungen bei Belastung oder zur Spätgangrän.

Die Wiederherstellung der Kontinuität setzt die Kenntnis der Technik der Gefäßnaht voraus, die sich prinzipiell nicht von der übrigen chirurgischen Nahttechnik unterscheidet. An Instrumentarium benötigt man für ein blutleeres Operationsfeld gefäßwandschonende Klemmen entsprechender Form. Die sog. Pilling-Klemmen haben sich am besten bewährt. Pinzetten gleicher Art dienen zum Fassen des Gefäßes und zum Fadenführen. Gefäßnadelhalter entsprechen dem Hégar-Prinzip. Im Notfall kann man aus einem allgemeinen Instrumentarium gummiarmierte Klemmen oder Nabelbandumschlingungen, ferner anatomische Pinzetten und als Nadelhalter auch Péan-Klemmen verwenden. Sogenanntes atraumatisches Nahtmaterial ist unerläßlich und sollte deshalb vorrätig gehalten werden. Wir verwenden für Extremitätenarterien die Stärken 4/0 und 5/0, für die Aorta 2/0 bis 4/0, für Venen 5/0 und 6/0. Als Material kommen Seide, Mersilen (Dacron) und Tevdek (Dacron mit Teflon überzogen) in Frage. Ein unentbehrliches Instrument ist der sog. Embolektomiekatheter nach Fogarty,

* Vortragender: G. Rodewald.

der an der Spitze einen mit NaCl-Lösung füllbaren Ballon trägt und eine Zentimetereinteilung aufweist. Damit kann ein Gefäß von der Eröffnungs- oder Verletzungsstelle aus ortho- und retrograd über weite Strecken thromb- und embolextrahiert werden. Man braucht ferner Heparinlösung für allgemeine und lokale Anwendung und Katheter zum Sondieren und Spülen der Gefäße.

Obwohl unterbrochene Einzel-, U- und 8er-Nähte möglich sind, bevorzugt man heute allgemein die fortlaufende überwendliche Naht. Sie ist einfach auszuführen, adaptiert die Gefäßränder gut und hat den besten

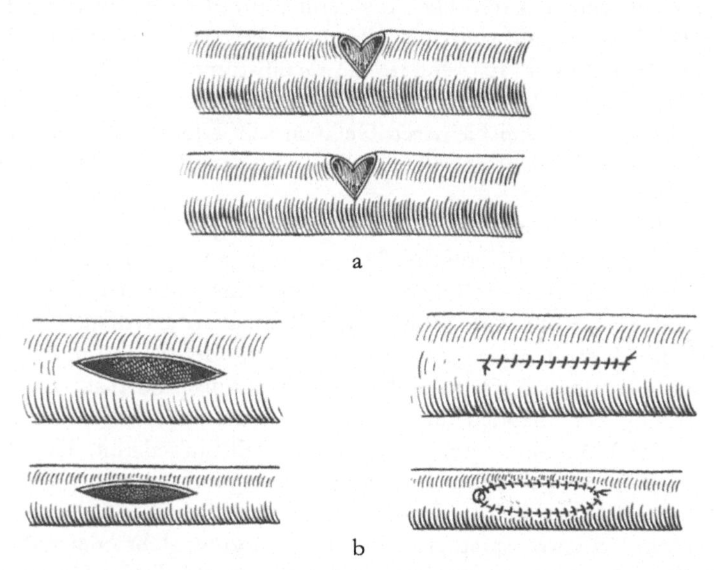

Abb. 1a u. b. Nahttechnik bei seitständiger Gefäßverletzung. a Verschluß einer queren Verletzung mit fortlaufender Naht. b Verschluß einer längsverlaufenden Gefäßverletzung mit direkter Naht am großen Gefäß und mit Hilfe eines Venen- oder Kunststoffstreifens am kleinen Gefäß

blutstillenden Effekt. Besprechen wir die Anwendung des Verfahrens bei unvollständigen und vollständigen Gefäßverletzungen und bei Substanzverlusten.

Bei unvollständigen, also seitständigen Verletzungen hängt das Vorgehen vom Winkel zur Gefäßlängsachse und von der Größe des Gefäßes ab. Quere Verletzungen können auch an kleineren Gefäßen durch fortlaufende Naht verschlossen werden, wie Abb. 1a zeigt. Bei längsverlaufenden Wunden ist direkte Naht nur angezeigt, wenn diese nicht zur Lumeneinengung führt. Nach unserer Erfahrung ist direkte Naht bei Gefäßquerschnitten von 6 mm und mehr möglich. Bei geringerem Durchmesser muß ein ovalärer Streifen aus Venenwand, der V. saphena magna oder einer ihrer Äste entnommen, oder Kunststoff eingenäht werden, wie Abb. 1b zeigt. Bei vollständiger Gefäßdurchtrennung hängt das Vorgehen vom Zustand der Stümpfe und der Wand ab. Sind diese glatt oder ohne größeren Substanzverlust zu begradigen und ist jene nicht degenerativ verändert, dann kommt direkte End-zu-End-Anastomose in Frage. Hierzu wurde ursprünglich nach CARRELL der Gefäßumfang durch drei Haltenähte in entsprechenden Abschnitten vereinigt und die Naht dazwischen von außen durchgeführt. Besonderer Wert wurde auf die Intima-Intimavereinigung gelegt, die durch fortlaufende evertierende U-Naht oder durch Matratzennähte erreicht werden kann. Die Auskrempelung der Gefäßwand geht auf Kosten des Lumens und führt bei kleineren Gefäßen zu Stenosen, Turbulenz und Thrombosen. Es genügt, die Gefäßstümpfe durch fortlaufende Naht zu vereinigen. Wir selbst nähen nach unseren Erfahrungen in der Aortenchirurgie auch bei kleineren Gefäßen seit 2 Jahren die Hinterwand in der Regel transluminal von innen, die Vorderwand von außen, wie dies Abb. 2 zeigt.

Bei Substanzverlusten oder Gefäßquetschungen muß man sich zur Interposition einer Plastik entschließen, wenn spannungsfreie End-zu-End-Vereinigung nicht mehr möglich ist. Dabei spielt auch der Zustand der Gefäßwand eine Rolle. Als Blutleiter soll man an Extremitäten, wenn möglich, die V. saphena magna verwenden. Das Gefäß schrumpft bei der Entnahme zusammen. Es wird deshalb mit heparinisierter NaCl-Lösung in Stromrichtung der Klappen durchgespült, zentral abgeklemmt und dann mit Hilfe der Flüssigkeit von peripher her weit aufgedehnt. Das Transplantat muß in umgekehrter Richtung interponiert werden. Die Nahttechnik entspricht der bei der End-zu-End-Anastomose.

Wenn ein Venentransplantat nicht zur Verfügung steht oder unbrauchbar ist, dann kann auch an den Extremitäten bis unterhalb der Leistenbeuge und notfalls bis unter das Kniegelenk eine Kunststoffprothese mit der beschriebenen Anastomosentechnik interponiert werden.

Obwohl wir das sog. Bypass-Verfahren, also die Umgehung eines zerstörten oder undurchgängigen Gefäßabschnittes durch einen Blutleiter, in der Regel zu vermeiden suchen, kann es doch notwendig werden, bei proximaler End-zu-End-Anastomose distal eine End-zu-Seit-Anastomose durchzuführen, z. B. zwischen A. iliaca communis einerseits und A. femoralis communis andererseits, oder zwischen A. femoralis und A. poplitea unmittelbar oberhalb ihrer Aufzweigung. Die Nahttechnik zeigt Abb. 3. Wesentlich ist eine starke Abschrägung des Transplantates.

Ein spezielles Problem ist die End-zu-End-Vereinigung von differenten Gefäßquerschnitten. Bei der fortlaufenden Naht kann man sich durch die bei Vereinigung unterschiedlich langer Strecken auch sonst geübte Technik helfen, indem man vom größeren Umfang mehr, vom kleineren Umfang weniger faßt. Vorher gelegte Einzelnähte machen die Vereinigung übersichtlicher. Um eine Prothese bei differenter Lumenweite zu interponieren, haben wir eine Technik entwickelt, die Abb. 4 zeigt.

Vor dem Abschluß einer Anastomose muß der von der Zirkulation ausgeschlossene Gefäßabschnitt durchgespült werden.

Bei geschlossener distaler Klemme öffnet man zuerst die proximale und läßt Blut aus der inkompletten Anastomose ausströmen. Bei Unklarheiten,

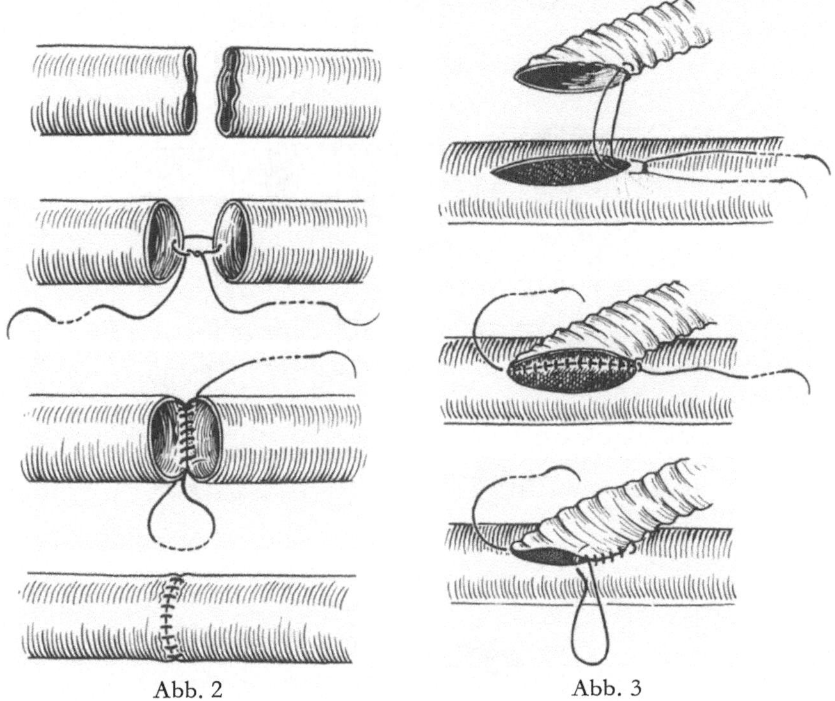

Abb. 2 Abb. 3

Abb. 2. Nahttechnik bei vollständiger Gefäßdurchtrennung: Hinterwand transluminal von innen, Vorderwand von außen

Abb. 3. End-zu-Seit-Anastomose zwischen Prothese und Gefäß

wie z. B. ungenügend pulsierender Blutung, sollte ein Fogarty-Katheter benutzt werden. Um intravasale Thrombosen zu vermeiden, geben wir übrigens grundsätzlich 2500 E Heparin i.v. vor Abklemmung der Gefäße. Stichkanalblutungen stehen mit Kochsalz- und Topostasintupfern sowie etwas Geduld meist von selbst. Sind zusätzliche Nähte zur Blutstillung erforderlich, dann sollte man darauf achten, das Lumen nicht einzuengen. Gewöhnliche Knopfnähte oder 8er-Nähte, die wenig Gewebe fassen und in die man kleine Muskelstückchen einknüpfen kann, sind am brauchbarsten. Wenn bei stärkerer Blutung mehr Nähte erforderlich sind, dann ist es unter Umständen besser, die Anastomose zu resezieren und eine neue Verbindung, jetzt unter Umständen gegebenenfalls mit Interposition anzulegen. Dazu wird man sich vor allem dann entschließen, wenn die Spannung groß und die Gefäßwand degenerativ verändert ist.

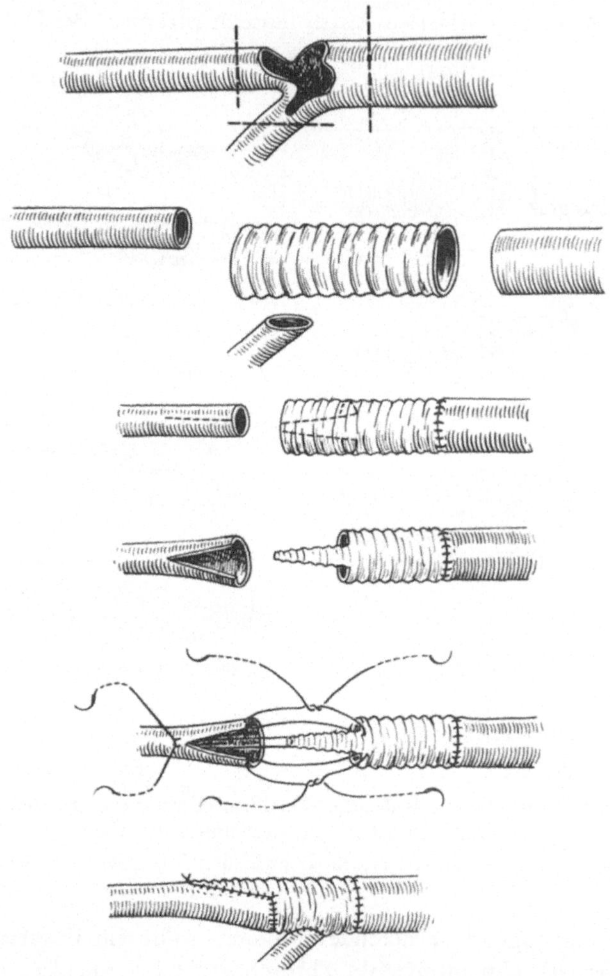

Abb. 4. End-zu-End-Vereinigung von differenten Gefäßquerschnitten

Die Technik der *Venennaht* entspricht derjenigen von Arterien mit zwei Unterschieden: 1. das Nahtmaterial wird feiner gewählt, 2. Kunststoffinterposition muß vermieden werden. Man verwendet V. saphena magna-Abschnitte. Für den Ersatz stärkerer Venen kann man aus zwei längs aufgeschnittenen Venenstücken, die an ihren Längsseiten durch zwei fortlaufende Nähte miteinander verbunden werden, Transplantate größeren Durchmessers herstellen.

Obwohl von manchen bei Gefäßverletzungen als nicht notwendig abgelehnt, empfiehlt sich postoperative Anticoagulantienbehandlung, beginnend am Operationstag mit Heparin und nach 3 Tagen fortgesetzt mit Marcumar, vor allem dann, wenn die Durchblutungsstörung schon länger bestand, die Anastomosenverhältnisse nicht ganz einwandfrei sind oder degenerative Wandveränderungen vorliegen. Wenn man Anticoagulantien verwendet, sollte man die Wunden drainieren.

Tabelle 1. *Ort, Art und Verfahren bei 48 Arterienverletzungen und Behandlungsresultate*

Gefäß	Offen	Geschlossen	Naht	Interposition[a]
Aorta	2	3	2	3 K
A. carotis	3	—	1	2 V
A. axillaris	3	—	2	1 K
A. brachialis	6	—	6	—
A. radialis	1	—	1	—
A. iliaca	2	2	4	—
A. femoralis	17	3	17	3 V
A. poplitea	1	3	1 + 3 Th[b]	—
A. tibialis	2	—	(Ligatur 2)	—
	37	11	36	12

[a] K = Kunststoff, V = Vene. [b] Th = Thrombektomie.

Resultate: 40× normale Verhältnisse; 7× Amputation nach geschlossenen, zu spät operierten Verletzungen; 1 Todesfall (Aorta).

Tabelle 1 zeigt einige Daten der von uns behandelten 48 Arterienverletzungen. Einige Punkte sind von allgemeinem Interesse:

1. Arterienverletzungen machen etwa 10% unseres Krankengutes in der Gefäßchirurgie aus.
2. Das Verhältnis von offenen zu geschlossenen Verletzungen beträgt 3:1. Unter den offenen Verletzungen ist ein erheblicher Anteil iatrogen.
3. In den meisten Fällen war eine Gefäßnaht möglich.
4. Die schlechten Resultate betreffen ausschließlich die stumpfen Verletzungen, weil diese in der Regel zu spät operiert wurden.

Die Technik der Gefäßnaht sollte eigentlich Allgemeingut aller Chirurgen sein. Einige Gründe stehen ihrer verbreiteten Anwendung offenbar entgegen:

1. Die Naht wird als technisch zu schwierig angesehen. Dabei ist sie keineswegs besonders kompliziert, sondern einfach zu erlernen. Man kann die hier besprochenen Methoden z. B. gut an einer Kunststoffprothese einüben.

2. Falsches Verhalten bei überraschenden Blutungen. Statt Fingertamponade, Abklemmen des Gefäßes und Abklärung der Situation wird aus Furcht vor den Folgen einer Hämorrhagie die Unterbindung bevorzugt. Dieser einfache Ausweg führt oft genug in die Sackgasse einer irreversiblen Ischämie.

3. Die Folgen einer zur Beherrschung der Blutung notwendigen Unterbindung werden als unvermeidbare Übel eher in Kauf genommen als eine Durchblutungsstörung nach dem ungenügenden Versuch einer Gefäßnaht.

Wenn man die Technik der Gefäßnaht beherrscht, dann werden die beiden letzten Gründe hinfällig, ja, man wird erkennen, daß die eigentlich eher psychologischer Natur sind.

Summary

After reporting the indications and making general statements regarding the instruments and the suture material the author describes the technique of vascular sutures as well as of covering vascular defects.

The author points out especially that the diagnosis must be established quickly in cases with blunt injuries in order to prevent undue delay of surgery.

Prof. Dr. G. RODEWALD
Chirurg. Univ.-Klinik Hamburg-Eppendorf
Abteilung für Herz- und Gefäßchirurgie
2 Hamburg 20, Martinistraße 52

Die Nervennaht und die Deckung von Nervendefekten bei dem Verschluß akzidenteller und operativ gesetzter Wunden

Von F. Loew

Das Thema, wie es mir von dem Herrn Vorsitzenden gestellt wurde, spricht drei Fragenkreise unmittelbar an: Die Technik der Nervennaht, die Deckung von Nervendefekten, die Frage, ob akzidentell und operativ gesetzte Wunden ein unterschiedliches Vorgehen verlangen.

Das Referat wird sich deshalb im wesentlichen auf diese Fragen beschränken. Nur stichwortartig soll auf einige Gesichtspunkte der Vor- und Nachbehandlung eingegangen werden, während die Vorgänge bei Degeneration und Regeneration sowie die vor allem bei geschlossenen Verletzungen schwierige Diagnostik und operative Indikationsstellung ganz ausgeklammert werden müssen.

Zur Technik der Nervennaht

Die übliche Vereinigung von Nervenschnittflächen durch Naht der Nervenscheiden mit Einzelknopfnähten ist allgemein bekannt und in jedem Lehrbuch beschrieben. Sie ist aber nur für dickere Nerven geeignet. Bei dünneren birgt sie die Gefahr der Strikturierung und ist allenfalls bei Ausführung unter dem Operationsmikroskop vertretbar. Dünne Nerven, deren Naht vor allem bei Hand- und Gesichtsverletzungen wichtig ist, sollte man mit der von Tarlow entwickelten Plasmanaht oder besser noch mit der daraus von Conley abgeleiteten Modifikation vereinigen, die Herr Miehlke in der Fazialischirurgie anwendet und die ich von ihm gelernt habe.

Ein weiches Silikonkautschukschlauchstück, dessen innerer Durchmesser etwa dreimal so groß wie der Nervendurchmesser sein soll und in das seitlich ein Fenster geschnitten wird, schiebt man über eine der Nervenendigungen. Dann werden beide Nervenenden mit feiner, atraumatischer Naht durchstochen und mit dieser Naht sorgfältig aufeinander adaptiert. Da sich die Nervenhüllen oft etwas retrahieren, so daß Kabel überstehen, müssen überstehende Kabel gekürzt werden. Die Kabelenden sollen sich genau berühren. Sie dürfen keinesfalls umgebogen sein. Die Schlauchhülle, die ein unerwünschtes Einwachsen von Bindegewebe erschwert, wird über die Nahtstelle geschoben. Durch das Fenster kontrolliert und korrigiert man die Lage der Kabelenden und tropft dann frisch aus dem Blut des Pat. gewonnenes Plasma hinein. Es gerinnt, fixiert damit die Nervenenden und verhindert ebenfalls das Einwachsen von Bindegewebe. Die Verwendung von Fibrin oder Vollblut hatte sich als weniger günstig erwiesen (Singer; Tarlov u. Boernstein; Young u. Medawar).

Je dünner der Nerv, desto wichtiger die Verwendung optischer Hilfen, wie Lupe oder Operationsmikroskop. Die eben beschriebene Nahttechnik ist zweckmäßiger als die früher propagierte Umschneidung der Nahtstellen mit Millipore, Silastic oder Tantalfolie zum Verhindern des Einwachsens von Bindegewebe in den Nahtbereich (HIRSAWA u. MARMOR, CAMPBELL u. Mitarb.), weil sich bei den letztgenannten Verfahren die Notwendigkeit ergibt, die Fremdsubstanzen in einer Zweitoperation wieder zu entfernen. Neuere Entwicklungen, wie die in letzter Zeit experimentell und klinisch versuchte Klebung von Nerven erscheinen zwar aussichtsreich, doch fehlen bisher zahlenmäßig größere klinische Erfahrungen.

Die Überbrückung von Nervendefekten

Die Möglichkeiten, durch bestimmte Gelenkstellungen die Verlaufsstrecke eines Nerven zu verkürzen und dadurch die Voraussetzungen für eine Nervennaht auch dann zu schaffen, wenn ein gewisser Nervendefekt besteht, können als bekannt vorausgesetzt werden. Leider wird oft vergessen, daß Nervennähte völlig spannungslos sein müssen und daß Nähte, die durch solche speziellen Gelenkstellungen ermöglicht wurden, eine längere Ruhigstellung — nicht unter 3 Wochen (TARLOV) — und anschließend eine sehr abgestufte Freigabe der Bewegung erfordern, damit die Naht nicht auseinanderweicht und der Nerv nur schonend und allmählich gedehnt wird. Viele Mißerfolge haben in dem Mißachten dieser Notwendigkeit ihre Ursache. Außerdem ist zu bedenken, daß selbst vorsichtiger chronischer Zug die Nerven nachweisbar schädigt (POLLARD u. GRANTHAM, HOEN u. BRACKETT, HIGHET u. SANDERS, DENNY-BROWN u. DOHERTY u.a.). Die Methoden der Nervendehnung und der Überbrückung von Nervendefekten durch besondere Gelenkstellungen sind zu einer Zeit entwickelt worden, als es noch keine befriedigenden Möglichkeiten der Nerventransplantation gab. Heute ist es zweifellos ratsamer, einen größeren Defekt durch ein Transplantat zu überbrücken.

Vor allem in den Jahren nach dem letzten Weltkrieg ist intensiv an den Problemen der *Nerventransplantation* gearbeitet worden. Die Methoden der Überbrückung von Defekten mit plasmagefüllten Venen, Arterien, Metall- oder Kunststoffröhrchen, in die z. T. als Leitschienen für die einwachsenden Axone Glas- oder Tantaldrähte eingelegt waren, haben nur historisches Interesse. Sie sind über das Stadium des Experimentes nicht hinausgekommen. Auch die sog. gestielte Nerventransplantation sollte nur noch als historisches Relikt gewertet werden, weil sie immer das Opfern eines wesentlichen Nerventeiles verlangt. Dagegen haben die freien Nerventransplantate zunehmend an Bedeutung gewonnen.

In der weiteren Besprechung muß zwischen Eigen- und Fremdtransplantaten unterschieden werden. Vorteil der Eigentransplantate ist das

Fehlen der Gefahr einer Gewebsabstoßungsreaktion. Dem steht als Nachteil gegenüber, daß sog. Spendernerven, die man ohne wesentliche Funktionsstörungen dem Patienten zu Transplantatzwecken entnehmen kann, meist nur dünnes Kaliber haben. Am geeignetsten sind die Nn. surales und die Interkostalnerven. Sind Defekte dickerer Nerven zu überbrücken, so muß man mehrere dünne Spendernerven bündeln, wobei es nach MILLESI ratsam ist, „jedes einzelne Kabel mit einer Gruppe benachbarter Faszikel des Nervenquerschnittes durch perineurale Naht zu verbinden".

Fremdnerventransplantate galten bis in die jüngste Zeit wegen der anscheinend unvermeidbaren Gewebsabstoßungsreaktionen als zwecklos. Wie MARMOR u. Mitarb. tierexperimentell gezeigt haben, lassen sich heute die Unverträglichkeitsreaktionen durch die Kombination einer Denaturierung des Fremdeiweißes durch Vorbestrahlung des Spendernerven mit ungefähr 2 Mill. rep., wodurch er zugleich sterilisiert wird, mit dem immunosuppressiven Medikament Imuran (1,5 bis 3 mg/kg/Tag) ausreichend zuverlässig so lange unterdrücken, bis die körpereigenen Axone das Fremdtransplantat durchwachsen haben. Zum Unterschied von der Transplantation von Organen, wie Niere, Leber oder Herz, die möglichst auf unbegrenzte Zeit im Empfängerorganismus toleriert werden sollen, muß ein Nerventransplantat ja nur einige Wochen bis Monate reaktionslos angenommen werden. Es dient lediglich als Platzhalter bzw. Leitschiene und kann abgebaut werden, sobald die körpereigenen Axone es durchwachsen haben. Berichte über größere Erfahrungen am Menschen mit dem von MARMOR u. Mitarb. im Tierexperiment entwickelten Vorgehen sind bisher noch nicht veröffentlicht. SCHINK schreibt ohne nähere Zahlenangaben, daß er durch Einpflanzung gefriergetrockneter oder kältekonservierter homoioplastischer Nerventransplantate mit Milliporeumhüllung vielversprechende Ergebnisse gesehen habe. Es ist möglich, daß schon in naher Zukunft strahlensterilisierten und denaturierten, tiefgefroren aufbewahrten Fremdnerven zur Überbrückung von Nervendefekten größere Bedeutung zukommen wird.

Zur Technik jeder Art von freier Nerventransplantation ist zu sagen, daß es sinnvoll ist, die periphere Nahtstelle des Transplantates zu einem Zeitpunkt, an dem erfahrungsgemäß die das Transplantat durchwachsenden Axone die Nahtstelle erreicht haben, zu resezieren und neu zu nähen. In manchen Fällen bildet sich hier in der Zwischenzeit eine bindegewebige Narbe, die das Weiterwachsen der Axone aus dem Transplantat in den peripheren Nerventeil erschwert oder unmöglich macht (BSTEH).

Zur Frage, ob akzidentelle und operativ gesetzte Nervenverletzungen ein unterschiedliches Vorgehen verlangen

Bei akzidentellen Wunden ist oft die Asepsis nicht gewährleistet. Eine primäre Nervennaht würde außerdem eine Vergrößerung der Wundflächen und eine bei Mehrfachverletzungen nicht risikolose Verlängerung der

Operationsdauer bewirken. Gleichzeitige Verletzungen von Sehnen, Gelenken oder Knochen können kürzere oder längere Ruhigstellungen erfordern, als sie nach Nervennähten günstig sind. Schließlich verfügt nicht jeder Chirurg über die wünschenswerte Ausrüstung (z. B. Operationsmikroskop) oder Erfahrung. Als Regelfall sollte man deshalb die akzidentelle Nervenverletzung in Form der frühen Sekundärnaht zwischen der 3. und 5. Woche versorgen und den Patienten dazu in eine Spezialabteilung verlegen. Ausnahmen sind glatte Schnittverletzungen mit übersichtlicher Situation der Nervenverletzung sowie Nervenverletzungen an den Fingern, bei denen die primäre Naht gerechtfertigt ist bzw. sogar günstigere Ergebnisse bringen kann.

Bei den operativ gesetzten Nervenläsionen liegt die Situation in der Regel anders. Handelt es sich um einen aseptischen Eingriff, um eine geplante und vorhergesehene Situation und sind alle Voraussetzungen für die Nervenversorgung gegeben — Erfahrung, Zeit, Lupe oder Operationsmikroskop, Spendernerven usw. —, so ist die primäre Versorgung angezeigt. Sind diese Voraussetzungen nicht oder nur unvollständig gegeben, so ist auch in solchen Fällen die frühe Sekundärnaht in einer Spezialabteilung vorzuziehen.

Zur Vor- und Nachbehandlung

Von der bestausgeführten Nervennaht kann in motorischer Hinsicht kein positiver Effekt erwartet werden, wenn die zugehörigen Gelenke bereits präoperativ versteift sind oder infolge von Schädigungen der Muskeln und Sehnen kein brauchbares Bewegungsorgan mehr vorhanden ist. Eine entsprechende Mobilisationsbehandlung muß deshalb der Nervennaht vorausgehen. Überdehnungen von Muskeln sind zu vermeiden. Der Muskelatrophie muß durch regelmäßiges Galvanisieren entgegengewirkt werden. Sogenannte Elektromassagen mit faradischen oder sonstigen obskuren Stromarten, die wir immer wieder erleben, sind wirkungslos.

Postoperativ benötigt eine Nervennaht eine Ruhigstellung von etwa 3 Wochen. War ein Nervendefekt durch Entlastungsstellung von Gelenken überbrückt worden, so darf die Entlastungshaltung nach Ende der eigentlichen Ruhigstellung nur ganz allmählich und dosiert aufgegeben werden. In solchen Fällen ist es ratsam, die Nervenstümpfe durch Tantaldraht, Silberklipp oder ähnlichem zu markieren, so daß eine evtl. Dehiszenz der Naht röntgenologisch erkannt werden kann. Bleibt die Regeneration aus, sollte man sich frühzeitig zur Nachoperation entschließen. Auch postoperativ ist es wichtig, das Ausmaß der leider unvermeidlichen Muskelatrophie durch Galvanisieren geringer zu halten. Die Elektrotherapie ist erst dann entbehrlich, wenn eine aktive Eigeninnervation wieder erkennbar wird. Von entscheidender Bedeutung ist schließlich eine gute krankengymnastische Nachbehandlung. Die statt dessen leider oft verordnete Massagetherapie hat allenfalls gewisse Wirkungen auf die Trophik.

Summary

For the suturing of thick nerves the "classical" suture of the nerve sheaths with interrupted sutures is justified now as before. In contrast to this, the modification of the plasma suture which was developed by Conley is recommended for thinner nerves. It is of decisive importance to use optical aids—operating microscope, magnifying glass.

Smaller nerve defect can be bridged by putting the joints in a position which minimizes tension on the nerves. In cases with larger defects one should abandon the method of extreme tension decreasing positions with subsequent gradual stretching of the nerves in favour of free nerve grafts. It is to be expected that in the future nerve-auto-grafts can be replaced by irradiated and deep-frozen, stored foreign nerves if immunosuppressive drugs as, e.g., Imuran are simultaneously administered.

In cases with accidental injuries, with few exceptions, early secondary suture is to preferred to primary suture. In contrast to this, iatrogenic nerve lesions during surgery can, if necessary prerequisites have been met, be treated primarily in many cases.

The author briefly points out a few essential aspects of preoperative and postoperative treatment.

Literatur

Björkesten, G.: Clinical experiences with nerve grafting. J. Neurosurg. **5**, 450—463 (1948).

Bsteh, F. X.: Experimentelles zur Frage der zweizeitigen Nerveninterplantation. Zbl. Neurochir. **13**, 23—28 (1953).

Campbell, J. B., C. A. L. Bassett, J. M. Girado, R. J. Seymout, and J. P. Rossi: Application of monomolecular filter tubes in bridging gaps in peripheral nerves and for prevention of neuroma formation. J. Neurosurg. **13**, 635—637 (1956).

Conley, J. J.: Facial nerve grafting in treatment of parotid gland tumours; new technique. Arch. Surg. **70**, 359 (1955).

Denny-Brown, D., and M. Doherty: The effects of transient streching of peripheral nerve. Arch. Neurol. Psychiat. (Chic.) **54**, 116 (1945).

Highet, W. B., and F. K. Sanders: The effects of streching nerves after suture. Brit. J. Surg. **30**, 355 (1943).

Hirasawa, Y., and L. Marmor: The protective effect of irradiation combined with sheating methods on experimental nerve heterografts: Silastic, autogenous veins and heretogenous arteries. J. Neurosurg. **27**, 401—414 (1967).

Hoen, T. J., and Ch. E. Brackett: Peripheral nerve lengthening. I. Experimental. J. Neurosurg. **13**, 43—62 (1956).

Kline, C. G., and G. J. Hayes: An experimental evaluation of the effect of a plastic adhesive, methyl 2-cyanoacrylate, on neural tissue. J. Neurosurg. **20**, 647—654 (1963).

Marmor, L., R. Miner, and J. M. Foster: Experimental prevention of nerve homograft rejection by use of immunosuppressive drugs. J. Neurosurg. **27**, 415—418 (1967).

—, J. M. Foster, G. J. Carlson, and J. C. Arpels: Experimental irriadiated nerve heterografts. J. Neurosurg. **24**, 656—666 (1966).

Matson, D. D., E. Alexander Jr., and P. Weiss: Experiments on the bridging of gaps in severed peripheral nerves of monkeys. J. Neurosurg. **5**, 230—248 (1948).

Miehlke, A.: Die Chirurgie des Nervus facialis. München-Berlin: Urban u. Schwarzenberg 1960.

Millesi, H., J. Ganglberger u. A. Berger: Erfahrungen mit der Mikrochirurgie peripherer Nerven. Chir. plastica et reconstructiva **3**. Berlin-Heidelberg-New York: Springer 1967.

Nigst, H.: Die Chirurgie der peripheren Nerven. Stuttgart: Thieme 1955.

Pollard, C., Jr., and E. G. Grantham: Peripheral nerve surgery. The two-stage operation. J. Neurosurg. **12**, 627—633 (1955).

Singer, M.: The combined use of fibrin film and clot in end-to-end union of nerves: An experimental study. J. Neurosurg. **2**, 102—125 (1945).

Schink, W.: Wiederherstellungschirurgie bei Nervenverletzungen im Bereich der Hand. Hefte Unfallheilk. **81**, 274—279 (1965).

Tarlov, J. M.: Plasma clot suture of nerves: Illustrated technique. Surgery **15**, 257 (1944).

— How long should an extremity be immobilized after nerve suture? Ann. Surg. **126**, 366—376 (1947).

—, and B. Benjamin: Autologous plasma clot suture of nerves. Science **95**, 258 (1942).

—, and W. Boernstein: Nerve regeneration: A comparative experimental study following suture by clot and thread. J. Neurosurg. **5**, 62—83 (1948).

Weiss, P., and A. C. Taylor: Guides for nerve regeneration across gaps. J. Neurosurg. **3**, 375—389 (1946).

Young, J. Z., and P. B. Medawar: Fibrin suture of peripheral nerves. Lancet **1940 II**, 126—128.

Professor Dr. F. Loew
Neurochirurg. Univ.-Klinik
665 Homburg (Saar)

Probleme der Rekonstruktion des N. recurrens nach dessen Verletzung bei der Strumektomie*

Von **A. Miehlke**

Verletzungen des N. recurrens nach Strumektomie entstehen zwischen 0,3% (Lahey) bis 9,4% (Blomstedt u. Rydmark) aller Kropfoperationen. Dieses Mißgeschick kann auch dem geübtesten Operateur widerfahren; es ereignet sich häufiger nach Rezidivstrumektomien als bei Erstoperationen. Als Ursache kommen neben der eigentlichen Kontinuitätsdurchtrennung des Nerven seine Überstreckung bei der Luxation des Kropfes, ferner fehlerhafte Umstechungen oder Ligaturen in Betracht. Als Folge aller Schädigungen der genannten Art kommt es zur Stimmbandlähmung. Ist die Läsion — wie nicht selten — beiderseits entstanden, so kann es infolge der lähmungsbedingten bilateralen Paramedianstellung der Stimmbänder zur schweren Stenose der Glottis, ja zum Erstickungstod kommen. Auch ohne ein solches Ereignis sind die Kranken jedenfalls infolge der hochgradig erschwerten Inspiration zu einem normalen Leben unfähig.

Die Wiederaufnahme einer annähernd normalen Funktion der Stimmlippen kann theoretisch natürlich nur durch die Wiederherstellung des peripheren Recurrensneurons erreicht werden. Dieser Gedanke ist nicht neu! In der Tat haben bereits in früheren Jahren Stierlin (1916), Lahey (1928), McCall u. Hoerr (1946) und im vergangenen Jahr Zöllner (1967), Doyle u. Mitarb. (1967) nach iatrogenen Durchtrennungen des Nerven durch die sofortige Nervennaht die Wiederkehr der Stimmlippenmotilität erzielt. Aber neben diesen Erfolgen stehen viele Mißerfolge. Man muß sich fragen, welches die Ursachen solcher Mißerfolge sind.

Es leuchtet ohne weiteres ein, daß bei unserer bisher geübten Technik der Naht allerfeinster peripherer Nerven — etwa der feinsten Facialisäste in der lateralen Gesichtsregion (Abb. 1) — jener mitten durch die Nervensubstanz hindurchgezogene Faden, und sei er noch so fein, zu Störungen in der Regeneration führen muß. Das allein könnte schon beim N. recurrens, der ja im Gegensatz zum N. facialis zwei antagonistische Funktionen — die der Glottisöffnung und die der Glottisschließung — zu erfüllen hat, zum Mißerfolg führen, wenn bedacht wird, daß in der Phase der Regeneration die auswachsenden, vielfach in sich aufgesplitterten proximalen Achsenzylinder

* Herrn Prof. Dr. A. Meyer zum Gottesberge, Düsseldorf, zum 60. Geburtstag zugeeignet.

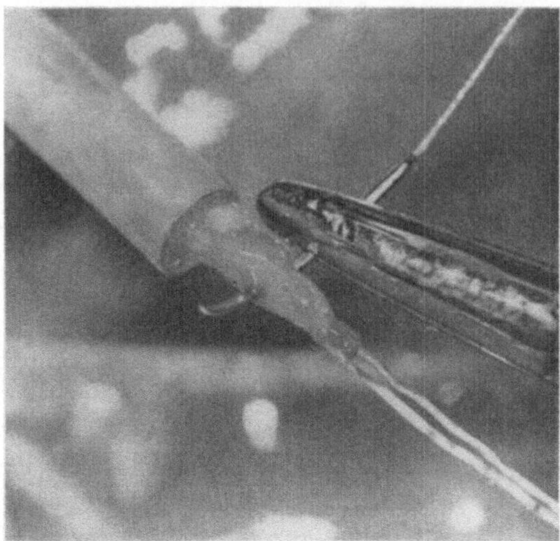

Abb. 1. Konventionelle Nervennaht mit atraumatischer Nadel und 7 × 0 Seide in diesem Falle an einem der peripheren Facialisäste; Polyäthylenzylinder über den Nerven gestreift. Der durch das Epineurium gelegte Haltefaden wird später entfernt, der Stumpf sodann angefrischt

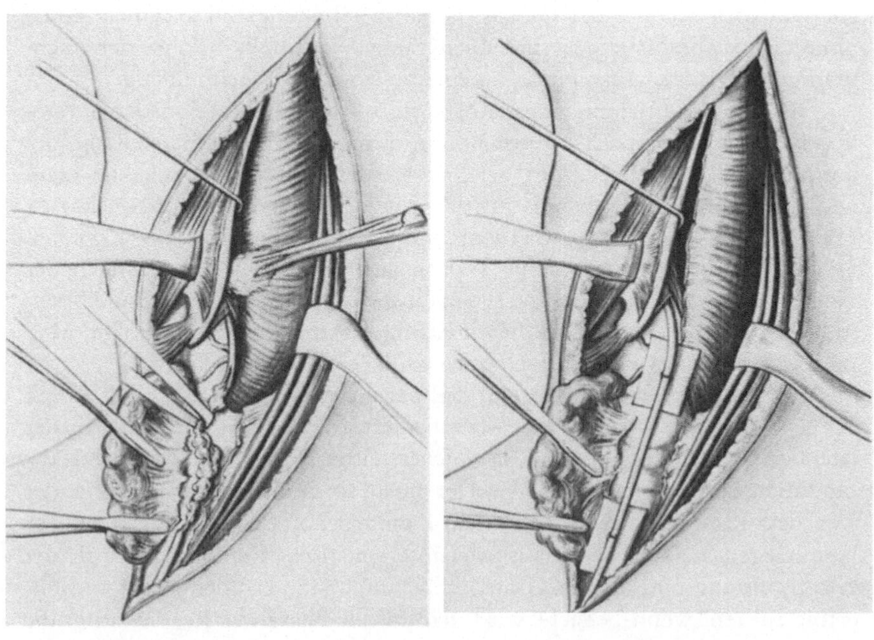

a b

Abb. 2. a Darstellung des N. recurrens. Der zerstörte Nervenabschnitt ist nur noch als Narbenstrang kenntlich. b Nach Resektion des Narbenstranges folgt die Defektüberbrückung durch freie autogene Nerventransplantation

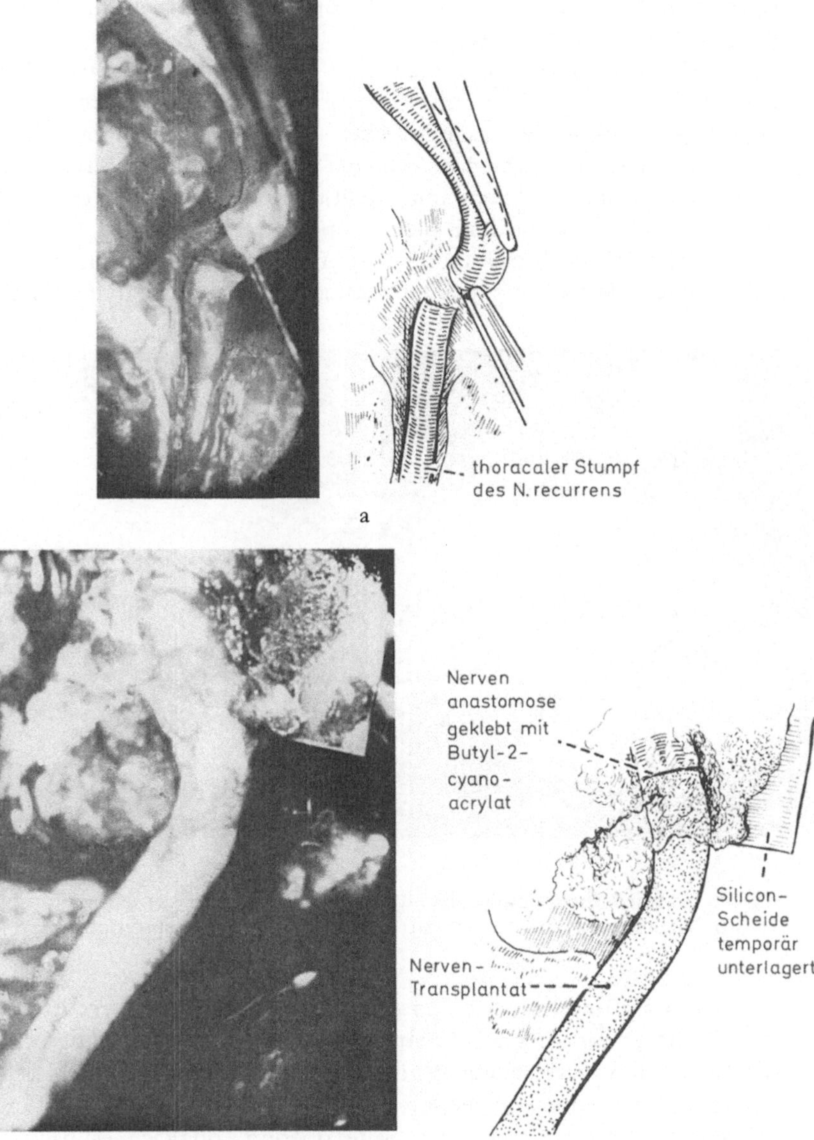

Abb. 3. a Vorbereitung der Anastomose am kehlkopffernen Recurrensstumpf im Jugulum. Das Nerventransplantat wird dem angefrischten proximalen Recurrensstumpf genähert und später durch Klebung mit diesem vereinigt. b Anastomosierung des freien autogenen Nerventransplantates mit dem kehlkopfnahen distalen Recurrensstumpf; hier ist die bereits abgeschlossene Klebung mit Hilfe des Butyl-2-Cyano-Acrylat dargestellt. Die Anastomose ist während des Klebevorgehens durch eine Silikonfolie unterlagert; diese wird später entfernt

durchaus nicht immer den ihnen zugehörigen Leitbahnen auf ihrem Vordringen in die Peripherie folgen.

Es scheint demnach klar, wo unsere Aufgabe liegen sollte, wenn wir dem Ideal des sich Wiederfindens der proximalen Axone mit den ihnen zugehörigen Leitbahnen näherkommen und damit eine möglichst gute Funktionswiederkehr erreichen wollen: Verwerfung der konventionellen Nervennaht in der Peripherie mit Nadel und Faden und Ersatz derselben durch die Nervenklebetechnik mit Autopolymerisation.

Als Beleg für die Berechtigung dieser Forderung möchte ich mit einigen Abbildungen die wohl erstmalig in der Laryngologie erfolgreich gelungene

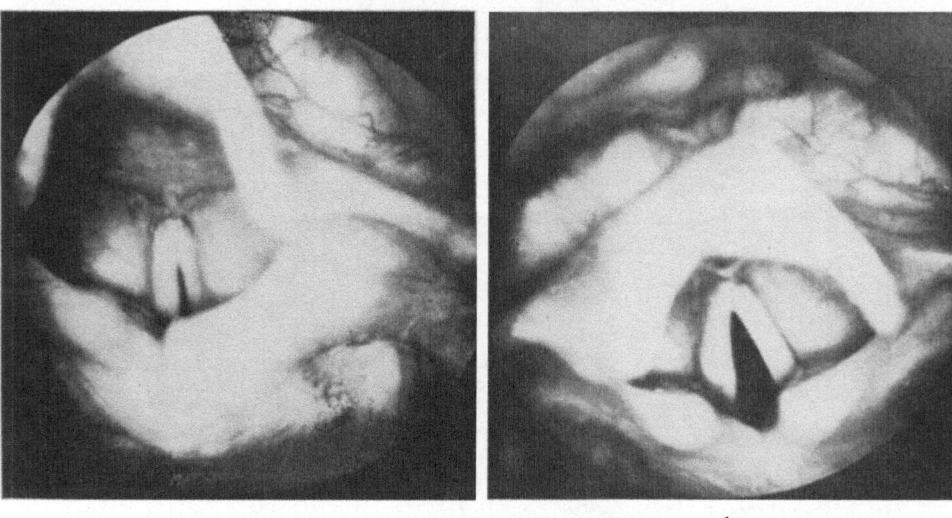

a b

Abb. 4. a Wiederherstellung der Recurrensfunktion links: Phonationsphase. b Wiederherstellung der Recurrensfunktion links: Respirationsphase

Überbrückung eines großen Defektes im Verlauf des N. recurrens mit Hilfe der freien autogenen Nerventransplantation zur Darstellung bringen. Als Spendernerv verwendete ich den N. auricularis magnus der gleichen Seite. Es wurde unter Anwendung der Nervenklebetechnik mit Butyl-2-Cyanoacrylat[1] nur auf der einen Seite operiert, obgleich es nach einer Rezidivstrumektomie zu einer beiderseitigen Verletzung des N. recurrens mit der Folge einer lilateralen Paramedianstellung der Stimmlippen gekommen war. Denn der Laryngologe weiß, daß die Funktionswiederherstellung der einen Seite genügt, um Stimm- und Atemfunktion in ausreichendem Maße sicherzustellen (Abb. 2—4).

[1] Fa. Braun, Melsungen: Histoacryl (WZ).

Diese Wiedergewinnung der Stimmlippenmotilität ist bei den äußerst dünnen Durchmessern der zu anastomosierenden Nervenenden wahrscheinlich mit ausreichendem funktionellen Erfolg nur dann möglich, wenn man in der dargelegten Weise bei der Anastomosierung der Nervenendigungen vorgeht.

Wir befinden uns, was das eben geschilderte Arbeitsgebiet in der Laryngologie angeht, unmittelbar am Anfang einer neuen Entwicklung in der Chirurgie der allerfeinsten peripheren Nerven. Ein Umdenken der Chirurgen in der Beurteilung von bilateralen Stimmbandlähmungen nach der Strumektomie mit dem Ziele, solche Kranken alsbald in die Behandlung des speziell geschulten Laryngologen zu übergeben, ist von Nöten. In enger Absprache wird so der optimale Zeitpunkt für den rekonstruktiven Eingriff am Nerven eingehalten werden können. Ich bin ganz sicher, daß die Phonochirurgie große Aufgaben übernehmen wird; die Zukunft aber hat schon begonnen.

Summary

The successful outcome of bridging of a large defect in the recurrent laryngeal nerve is described. This was achieved, for the first time in laryngology, by means of autogenous nerve transplantation using the glueing technique with autopolymers. The result was a highly satisfactory return of vocal-cord mobility with regard to their function.

Literatur

Berendes, J., and A. Miehlke: Repair of the recurrent laryng. nerve and phonation. Basic considerations and technics. Int. College of Surg., Miami (Florida). April 30, 1967.

Blomstedt, B., and K. E. Rydmark: Paralysis of the recurrent laryngeal nerve following thyroidektomie. Acta oto-laryng. (Stockh.) **52**, 150—156 (1960).

McCall, J. W., and N. L. Hoerr: Reinnervation of a paralyzed vocal cord. Laryngoscope (St. Louis) **56**, 527 (1946).

Doyle, P. J., R. E. Brummett, and E. C. Everts: Results of surgical section and repair of the recurrens laryngeal nerve. Laryngoscope (St. Louis) **77**, 1245 bis 1254 (1967).

Lahey, F. H.: Sucessful suture of recurrent laryngeal nerve for bilateral abductor paralysis with restoration of function. Ann. Surg. **87**, 481—484 (1928).

— Routine dissection and demonstration recurrent laryngeal nerve in subtotal thyroidectomy. Surg. Gynec. Obstet. **66**, 775—777 (1938).

Miehlke, A.: Zur Indikation und Technik der Recurrensneurolyse. Z. Laryng. Rhinol. **37**, 44—54 (1958).

Stierlin, R.: Zit. nach H. Hoessly. Bruns Beitr. klin. Chir. **99**, 186 (1916).

Zöllner, F.: Persönl, Mittlg. 1967.

Prof. Dr. A. Miehlke
Univ.-Hals-Nasen-Ohrenklinik
Göttingen, Geiststraße 10

Aussprache

G. Maurer (zu Vortrag Loew): Ich wollte kurz zur Nerventransplantation etwas sagen. Ich hatte in den letzten 25 Jahren Gelegenheit, den Krieg eingeschlossen, über 600 Nervenverletzungen operativ zu behandeln. Knapp die Hälfte haben wir nachuntersucht und dabei ein Ergebnis von zwei Drittel Erfolgen gefunden. Ich habe vor 4 bis 5 Jahren hier eingehend darüber berichtet. Wir haben für die Naht, wenn sich trotz Entspannungsstellung die Nervenenden nicht entsprechend vereinigen ließen — vor allem während der Kriegszeit —, immer wieder mal versucht, die von Herrn Loew genannten Nerven säuberlich zu präparieren und als Transplantat zur Defektüberbrückung einzupflanzen. Ich habe keine überzeugenden Erfolge gesehen, allerdings haben wir die „Plasmanaht“ noch nicht verwendet. Nun würde mich Folgendes interessieren! Sie sprachen von „Erfolgen“. Exakte Zahlen von Erfolgen sind mir aus der Literatur nicht bekannt. Ich wäre Herrn Loew dankbar, wenn er sagen könnte, z. B. 100 Transplantationen, 50 Erfolge, das und das konnte bei der Kontrolluntersuchung festgestellt werden. In der Literatur habe ich solche exakte Angaben bis jetzt nicht gefunden, aber ich freue mich, wenn Sie uns darüber etwas sagen, denn Sie haben es eben sehr schön ausgedrückt: „Wir wollen voneinander lernen.“

R. Erdelyi (zu Vortrag Schmidt-Tintemann): Frau Schmidt hat uns wiederum vor Augen geführt, daß die Keloide wirklich eine Krux sind. Ich glaube nach unserer Erfahrung, daß die Leute nicht gerade durch die Ausdehnung des Keloids beunruhigt sind, sondern gerade dadurch, daß die Keloide im Niveau sehr hoch sind. Und wenn mir Frau Schmidt gestattet, will ich die Teilexcision, die Sie unter die erste Therapieseite genannt hat, ergänzen: Bei der Teilexcision machen wir nicht nur diesen senkrechten Schnitt in das Keloid, sondern wir unterminieren, soweit es möglich ist, das Keloid vom Wundbett aus. Selbstverständlich muß vorsichtig vorgegangen werden, damit es nicht zur Ernährungsstörung kommt. Auch wenn es zu einem Rezidiv des Keloids kommt, wird die Fläche vielleicht größer oder bleibt gleich, aber die Höhe des Keloids bleibt immer erniedrigt. Dadurch werden die Patienten beruhigt und verlangen keine weitere Behandlung mehr.

E. Schmid (zu Vortrag Schmidt-Tintemann): Ich möchte kurz darauf hinweisen, daß auch wir sehr gute Erfahrungen gemacht haben, von einem ganz kleinen Einschnitt aus, die keloiden Narbenstränge von unten her (subcutan) auszuschneiden. Nur darf das äußere Epithel nicht verletzt werden und es wird ein leichter Kompressionsverband angelegt.

G. Rodewald (Schlußbemerkung): Ich sollte vielleicht ein Wort zur Anticoagulantienbehandlung sagen. Das scheint mir ein ziemlich wichtiger Punkt zu sein. Im allgemeinen ist es in der Gefäßchirurgie üblich, mit der Anticoagulantienbehandlung postoperativ in einer Distanz von Tagen anzufangen. Wir machen das anders, wir operieren die Patienten unter Anticoagulantien und setzen die Behandlung mit Heparin postoperativ fort. Wenn man bei Verletzungen mit verhältnismäßig geringer Erfahrung Anastomosen macht, dann ist das Risiko, daß sich an diesen Anastomosen Thrombosen bilden, größer, als wenn das einer von den sog. Spezialisten tut. Und bei solchen Patienten, glaube ich, sollte man unmittelbar mit einer Heparanisierung anfangen. Die Blutung in der Wunde spielt überhaupt keine Rolle. Man kann sie drainieren, oder nach 2 oder 3 Tagen ausräumen. Das Entscheidende ist, daß das Gefäß durchgängig bleibt. Lieber ein durchgängiges Gefäß in einem Hämatom, als eine Thrombose bei bluttrockener Wunde.

H. MILLESI (zu Vortrag LOEW): Der Vortrag von Herrn LOEW hat mich vom historischen Standpunkt aus sehr interessiert. Leider muß ich feststellen, daß ganz wesentliche Entwicklungen der letzten Jahre auf dem Gebiet der Wiederherstellung der peripheren Nerven vom Redner nicht erwähnt wurden. Gestatten Sie mir daher, daß ich einige Ausführungen dazu mache. Der Erfolg einer Nervennaht hängt unter anderem von der Adaptation ab. Die Durchführung einer exakten Adaptation gelingt am besten mit Hilfe des Mikroskopes. Das Wort Mikroskop ist im Vortrag zweimal gefallen. JAMES SMITH hat schon 1964 festgestellt, daß die mikrochirurgische Nervennaht der klassischen weit überlegen ist. Aber darüber hinaus ist die Entwicklung wesentlich weiter gegangen. Durch das Mikroskop sieht man wesentlich besser, wie weit der Nerv geschädigt ist und wo bei sekundärer Wiederherstellung Narbengewebe vorliegt, das reseziert werden muß. Die ausreichende Anfrischung unter Kontrolle des Mikroskopes ist zweifellos ein zweiter wichtiger Punkt. Natürlich vergrößert man dadurch den Defekt und hieraus ergibt sich der dritte, entscheidende, Faktor: Es ist dies die Spannung an der Nahtstelle. Diese spielt eine wesentliche Rolle bei der Regeneration. Hier stimme ich mit Herrn LOEW vollkommen überein. Ich möchte sogar noch einen Schritt weiter gehen: Die Naht soll absolut spannungslos sein. Wir brauchen uns dieses Problem nur am Beispiel der Haut überlegen. Wenn wir am Unterarm über dem Handgelenk beispielsweise einen Hautdefekt von 1,5 oder 2 cm Durchmesser zu versorgen haben, so nähen wir diese Wunde nicht dadurch, daß wir das Handgelenk in Beugestellung bringen, weil wir genau wissen, daß die nach einem solchen Vorgehen entstehende Narbe nicht befriedigend sein wird. Man wird vielmehr einen derartigen Defekt durch Hauttransplantation oder Lappenverschiebung versorgen. Auch nach der Naht eines durchtrennten N. medianus mit einem Defekt von 1,5 bis 2 cm Länge wird zwischen den Stümpfen eine entsprechend ungünstige Narbe entstehen. Wir glauben daher, daß man eine absolut spannungslose Vereinigung erreichen muß und wenn dies durch direkte Adaptation nicht gelingt, muß man Nerventransplantate zur Überbrückung heranziehen. Wir konnten in ausgedehnten histologischen Untersuchungen den Zusammenhang zwischen Spannung und Bindegewebswucherung an der Nahtstelle ganz eindeutig demonstrieren. Das Kabeltransplantat hat sich, wie Herr LOEW erwähnt hat, nicht sehr bewährt. Aber auch hier ist die Entwicklung weiter gegangen. Sie kennen vielleicht die Arbeit von MICHON, der unter dem Mikroskop die perineurale Nervennaht durchführt. Man kann aber noch einen Schritt weiter gehen und die interfasciculäre Nerventransplantation durchführen. Ich konnte vor 2 Jahren vor diesem Forum über Technik und Ergebnisse dieser Methode berichten. Die Regeneration der wiederhergestellten Nerven erfolgt wesentlich schneller und qualitativ besser als früher. Wir haben alle Fälle elektromyographisch kontrolliert und uns immer nur auf objektive Befunde verlassen. Diese gilt auch für die Kontrolle der Rückkehr der Sensibilität. Zu diesem Zweck kann man die sog. Computerelektroencephalographie heranziehen, die objektive Anhaltspunkte über das Funktionieren sensibler Nervenfasern gibt. Wir haben bisher mehr als 80 Fälle mit Hilfe dieser Technik operiert. Bezüglich der Einzelheiten verweise ich auf die 1967 und 1968 veröffentlichten Arbeiten.

D. Buck-Gramcko (zu Vortrag Loew): Ich stimme mit Herrn Loew und Herrn Millesi absolut überein, daß in der Nerventransplantation die Methode der Zukunft für die Nervenwiederherstellung zu sehen ist. Ich glaube aber, daß Herr Loew das Geld, daß er für eine Nervenbank mit vorbestrahlten Fremdnerven ausgeben will, sparen oder besser verwenden kann. Jörg Böhler hat vor Jahren diese Nerven nach der Vorschrift von Marmor hergestellt und in der geschilderten Form eingesetzt und hat bei den Nachuntersuchungen ausgesprochen schlechte Ergebnisse bekommen. Lediglich bei Kindern waren die Ergebnisse einigermaßen, so daß man dort die Methode für gerechtfertigt halten konnte. Er hat leider, soweit mit bekannt ist, diese Nachuntersuchungsergebnisse nicht veröffentlicht; ich weiß sie persönlich von ihm. Ich würde empfehlen, daß Sie sich mit Herrn Böhler in Linz doch in Verbindung setzen. Ich glaube, daß man in den meisten Fällen mit den autogenen Nerven auskommen wird.

F. Loew (Schlußwort): Ich wollte zuerst Herrn Millesi danken für die Ergänzung meines Vortrages. Wenn man 15 min Redezeit hat, dann kann man kein großes Literaturreferat geben, sondern muß sich darauf beschränken, die wesentlichen Punkte hervorzuheben.

Die Verwendung des Operationsmikroskopes ist von größter Bedeutung, ebenso wie die absolute Spannungslosigkeit der Naht. Auf beides hatte ich hingewiesen. Der nochmalige Hinweis von Herrn Millesi ist aber sicher didaktisch nützlich.

Herr Maurer bat um Zahlen über die Ergebnisse der Nerventransplantate. Zum Teil ist diese Frage gerade von Herrn Millesi beantwortet worden. Er sagte, daß er etwa 100 Fälle hätte, die alle gut geworden sind. Größere Statistiken von Fällen, die nach den neuen Methoden operiert wurden, sind in der Literatur praktisch nicht vorhanden. Ich verfüge jetzt über etwa 30 Fälle, die aber noch nicht alle nachuntersucht sind, weil auch wir erst in den letzten Jahren mit den Nerventransplantationen begonnen haben, so daß eine statistische Zahl von mir jetzt nicht relevant wäre.

Zur Frage der Nervenklebung, Herr Miehlke, haben Sie schon gesagt, daß wir ständig dabei sind, voneinander zu lernen. Der von Ihnen geklebte Nerv ist ordentlich dünn. Möglicherweise haben wir hier also eine neue Situation, wo wir mit der Klebung weiterkommen. Ich habe ja die Klebung nicht abgelehnt, sondern lediglich gemeint, daß man noch mehr klinische Erfahrung sammeln sollte, ehe man dieses neue Verfahren zur allgemeinen Anwendung empfiehlt.

R. Erdelyi (zu Vortrag Miehlke): Wieviel Zeit kann man maximal verstreichen lassen zwischen der Strumektomie und der Rekonstruktion des N. recurrens?

Miehlke: Es ist ein ganz weites Feld, an dem wir noch zu arbeiten haben. Die Meinung der Chirurgen ist, man soll ein Jahr warten. Da ist es aber meistens schon zu spät. Andere Autoren sagen, 1/2 Jahr. Andere meinen so schnell wie möglich, möglichst in der 1. Woche. Wir müssen also noch sehr viel darüber studieren, bis man das endgültig sagen kann.

Besonderheiten bei der plastisch-chirurgischen Versorgung von Defekten der Urethra

Von **H. Marberger**

Manuskript nicht eingegangen

Ophthalmologischer Beitrag zur Wundversorgung bei Verletzungen der Lider und deren Umgebung und zur plastischen Lidchirurgie

Von A. Bangerter

In der kurzen mir zur Verfügung stehenden Zeit wird es mir nur möglich sein, einige Hinweise zu geben. Von vornherein möchte ich mich auf alle Fälle beschränken ohne Orbitabeteiligung und mit erhaltenem Auge. Bei letzten erscheint die Berücksichtigung ophthalmologischer Gesichtspunkte besonders wichtig.

Sowohl die Versorgung von Verletzungen wie plastische Eingriffe in nächster Umgebung der Augen stellen besondere Anforderungen; einmal in kosmetischer Hinsicht, sodann aber auch — und das möchte ich besonders hervorheben — in funktioneller Hinsicht. Letzte Tatsache wird nach meiner Erfahrung von Nicht-Ophthalmologen noch allzu häufig vernachlässigt. Dabei ist die Beschaffenheit von Lidern und Umgebung für eine ungestörte Sehfunktion von entscheidender Bedeutung. Besonders zu berücksichtigen sind:

Bedingungen für ungestörte Sehfunktion:

Normale Lidbeschaffenheit und Lidfunktion: Lidspaltenweite — Lidschlag — Lidschluß; Lid- und Lidrandstellung (Tränenpunkt, Cilien!); glatte Innenfläche.

Normale „Tränenfunktion“: a) Zufluß, b) Verteilung, c) Abfluß.

Freie Bulbusmotilität

Die letzte Forderung sei noch besonders unterstrichen. Wir wissen, daß normalerweise eine Verbindung zwischen Bulbus und Lidern besteht; dieselbe ist jedoch dank der lockeren Conjunctiva fornicis so frei, daß eine normale Bulbusmotilität gesichert ist. Bei Rekonstruktionen von Verletzungen und plastischen Eingriffen haben wir dieser Tatsache Rechnung zu tragen.

Die Aufgaben der Wiederherstellungschirurgie in unmittelbarer Nachbarschaft der Augen werden noch durch zwei Tatsachen erschwert, einmal durch die Kleinheit der Verhältnisse, sodann aber und vor allem durch die Verschiedenartigkeit der Gewebe mit differenzierter Funktion auf engem Raum. Die nachfolgende schematische Darstellung gibt davon einen Eindruck.

Was aus der Abbildung nicht hervorgeht, ist die verschiedene Beschaffenheit der Haut selbst (Ober- und Unterlid, nächste und fernere Umgebung des Auges). Darunter folgt die Muskulatur mit verschiedenen Funktionen, ganz abgesehen vom komplizierten Augenmuskelsystem. Auch die Conjunctiva ist keine Einheit, sondern gliedert sich in Conjunctiva tarsi, palpebralum, fornicis und bulbi, obschon histologisch ähnlich, in ihrer Beschaffenheit jedoch verschieden.

Wenden wir uns nun kurz der Wundversorgung bei Verletzungen zu. Es darf im Prinzip nur ein Ziel geben, nämlich *möglichst primäre Restitutio.*

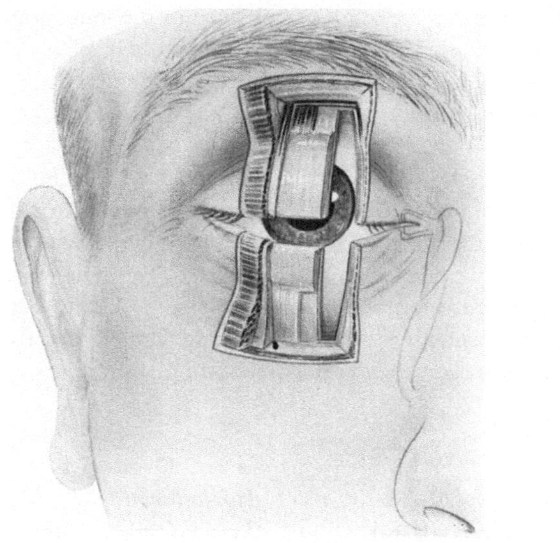

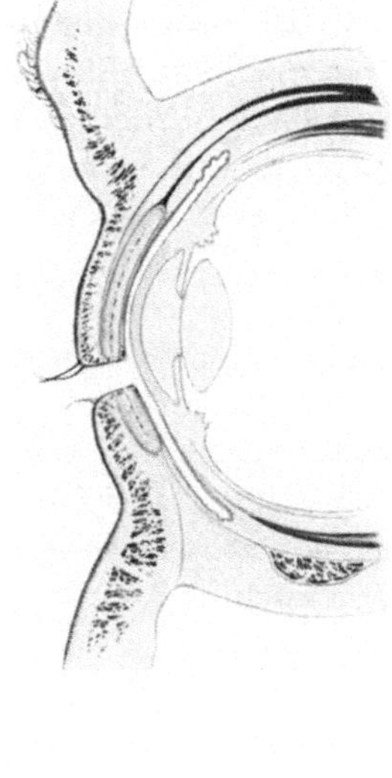

Abb. 1

Eine solche läßt sich — im Gegensatz zu einer häufigen Annahme — in weitaus der Mehrzahl selbst schwerer Verletzungen erreichen. Es bedarf aber dazu, wie wir noch sehen werden, oft der Erfahrung in plastischer ophthalmologischer Chirurgie. Nur wenn infolge zu ausgedehnter Destruktion von vornherein feststeht, daß eine völlige Wiederherstellung nicht möglich ist, dürfen wir uns mit einem niedrigerem, aber nicht weniger wichtigen Ziel begnügen, nämlich der Schaffung möglichst günstiger Ausgangsbedingungen für spätere plastische Korrekturen. Die richtige Ausführung einer solchen Wundversorgung ist für das Endergebnis von entscheidender Bedeutung.

Bei jeder Verletzung, auch geringer Ausdehnung, steht die richtige Beurteilung an erster Stelle. Es drängen sich dabei im besonderen die folgenden Fragen auf: Ist das Auge mitverletzt oder nicht? Wenn ersteres der Fall ist, so gilt die primäre Fürsorge dem Bulbus. Es ist ein Kunstfehler, bei einer Perforation des Auges z. B., zunächst an Lidern und Umgebung zu operieren. Dieser Fehler wird jedoch von Nicht-Ophthalmologen noch häufig begangen. Damit kann aber dem Patienten nicht wiedergutzumachender Schaden zugefügt werden. Eine zweite Frage gilt der Mitverletzung eines Muskels, vor allem des Levators; eine sofortige Rekonstruktion ist meist möglich, eine sekundäre stößt oft auf unüberwindliche Schwierigkeiten. Sodann ist die Entscheidung, ob die Tränenabflußwege mitverletzt sind oder nicht, für das Vorgehen wegleitend. Die Wundversorgung bei Verletzung der Tränenabflußwege stellt besondere Anforderungen; die Prognose ist nur bei primärer richtiger Rekonstruktion gut. Andernfalls bedarf es später zur Behebung des Schadens größerer plastischer Eingriffe.

Wenn es bereits zur Beurteilung einer Verletzung eingehender Kenntnisse der Lokalverhältnisse bedarf, ist dies für die Wundversorgung noch in weit größerem Maße der Fall. Bei allen schwereren Destruktionen stellt vor allem das richtige Erkennen der oft stark dislozierten und veränderten verschiedenen Gewebe keine leichte, aber absolut entscheidende Aufgabe dar. Daß wir mit dem noch Vorhandenen mit aller Sorgfalt umgehen müssen, sollte selbstverständlich sein. Die Wundversorgung bedarf aber auch eines besonders feinen Instrumentariums mit allen Möglichkeiten der Mikrochirurgie. Kenntnisse der eigentlichen plastischen Chirurgie stellen daher eine Conditio sine qua non für die Wiederherstellung bei schwereren Verletzungen dar. Leider fehlt es bei manchen Ärzten am nötigen Verantwortungsbewußtsein. Verletzte werden noch allzuoft von ungenügend Geschulten als freies chirurgisches Betätigungsfeld betrachtet. Der Begriff „Notfall" wird dabei falsch interpretiert oder mißbraucht. Der Patient ist ja sehr oft nicht mehr in der Lage, selbst über die Arztwahl zu entscheiden. Diese Tatsache aber bedeutet meines Erachtens keine Verminderung, sondern eine Steigerung unserer Verantwortung gegenüber dem Patienten. Wenn äußere Verhältnisse und absolut vitale Forderungen es nicht verunmöglichen (was selten der Fall ist!), sollte vor jeder lokalen Wundversorgung ein Augenarzt, wenn möglich ein Ophthalmochirurge zugezogen werden. Jedenfalls gehören Verletzungen der Lider und Umgebung nicht in die Hände eines praktischen Arztes oder eines nicht speziell geschulten Chirurgen. Bei Beachten dieser sicher berechtigten Forderungen kämen nicht immer wieder so unerfreuliche Fälle vor, wie das nachfolgende Beispiel.

Dieser Patient wurde in einem Krankenhaus versorgt, dann aber — als das Ergebnis doch nicht ganz befriedigend schien (!) — nach 3 Tagen in die Klinik eingewiesen.

Ich zeige aber den Fall nicht nur als abschreckendes Beispiel, sondern gleichzeitig auch um zu unterstreichen, daß selbst unter so ungünstigen

Voraussetzungen wie hier (3 Tage alte, unsachgemäß versorgte Wunde) noch eine Reoperation gewagt und mit relativ ordentlichem Erfolg ausgeführt werden kann.

Man wird allerdings unter Umständen gezwungen sein, später noch eine Korrektur vorzunehmen. Bei rechtzeitiger primär richtiger Rekonstruktion könnte dem Patienten viel erspart werden, ganz abgesehen davon, daß eine völlige Restitutio sicherer gewährleistet wäre. Finden sich bei Verletzungen eigentliche Substanzverluste, dann geht, wie schon erwähnt, die Wundversorgung bereits in das Gebiet der plastischen Chirurgie über.

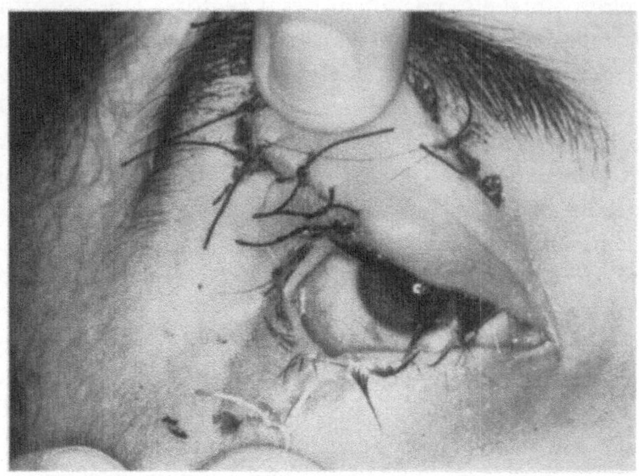

Abb. 2

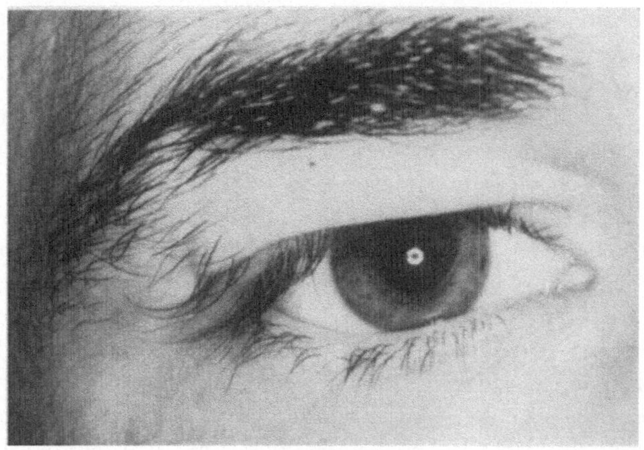

Abb. 3

Der folgende Fall wurde an Hand von Bildern erläutert: Die nasale Tarsushälfte des Unterlides hat vollständig gefehlt und es bestand auch ein

Hautsubstanzverlust. Bei der primären Wundversorgung wurde durch eine Lid-zu-Lid-Plastik der Tarsus der Unterlides durch Tarsus vom Oberlid ersetzt. Es konnte dadurch eine Wiederherstellung des Unterlides erreicht werden. Nach Spaltung der temporären Tarsorrhaphie wird man von der Verletzung praktisch nichts mehr sehen, da der Substanzverlust primär ersetzt wurde.

Dieses Beispiel führt uns zum zweiten Teil des Themas: zur plastischen Chirurgie im Bereiche der Lider und Umgebung. Ich möchte dabei nicht Fälle zeigen, sondern Prinzipielles erörtern. Ich glaube, die in den Operationslehren angegebenen üblichen Verschiebe- und Lappenplastiken auch im Bereiche der Augenumgebung als bekannt voraussetzen zu dürfen.

Es sei mir daher gestattet, etwas näher auf die von uns in den letzten 20 Jahren entwickelten (bisher aber nur in Kursen bekanntgegebenen!) *Lid-zu-Lid-Plastiken oder kurz L/L-Plastiken* einzugehen.

Einleitend seien einige Grundregeln respektive Grundforderungen vorausgeschickt, die ganz besondere Gültigkeit haben für augennahe Plastiken.

Lidplastikengrundregeln

Zur Erlangung günstiger *funktioneller* und *kosmetischer Ergebnisse: Planen — Anpassen — Modellieren.*

Gezielte Schnittführung — Vermeiden ungünstiger oder sichtbarer Narben.

Verwenden von gleichem oder möglichst angeglichenem Gewebe — Ausnutzung von Vorhandenem.

Berücksichtigung physiologischer und pathologischer Traktionen.
— Schaffen von Gegenzügen oder Gegenspannungen.
— Verankern auf fester Unterlage (wo möglich!).

Nachbehandlung: Frühbestrahlung bei Keloidtendenz!

Wir können uns ersparen, auf alle Einzelheiten einzugehen, und nur einige Punkte hervorheben.

Erste Forderungen: Keine ungünstigen und möglichst keine zusätzlichen Narben zu setzen, erscheint besonders wichtig, wird aber gerade bei den herkömmlichen Techniken nicht immer genügend berücksichtigt.

Die Mehrzahl der üblichen Plastikmethoden vermag auch die weiteren Grundforderungen nicht oder nur partiell zu erfüllen. Trotzdem aber werden wir in gewissen Fällen auf sie zurückgreifen müssen, nämlich dann, wenn die L/L-Plastik von vornherein nicht durchführbar ist, z. B. bei beidseitiger schwerer Schädigung der verschiedenen Lidgewebe. Meine weiteren Ausführungen seien deshalb nicht mißverstanden. Die L/L-Methode stellt nach unserer Erfahrung eine wertvolle Ergänzung dar, nicht selten die Methode der Wahl zur Wiederherstellung von Lidern. Die Vermeidung von zusätzlichen Narben, im besonderen auch in der näheren und weiteren Umgebung der Lider, Erfüllung des Prinzipes „similia similibus“

und die Berücksichtigung von Spannung und Gegenspannung garantieren bei richtiger Indikation und Ausführung das erstrebte funktionelle und kosmetische Ergebnis.

Die nachfolgende schematische Darstellung gibt einen Überblick über den Ersatz der verschiedenen, im Lidbereich vorkommenden Gewebe. Vor-

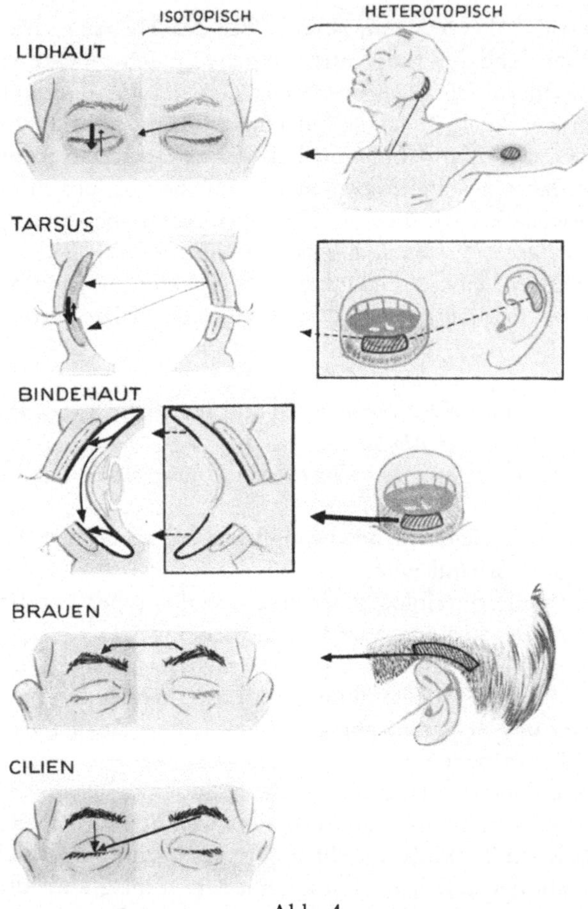

Abb. 4

weggenommen sei, daß der Ersatz „in Verbindung", d. h. Verschiebe- oder Lappenplastiken, aus demselben Lid, dem Gegenlid oder aber frei erfolgen kann. Betrachten wir kurz die verschiedenen Gewebsersatzmöglichkeiten.

Tarsusersatz. Als Tarsusspender im etwas größerem Ausmaß kommt lediglich der Tarsus des Oberlides in Betracht. Vom Unterlid können wir nur so viel Tarsus nehmen, wie zur Rekonstruktion eines Margo internus

Übersicht Lidhautersatz

A *Oberlid*

Verschiebeplastik ↕ ←···→

(Kontaktplastik vom Unterlid < Brückenlappen / Visierlappen)
Freie Plastik vom gleichen Oberlid
Freie Plastik vom Unterlid
Freie Plastik vom gegenseitigen Oberlid
(Freie Plastik vom gegenseitigen Unterlid)

Je nachdem, Gegenspannung mit Zügelnähten oder temporärer Tarsorrhaphie

Hautverschiebe- oder Lappenplastik
Freie Hautplastik < Thiersch / Präparierte Cutis

B *Unterlid:*
(Verschiebeplastik)
Kontaktplastik vom Oberlid < Brückenlappen / Visierlappen
(Freie Plastik vom Unterlid)
Freie Plastik vom Oberlid
(Freie Plastik vom gegenseitigen Unterlid)
Freie Plastik vom gegenseitigen Oberlid

Je nachdem, Zügelnähte oder temporäre Tarsorrhaphie

Hautverschiebe- oder Lappenplastik
(vor allem im Bereiche des Lidwinkels!)
Freie Hautplastik: präparierte Cutis

C *Ober- und Unterlid:*
Freie Lidplastik von gegenseitigen Lidern
Freie Hautplastik: präparierte Cutis

Je nachdem, Hautblepharorrhaphie oder temporäre Tarsorrhaphie

des Oberlides nötig ist. Die Tarsusentnahme am Oberlid kann auf verschiedene Weise erfolgen und hat sich einerseits nach Form und Umfang des benötigten Ersatzstückes, andererseits aber auch nach der Beschaffenheit des „Spendetarsus" zu richten.

Zur Verwendung von Ohrknorpel sei nur vermerkt, daß wir dazu vorgängig den Ohrknorpel durch submuköse Implantation mit Mundschleimhaut bedecken müssen. An Stelle von Ohrknorpel wird auch Knorpel der Nasenscheidewand empfohlen.

Bindehautersatz. Am adäquatesten ist Conjunctiva bulbi. Bei alten Patienten hat diese allerdings nicht selten den Nachteil, daß sie infolge Atrophie dünn und zerreißbar geworden ist. Ein sehr brauchbarer Ersatz ist fein präparierte Mundschleimhaut. Diese muß jedoch so dünn präpariert werden, daß sie absolut durchscheinend ist. Doch damit allein ist eine spätere günstige Beschaffenheit noch nicht gewährleistet; die Mundschleimhaut muß auch gespannt werden und gespannt bleiben, bis sie sich anatomisch und funktionell vollständig angepaßt hat. Doch darüber später.

Auf den Ersatz von Brauen und Cilien möchte ich, da er keine Besonderheiten aufweist, nicht näher eintreten.

Neben der Gewebswahl ist die Berücksichtigung physiologischer und pathologischer Spannungen für das Spätergebnis entscheidend.

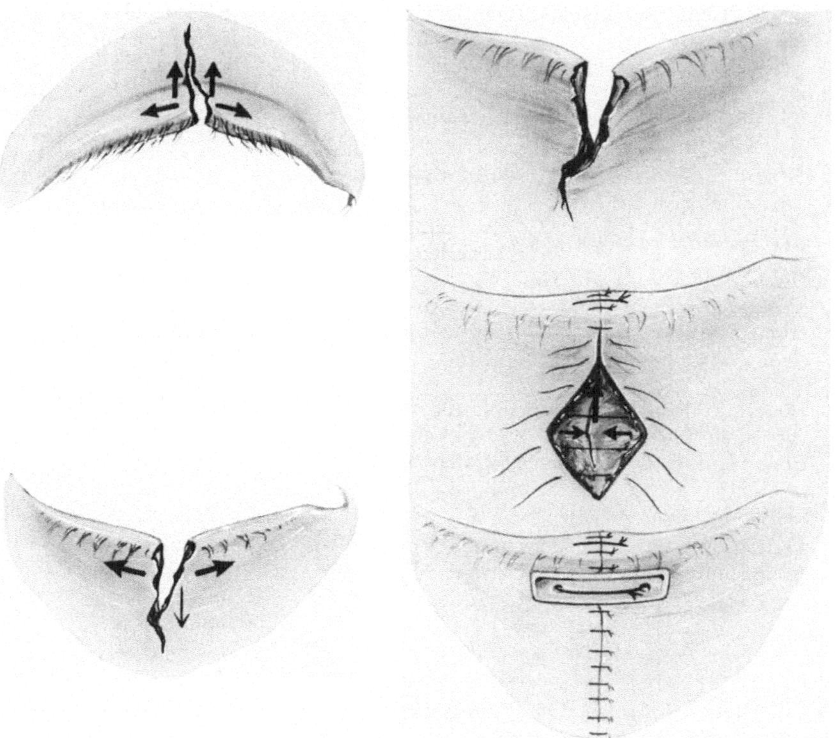

Abb. 5. Links: Natürliche Traktionen, rechts: Gegenmaßnahmen

Für physiologische Spannung sei als einfaches Beispiel die senkrechte Durchtrennung des Lidrandes angeführt. Ohne Berücksichtigung der Traktionskräfte bei der Wundversorgung käme es unweigerlich zu Kerbenbildungen im Lidrand. Diesen kann durch Erzeugung von Gegenspannung in Verbindung mit einfacher Lidschienung sehr leicht begegnet werden.

Damit berühren wir eine der wichtigsten Maßnahmen, auch gegen pathologische Traktionen durch Narbenzüge und Gewebsschrumpfung: Die „gezielte Gegenspannung". Es würde zu weit führen, hier auf die verschiedenen Möglichkeiten einzugehen. Ein wichtiger Weg ist die entsprechende Schnittführung. Als vorübergehende Traktion können wir z. B. bei multiplen Lidrandverletzungen die Schienung über einige Zeit oder einen mit Schienung verbundenen Fadenzug erwähnen. Die günstigste Form der Gegentraktion bildet die Lid-zu-Lidplastik in Continuitate. Sowohl die Haut wie ganz besonders auch der Tarsus können Gegenzüge übermitteln, ja als Gegenzug dienen. Am Oberlid ist es vor allem die Levatorfunktion, am Unterlid die Lidschwere, die als Gegenzug dient. Im Bereich der äußeren und inneren Lidwinkel können Hautbrückentransplantate in der eigenen Schrumpfungstendenz den Traktionsausgleich bringen.

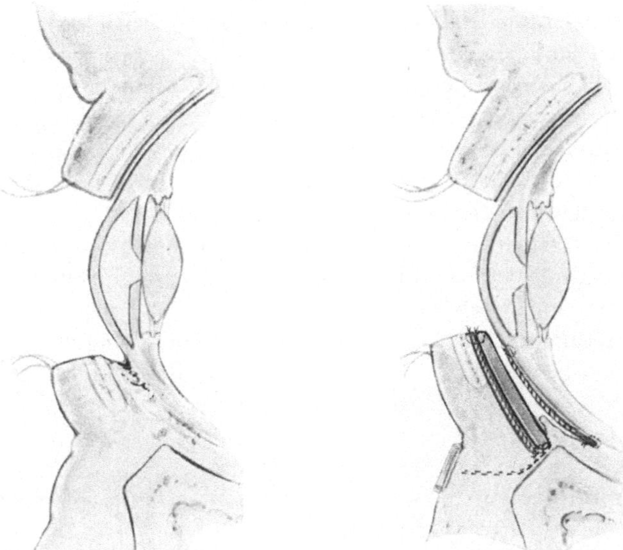

Abb. 6. Links: Aufgehobener, unterer Fornix, rechts: Fornixplastik (Bedeckung des Bulbus mit Mundschleimhaut)

Eine besondere Form von Spannungsbildung stellt unsere Form der Tarsusbändchenspannung dar, wie wir sie vor allem für das Erschlaffungsentropium und -ektropium der Lider ausgearbeitet haben. Die Methode läßt sich ohne weiteres auch für plastische Korrekturen verwenden und bietet den Vorteil, nicht nur physiologisch, sondern dauerhaft zu sein. Die periostale Verankerung, vorwiegend tieferer Gewebe in der näheren und weiteren Umgebung der Lider, bedarf kaum einer speziellen Erwähnung.

Zum Schluß seien noch einige Bemerkungen speziell zu Mundschleimhautplastiken gemacht. Wie bereits erwähnt, muß die Schleimhaut gespannt werden. Beim Ersatz von Conjunctiva bulbi ist diese Forderung leicht zu erfüllen, da die Mundschleimhaut episkleral allseitig verankert werden kann.

An der Lidinnenseite können wir entweder einen entsprechenden Gegenzug schaffen oder aber die Mundschleimhaut fest gespannt auf einer gut adaptierten Nelson-Prothese aufgenäht einsetzen. Dazu ist aber zu erwähnen, daß die Prothese ihren Zweck nur über 8 bis 10 Tage erfüllt. Es muß somit gleichzeitig auch noch für einen gewissen Gegenzug gesorgt werden. Die Verwendung von mit Mundschleimhaut armiertem Nelson hat sich ganz speziell zur Wiederherstellung des Fornix bewährt. Die nachfolgende Skizze zeigt die Mundschleimhautadaptation im Schnitt; es sei besonders darauf hingewiesen, daß die beiden Mundschleimhautauskleidungen nicht miteinander verbunden sein dürften, da sonst eine lockere „Verbindung" im Bereich des Fornix verunmöglicht wird.

Bei Stenosierung der Tränenwege im oberen Teil, wie sie vor allem häufig nach unsachgemäßer Wundversorgung bei Verletzungen oder (unvermeidlich) bei tiefer Tumorexstirpation zustande kommt, vermag die von uns entwickelte Direktanastomose zwischen nasal unterem Fornix und Tränennasenkanal den Tränenabfluß wieder zu sichern. Ein genügendes Gefälle führt zum Tränenabfluß auch ohne den sonst wirksamen physiologischen Pumpmechanismus.

Die Tränenkanalplastiken stehen insofern in enger Verbindung mit den L/L-Plastiken, als letztere die beste Voraussetzung bieten zur späteren Durchführung einer Direktanastomose.

Die hier kurz geschilderten Vorgehen sind in der Lage, auch das Postulat nach möglichster funktioneller Restitutio zu erfüllen. Die Sicherung ungestörten Sehens muß ja unser oberstes Ziel sein!

Summary

This report is restricted to all cases with intact bulb where ophthalmological points of view are eminent.

At first the functional requierements are underlined, neglection of these would impair or endanger the faculty of vision even at normal eyes.

In these discussion of wound treatment—after some diagnostic references—full restitution is required if possible in the first procedure. With appropriate knowledge and operative experience this will be obtained in most of the cases. Only in too expanded destructions a primary full restitution cannot be demanded, but in the primary care it is very important to get a base as favourable as possible for later corrections.

In the discussion of plastic reconstructions the methods developed by the author in the last 20 years, the so called "Lid zu Lid-Plastiken" are mentioned above all. The usual procedures, mentioned in textbooks are supposed to be known.

In this method attention must be paid to the following points:

— avoid additional scars,

— in tissue substitution "similia similibus" is to be considered,

— take into consideration physiological and pathological tractions by constructing other tractions in opposite directions or under certain circumstances by anchoring on a solid base.

The several proceedings will soon be puplished in a monography. The author restricts himself to some directions.

Prof. Dr. A. Bangerter
Augenklinik des Kantonspitals
9006 St. Gallen (Schweiz)

Der Wundverschluß im Nasenbereich durch freie Hautverpflanzung oder Nahlappen

Von C. Walter

Die zahlreichen Defekte am Nasengerüst, das durch seine exponierte Lage bei Verletzungen besonders häufig betroffen ist (Schulz), lassen es doch notwendig erscheinen, auf bestimmte Punkte bei der Defektversorgung hinzuweisen.

Neben den Verletzungen der äußeren Haut sind häufig die knorpeligen und knöchernen Strukturen sowie die Schleimhaut und das Septum beteiligt.Die größeren rekonstruktiven Maßnahmen sollen hier aber unerwähnt bleiben.

Auf Grund vieler Sekundärkorrekturen von Unfallverletzungen, die erfahrungsgemäß viel schwieriger sind, möchte ich folgendes empfehlen:

Bei jeder frischen Nasenverletzung kommt es zuerst darauf an, das Ausmaß der Verletzung zu bestimmen. Röntgenaufnahmen in verschiedenen Ebenen und die genaue Inspektion der Wunde werden die Diagnose schnell stellen lassen (King). Es erscheint mir wichtig darauf hinzuweisen, daß zuerst die Schmutzpartikel aus der Wunde beseitigt werden sollten. Schmutztätowierungen in den Narben sind noch viel zu häufig.

Nach entsprechender Anästhesie, wie wir sie ähnlich für die Rhinoplastik anwenden, wird die verschmutzte Wunde ausgebürstet und nach größeren Schmutzpartikeln oder Fremdkörpern abgesucht. Die momentane stärkere Blutung kann durch Suprareninkompressen gestillt werden.

Nach dem Motto von innen nach außen hat die Wundversorgung zu erfolgen (Kovacs). Zuerst Septumkorrektur, Schleimhautversorgung s. Wullstein u. Zehm, dann die Aufrichtung und Geradsetzung der Nasenknochen, gegebenenfalls durch Tamponade und Matratzennähte, und schließlich die Hautversorgung. Hier ist das oberste Gebot die Erhaltung auch noch so kleiner Hautfetzen. Mit 6×0 Chromcat kann man versuchen, das Unterhautgewebe zu verschließen (Schultz). Eine minimale Umschneidung der Wunde halte ich nur in Ausnahmefällen als Vorbedingungen für eine glatte Wundheilung für notwendig. Das Messer sollte dabei schräg geführt werden, um etwas mehr Epidermis zu erhalten. Bei dem anschließendem Wundverschluß wirft sich die Wundnaht dadurch etwas auf. Die Haut verheilt dann aber besser. Die Wundnaht erfolgt schichtweise, die der Haut mit 5 oder 6×0 Nylon entweder intradermal oder auch durch Einzelnähte (Haym); uns hat sich die überwendlich fortlaufende

Naht bewährt. Auch an den Nasenflügeln ist es besser, Hautfetzen anzunähen (Masing) und kleine Wülste, die sich in der Heilungsphase bilden können, mit einem Rasiermesser abzuschälen oder abzuschleifen, als die Kontrakturen durch Hautverpflanzungen beseitigen zu wollen.

Bei Tangentialverletzungen kommt es durch ungleichen subcutanen Narbenzug zu den typischen Wulstbildungen. Sie lassen sich in ihrer Häufigkeit reduzieren, wenn man unter der Haut die Zugkräfte verteilt.

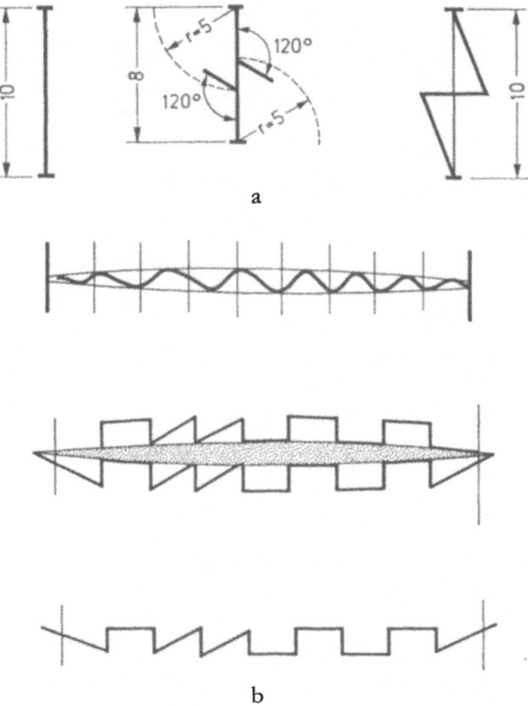

Abb. 1. a Z-Plastik versus, b Modifizierte Hautverschiebeplastik nach Webster

Dies erreicht man durch zusätzliches Unterminieren der Umgebung der Wunde nach allen Seiten (Webster). Um dem Auge die optische Illusion einer kleinen Narbe zu geben, sollte man die Narbenlinie brechen. Dies geschieht durch die Z-Plastik (Borges u. Alexander). Leider aber hat die normale Z-Plastik einen Nachteil. Sie verlängert das Narbengewebe auf Kosten der Breite — ein nicht immer gewünschter Effekt (Abb. 1a). Hier ist die sog. kleine Verschiebeplastik geeignet. Die Wunde, oder bei Sekundäroperationen — die erst Monate nach dem Trauma erfolgen sollten — die Narbe, wird in kleine Segmente unterteilt, die ineinander verzahnt werden (Abb. 1b). Man gliedert die Wunde in jeder gewünschten Weise auf und kann dabei die sog. RSTL (BORGES) berücksichtigen (WEBSTER). Durch Gewebsexcisionen entsteht keine Verlängerung der Wunde. Durch die sog. Gillies-Naht (Einstich am Hautdreieck subcutan und dann als Matratzen-

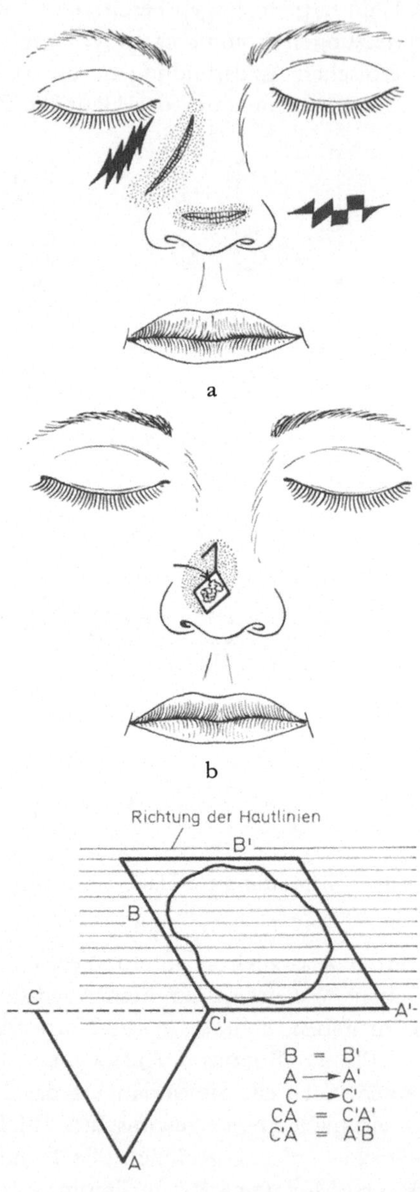

Abb. 2. a Verschiedene Arten der sog. Verschiebeplastiken am Nasengerüst, b u. c Nahlappenverschiebeplastik zur Defektdeckung

naht zum gegenüberliegenden Hautbezirk geführt) vermeidet man Hautnekrosen in den kleinen Dreiecken. Die Querincisionen vermitteln eine zusätzliche Zugwirkung auf die Narbe, so daß sie gerade am Nasenrücken nicht so auseinanderweichen kann (Abb. 2a). Hautdefekte können auch am Nasengerüst durch Hautverschiebungen verschlossen werden (Abb. 2b u. c).

Bei primären Substanzdefekten oder bei der Versorgung flächenhafter Narbenbezirke wird der zu deckende Bezirk entweder rautenförmig oder

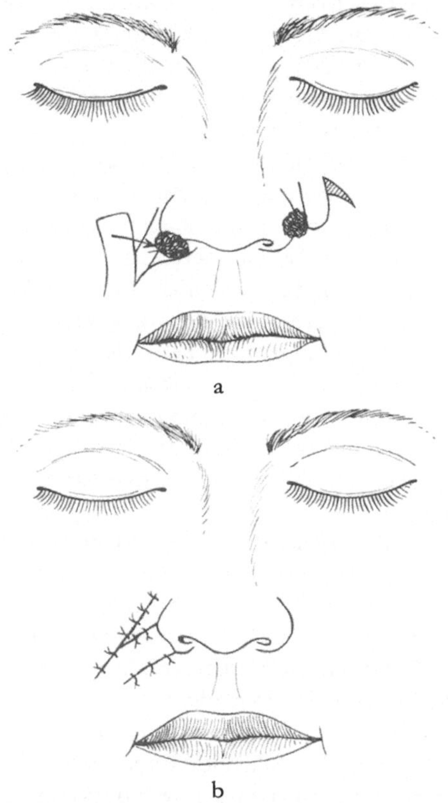

Abb. 3. a Defektdeckung durch nasolabiale, b Schwenklappen

rund umschnitten und der vernarbte Hautbezirk excidiert. Anschließend bildet man einen rechteckigen oder zungenförmigen Schwenklappen. Hier im Gesichtsbereich ist wegen der guten Blutversorgung die genaue Einhaltung des Verhältnisses Länge zur Breite von 2:1 nicht unbedingt erforderlich. Der Lappen wird in den Defektbezirk verlagert und die Entnahmestelle durch direkte Naht verschlossen (Abb. 3a u. b).

Es ist natürlich auch möglich, größere Hautdefekte durch Transplantate zu versorgen. Spalthaut ist meines Erachtens zu dünn und bringt nicht die gleich guten kosmetischen Ergebnisse. Ich halte die postauriculären Vollhauttransplantate wegen der Hautähnlichkeit für besonders geeignet. Man sollte sich nicht scheuen, solche Verpflanzungen auch bei der Primärversorgung anzuwenden. Narbenkontrakturen können dadurch vermieden werden. Als Material bevorzuge ich 6×0 oder 5×0 Nylon (Ethicon). Der Wundverschluß erfolgt entweder als fortlaufende oder als Saumnaht sowie durch Einzelknopfnähte. Wir wählen Einzelknopfnähte mit darauf gestepptem Sofratulle (Fa. Roussel). In der Mitte des Transplantates halten einzelne Matratzennähte die Haut auf der Unterlage fest. Selbst Composite grafts sollten bei der Sofortdeckung nicht unberücksichtigt bleiben. Auch wenn sie nicht 100%ig anheilen, vermeidet man durch sie die Defektkontrakturen schlimmeren Ausmaßes.

Die Composite grafts finden ein weites Anwendungsgebiet im Bereich der Nase. Sie kommen zur Beseitigung von äußeren Hautdefekten, Columella- und Nasenflügelkorrekturen, aber auch von Naseneingangsstrikturen oder für Defektdeckungen im Naseninneren in Frage (Denecke, Meyer u. Walter). Als Entnahmestelle bietet sich die Ohrmuschel mit ihren vielen Oberflächen an: Helixinnenrand, Helixrand, Concha und postauriculäre Seite. Die Nahttechnik verlangt hier besonderes Augenmerk. Elektrocoagulationen zur Blutstillung sind zu vermeiden. Die Einzelnähte dürfen in nicht zu engem Abstand (2 bis 3 mm) angelegt werden (Behinderung der einsprossenden Gefäße) und die Naht unter der Lupe (nur in Epidermis gefaßt) wird vorgeschlagen. Heparinsalbenverbände scheinen das Einheilen zu begünstigen.

Nasolabiale Schwenklappen (MacFee) und Insellappen finden bei Sekundäroperationen zum Ausfüllen von Gewebsdefekten auch Verwendung neben den größeren Stirnlappen der bekannten Rekonstruktionsverfahren.

Einen interessanten Weg der Rekonstruktion einer Seite des Nasengerüstes stellt das Verfahren nach Millard dar, der mit einem Teil des Septums als Schwenklappen die fehlende Nasengerüstseite bildet.

Das Ziel der modernen Unfallversorgung sollte auch im Bereich der Nase die Vermeidung von Sekundäroperationen sein. Die im Nasenbereich vorhandenen Gewebsanteile (14) und ihre physiologischen Verhaltungsweisen in der Wundheilungsperiode (drei Abschnitte nach Hinderer) sollten berücksichtigt werden. Die Stoffwechsellage, endokrine Störungen und Allergien spielen in der Heilungsphase eine Rolle. Trägt man diesen Faktoren Rechnung, so ist meines Erachtens mit subtiler Nahttechnik auch bei schweren Verletzungen schon primär viel zu erreichen.

Summary

The treatment of fresh wounds and the correction of scars in the nasal region are discussed. Such revisions should be designed to the favorable skin lines.

Larger scar areas or skin defects should be excised in a rhomboid way and closed by small switch flaps or free skin grafts. The advantage of composite grafts to cover internal or external defects in the nasal region is mentioned.

Literatur

Borges, A. F., and J. E. Alexander: Relaxed and skin tension lines, Z-plasties on scars and fusiform excisions of lesions. Brit. J. plast. Surg. **15**, 242 (1962).

Denecke, H. J., u. R. Meyer: Plastische Operationen am Kopf und Hals, 1. Bd. In: Korrigierende und rekonstruktive Nasenplastik, S. 550. Berlin — Heidelberg — New York: Springer 1964.

Haym, J.: Die Nahttechnik in der Gesichtschirurgie und ihre Bedeutung für das ästhetische Ergebnis. Stoma (Heidelb.) **15**, 26—37 (1962).

King, G. D.: Nasal injuries. Eye, Ear, Nose Thr. Monthly **42**, 42—44 (1963).

Kovács, A.: Ein Fall von Verletzung der Nase des Gesichts und der Lippe nebst Knochenfraktur, primäre Rekonstruktion. Fül-Orr-Gégegyóg. **10**, 191—192 (1964).

MacFee, E.: The surgicial treatment of cancer of the nose with emphasis on method of repair. Ann. Surg. **140**, 475—495 (1954).

Masing, H.: Zur Versorgung der Nasenflügelverletzungen. Z. Laryng. Rhinol. **42**, 372—375 (1963).

Meyer, R.: Le rôle de la chirurgie plastique dans les traumatismes de la face. Méd. et. Hyg. (Genève) **20**, 278, 371 (1962).

Millard, D. R.: Plast. reconstr. Surg. **40**, 441—445 (1967).

Schmid, E.: Die Anwendung des Haut-Knorpeltransplantates nach König, unter besonderer Berücksichtigung der Spaltplastik. Fortschr. Kiefer- u. Gesichtschir. **5**, 301—305 Stuttgart: Thieme (1959).

Schulz, R. C.: Facial injuries from automobil accidents. A study of 400 consecutive cases. Plast. reconstr. Surg. **40**, 415—425 (1967).

Walter, C.: Die Anwendung der sog. composite grafts in der plastischen Chirurgie im HNO-Wegw. (Berl.) **14**, 200—205 (1966).

Webster, R.: Pers. Mitteilung.

Dr. C. Walter
Fachabteilung für Hals-, Nasen-, Ohrenerkrankungen,
plastische und wiederherstellende Chirurgie
am Krankenhaus Huyssens-Stiftung
43 Essen-Bredeney, Lilienstraße 12b

Die Schleimhautnaht in den oberen Luftwegen

Von H. L. Wullstein und S. Zehm*

Die Naht im oberen Respirationsweg hat im Gegensatz zur Nahttechnik des Verdauungstraktes ihre eigenen Gesetze. Das liegt vor allem an der anatomischen Beschaffenheit dieser Schleimhäute, die im Bereich der Nase, der pneumatischen Höhlen des Gesichtsschädels, des Pharynx und Larynx sowie der angrenzenden Halstrachea in sich funktionell zwar einheitlich, durch den Gehalt an Drüsen und Blutgefäßen recht unterschiedlich sind.

Es ist die Submucosa, die diese unterschiedliche Verhalten bestimmt und deren Bindegewebsschichten der Naht den notwendigen Halt geben. Denn wie bei jeder Magen-Darm-Naht läßt sich auch im Bereich der oberen Luftwege die eigentliche Mucosa nicht nähen. Hinzu kommt, daß diese Schleimhäute im oberen Respirationstrakt z. T. unmittelbar einem Stützgerüst wie Knorpel und Knochen aufliegen, so daß das Bindegewebe des Perichondriums bzw. Periosts gleichermaßen die Unterlage schafft, die für eine ungestörte Wundheilung sorgt und auf der die Epithelien der Mucosa den oberen Luftweg abdichten.

In der Nase sind es kavernöse Räume, die an bestimmten Stellen der Nasenscheidewand, noch ausgedehnter im Bereich der unteren und mittleren Muschel, ihren Einfluß auf die Schleimhaut ausüben und dadurch ihre Dicke verändern. Im Kehlkopf und in der Trachea ist es die Ödembereitschaft der Submucosa, die zu Schwellungen und dadurch zu Einengungen der Luftpassage führt. Im Gegensatz zu einer aus Plattenepithel bestehenden sind die Flimmerepithel tragenden Schleimhäute im oberen Luftweg äußeren Einflüssen gegenüber viel stärker empfindlich und viel leichter verletzlich. Die Neigung von unkontrolliert heilenden Schleimhautwunden ist gerade in den Hohlorganen des oberen Luftweges sehr eng mit der Ausbildung von Strikturen und damit Stenosen des Luftweges verbunden, die z. T. zeitlebens mit schwersten funktionellen Schäden einhergehen. Stellen bevorzugter Stenosebildung sind Wundflächen im Nasenvorhof und in der Choane, sind solche, die zu Synechien zwischen dem Nasenseptum und den Nasenmuscheln, zu Strikturen des pharyngealen Ostiums der Ohrtrompete, zu Verwachsungen zwischen dem weichen Gaumen und der Rachenhinterwand, zu Verziehungen des Kehlkopfeinganges, zu Segel-

* Vortragender: S. Zehm.

bildungen zwischen den Stimmbändern und nicht zuletzt zu narbigen Einziehungen im Bereich der Halstrachea führen.

Die Voraussetzung für eine Naht ist die frische, nicht infizierte Wunde und die Möglichkeit zum direkten nahtmäßigen Verschluß. Obwohl die Regenerationskraft dieser Schleimhäute sehr gut ist, wirken Schnittwunden bzw. Schleimhautdefekte wie auch spätere Narben dem normalen Cilienschlag entgegen und behindern dadurch den Abtransport des normalen Sekretfilmes. Dieser Selbstreinigungsapparat der Schleimhäute ist es, der insbesondere in der Nase (NAUMANN) die Bakterienbesiedlung sehr gering, wenn nicht bis auf einige Saprophyten gar völlig frei hält, ein Umstand, der von Einfluß auf die Heilungsdauer der Schleimhautwunde ist. Sekretanhäufungen im Schleimhautbereich begünstigen dagegen Bakterienansammlungen und damit eine Infektion. Im Kehlkopf und in der Trachea besteht noch eine erhöhte Infektionsgefahr durch die weitere Verbindung mit dem Trachealbaum.

Kleinere Schnittwunden verkleben gewöhnlich von selbst, größere bedürfen dagegen schon wegen der meist damit verbundenen stärkeren Blutung einer sorgfältigen Versorgung, wobei es bei Verletzungen ohnehin davon abhängt, ob die Wunde auf endoskopischem Wege allein oder durch die offene Freilegung von außen übersehen werden kann. Bei der unterschiedlichen Beschaffenheit dieser Schleimhäute ist eine Mobilisierung der Wundränder, wie wir es von der Hautnaht her kennen, nur dort möglich, wo es die Dicke und die topographische Lage erlauben, diese gegebenenfalls mit dem Perichondrium bzw. Periost abzuheben. Das gleiche gilt für die Bildung von Lappen oder die Durchführung von Schleimhauttranspositionen, wie im Kehlkopf und in der Trachea.

Als Nahtmaterial für die Schleimhaut kommt je nach Lage der Wunde ein resorbierbarer und nicht resorbierbarer Faden in Frage. Der resorbierbare Faden wird überall dort verwendet, wo seine Entfernung nicht möglich ist, der nicht resorbierbare an zugängigen Stellen, wie im vorderen Drittel der Nase und wahlweise im pharyngealen Abschnitt des oberen Luftweges. Um ein Einschneiden des Fadens in die weiche Schleimhaut und damit eine weitere Traumatisierung der Wundränder zu vermeiden, ist atraumatisches Nahtmaterial an Rundnadeln zu verwenden. An Stellen funktioneller Ruhe wie im Naseninneren ist bei der guten Verklebungsneigung dieser Schleimhäute das einfache Catgut für den Wundverschluß ausreichend. Chromcatgut wird dagegen an Stellen vorgezogen, die einer Beanspruchung, wie im Pharynx, Larynx und gegebenenfalls in der Trachea, ausgesetzt sind und an denen infolge der verlängerten Resorptionszeit das Gewebe über einen längeren Zeitraum gestützt werden muß. Da jeder Faden eine Fremdkörperreaktion bewirkt, die beim normalen Catgut mit dem Fadenabbau viel stürmischer verläuft und mit akuten Entzündungserscheinungen begleitet ist als beim Chromcatgut, wo sie nahezu fehlt, soll bei allen Entscheidungen im Rahmen der chirurgischen Naht die Überlegung nach den besten Bedingungen für eine ungestörte Wundheilung verbunden sein.

Bei der Verwendung des Chromcatgutfadens ist zu bedenken, daß dieser schon vom 10. postoperativen Tag an, im zunehmenden Maße seine Spannung einbüßt, zum Glück also gleichzeitig mit der beginnenden Verfestigung des Bindegewebes; er unterliegt einer relativ langen Resorptionszeit von 60 bis 80 Tage. Das normale Catgut verliert seine Festigkeit schon vom 3. Tag ab und ist mit 30 Tagen völlig abgebaut. Für Gewebe, die einer Spannung unterliegen, wie beispielsweise bei der Versorgung eines Tracheaabrisses, ist es daher besser, anstatt dickerer Fäden eine Mehrzahl von dünnen zu legen. Im Durchschnitt verwenden wir Fadenstärken von 3/0 bis 5/0.

Infolge der besonderen anatomischen Beziehung der Schleimhäute des oberen Luftweges zu ihrer Unterlage ist weiterhin zu berücksichtigen, daß eine *sub*muköse Naht nur sehr selten, wie in den tiefen Schichten des Kehlkopfes, durchführbar ist, so daß in den meisten Fällen der geknotete Faden in die Lichtung des Luftweges hineinragt. Bei der Anwendung von chromiertem Catgut ergibt sich durch die verlängerte Resorptionszeit, daß die Stichkanäle länger offengehalten und damit Spätinfektionen Vorschub geleistet werden.

Die Trachea ist dadurch besonders gefährdet, weshalb wir bei Abrißverletzungen die Trachealwand von außen her durchstechen und die Tracheallichtung unberührt lassen. Im Hinblick auf die Forderung, ein wenig gewebsschädigendes und entsprechend festes Nahtmaterial zur Verfügung zu haben, hat sich amerikanischen Mitteilungen (MILLER, BULLS, TRUHLSE, FITZPATRICK, SZCZYPINSKI) zufolge das aus Rindersehnen gewonnene Nahtmaterial Collagen klinisch bewährt. Bei einer Festigkeit, die dem Chromcatgut gleichkommt, ist die Fremdkörperreaktion im Gewebe sogar etwas geringer als beim normalen Catgut, das sich im Fadenabbau wie dieses verhält.

Hinsichtlich der Nahttechnik sind Nadelführung, Stichrichtung und Nahtführung wie bei jeder anderen Naht wichtige, die Wundheilung beeinflussende Faktoren. Da Catgut eine erhebliche Neigung zum Quellen besitzt, muß bedacht werden, daß ein Zug oder Druck auf die Schleimhaut durch den Knoten vermieden wird. Das gilt vor allem dann, wenn mit der Schleimhaut der unterliegende Knorpel miterfaßt wird, wie beispielsweise bei der Nasenkorrektur insbesondere am Septum. Einzelnähte sind zu bevorzugen. Die fortlaufende Fadenschlinge, die an sich die Wundränder gut adaptiert, ist insofern ungeeignet, weil sie die Wundränder viel zu sehr zusammenpreßt und dadurch Durchblutungsstörungen bzw. Schnürstellen erzeugt. An Stellen, wo eine gute Wundrandanlagerung notwendig ist, benutzen wir gern die vom Verschluß der Hautwunde her bekannte vertikale Rückstich- oder Donati-Naht, die beide Wundränder breit erfaßt, gut zusammenhält und auskrempelt. Diese Naht hat sich besonders bei der Deckung von Substanzdefekten im Kehlkopf und der Trachea bewährt, wenn für diesen Zweck Haut in Form eines Transpositionslappens eingelagert wird, die dort z. B. in eine enge Verbindung mit dem Stellknorpel zu bringen ist.

Nicht nähen lassen sich Schleimhautdefektwunden, deren Versorgung mit zu den schwierigsten Aufgaben in der wiederherstellenden Chirurgie der oberen Luftwege zählt. Um diese schleimhautfreien Wundflächen, durch die Infektion begünstigt, nicht ungehemmt der Granulationsbildung auszusetzen, ist die Abdeckung mit einem freien Schleimhauttransplantat, wie in der Nase, den Nasennebenhöhlen und im Epipharynx erforderlich. Gerade das Beispiel der Choanalatresie, d. h. des völligen Verschlusses der Choane, zeigt, wie groß die Neigung nach durchgeführter Operation zu erneuten Stenosenbildungen ist, wenn an Stellen wie dieser infolge der Tiefe und Enge der Wundfläche eine Vereinigung der Schleimhautränder nicht möglich ist und eine derartige Abdeckung unterblieb.

Wird an das zu Abdeckung von Schleimhautdefekten herangezogene Transplantat eine mechanische Forderung gestellt, so erweist sich die frei verpflanzte Schleimhaut als ungeeignet und wird durch Spalthaut ersetzt. Das gilt besonders für die Abdeckung von freigelegter, bzw. durch Fascie ersetzte Dura oder für den Schutz der freigelegten Periorbita nach ausgedehnter Tumorresektion.

Im Kehlkopf und in der Trachea ist das freie Schleimhauttransplantat nur begrenzt anwendbar, weil es wegen der mechanischen Reize und der Infektionsgefahr schwerer zum Einheilen zu bringen ist. Hier hat sich uns der Ersatz durch gestielt verpflanzte Haut oder bis zu einer bestimmten Größe durch ein zusammengesetztes freies Transplantat aus Haut und Knorpel, wie es sich aus der Ohrmuschel gewinnen läßt, bewährt.

Summary

With reference to the anatomical structure of the mucosal surfaces of the upper airways the author points out the special nature of suturing in this region. Similar to every gastrointestinal suture it is also impossible to suture the actual mucosa in the region of the upper airways and it can only be approximated by suturing the submucous layers of connective tissue. The authors discuss the suture material, the suture technique and questions of treating mucosal wounds, and in this context they pay particular attention to the treatment of wounds in the region of the larynx and trachea. They point out the necessity for and the use of free mucosa grafts in areas in which approximation by suture is impossible on account of their anatomical location. Suturing in the upper respiratory tract is of major importance in so far as the tendency of spontaneously healing wounds of the mucosa, particularly of the hollow organs of the upper airway, is very closely related to the development of stenoses which in part are associated with most severe functional damage which persists for the rest of the patient's life.

Literatur

Block, W.: Zur Pathophysiologie der chirurgischen Naht. Klin. Med. **18**, 10 (1963).

Miller, J. M., and A. A. Bulls: Use of a plain extruded collagen suture. Arch. Surg. **90**, 385 (1965).

Naumann, H. H.: Rhinologische Grundlagen und Indikationen für korrigierende plastische Eingriffe im Nasenbereich. In: Gohrbandt, Gabka, Berndorfer, Handb. der Plast. Chirurgie, Bd. 2. Berlin: De Gruyter-Verlag 1966.

Nockemann, P. F.: Die chirurgische Naht. Stuttgart: Thieme 1968.

Szczypinski, A. F.: Present status of suture materials. Amer. Surg. **32**, 372 (1966).

Truhlsen, S. M., and J. Fitzpatrick: The extruded collagen suture. Arch. Ophthal. **74**, 371 (1965).

Prof. Dr. H. L. Wullstein
Privatdozent Dr. Dr. S. Zehm
Univ.-Hals-Nasen-Ohrenklinik
87 Würzburg, Josef-Schneider-Straße 2

Probleme des primären Wundverschlusses nach der Entfernung ausgedehnter Tumoren im Bereich der unteren Gesichtshälfte und des Halses

Von **H.-J. Metz** und **H. Günther** *

Die Leistungen der operativen Behandlung von Tumoren der Kiefer-, Gesichts- und Halsregion haben sich in den letzten Jahren zunehmend durch radikale destruierende Resektionen, gleichzeitig jedoch auch durch verbesserte plastisch-chirurgische Methoden zur Deckung der hierbei entstandenen Defekte ausgezeichnet.

Unter den wesentlich intensivierten Anstrengungen der internistischen Vorbehandlung, der neueren Narkoseformen und Narkoseführung sowie der intensiven Nachbehandlung wurden insbesondere die Methoden der Deckung selbst größter ein- und zweischichtiger Defekte mit defektnahem Gewebematerial in Form von Transpositions- und Rotationslappen vervollkommnet.

Wenngleich der Rundstiellappen als sekundärer Defektverschluß in der Hand des erfahrenen Operateurs insbesondere für jüngere Patienten überlegene Resultate in der harmonischen Ausformung der Gesichtskontur und der Wiederherstellung funktioneller Einheiten des Kau- und Gesichtsschädels bietet, erlauben die modernen Verfahren des primären Wundverschlusses es vor allem, das Trauma der anatomischen, funktionellen, ästhetischen und sozialen Auswirkungen der Defekte im Gesichts-Halsbereich für die Patienten in höheren Altersklassen erträglicher zu gestalten.

Die konsequente Ausschöpfung unserer heutigen Möglichkeiten gestattet daher radikalere Eingriffe durch Gewährung größerer Sicherheitszonen. Sie vermeidet damit einen wesentlichen Nachteil jeglicher primärer Wiederherstellung nach Tumoroperationen, nämlich den Verlust kostbaren Gewebematerials durch frühe Rezidive.

Neben einem Überblick über ältere, anderen Ortes erneut aufgegriffene Methoden sowie Neuentwicklungen der internationalen Fachwelt werden vor allem eigene Verfahren zur Defektdeckung im Bereich der unteren Gesichtshälfte und des Halses in ihren Problemen, ihren Vor- und Nachteilen dargestellt.

---

* Vortragender: H.-J. Metz.

Verfahren zur Deckung einschichtiger Defekte der unteren Gesichts- und Halsregion

Die Deckung dieser Defekte kann durch Rotations- und Transpositionslappen von der Stirn, vom Hals, von der Brust und vom Rücken vorgenommen werden.

Es darf dabei jedoch nicht übersehen werden, daß der funktionelle und ästhetische Schaden der Entnahmestelle möglichst gering gehalten werden sollte. Die sichere Ernährung der Lappen und die Lage der Lappenbasis zur Gewährung eines möglichst optimalen venösen Abflusses sollte beachtet werden. Zudem ist der am besten geeignetste Lappen der, der sich

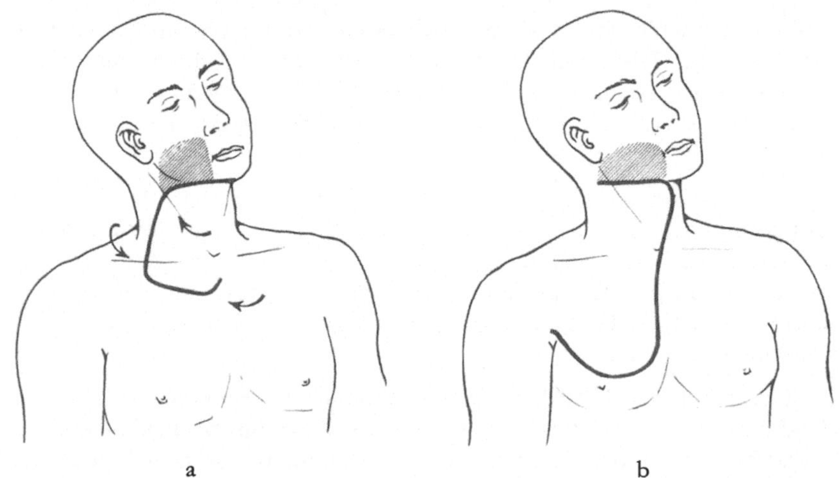

Abb. 1a u. b. Schnittführung nach SCHOBINGER (a) und — modifiziert — nach SMETS (b). Beide Verfahren bieten die Möglichkeit, die seitlichen Halslymphknoten auszuräumen; Vorgehen nach (b) erlaubt die Deckung größerer Defekte als (a)

ohne große Knickungen und Verwerfungen in den Defekt einlagern läßt.

Hieraus ergibt sich für die Defekte der Untergesichtsregion als ideale Entnahmestelle der Hals; für die Defekte der Haut des Halses empfehlen sich hingegen Lappen des Rückens, der Schulter oder der oberen Brust.

Wir möchten darauf hinweisen, daß selbst große Defekte der Untergesichts- und Halshaut sich bei geeigneter Schnittführung noch aus der Haut des Halses decken lassen. Die Planung dieser Lösungen zu Defektdeckungen hat jedoch z. B. bei den Zusammenoperationen von Primärtumor und regionären Abflußwegen der Lymphknoten bereits bei der Auswahl und der Anlage der Schnittführung zur sog. „neck dissection" einzusetzen. Zwei schematische Beispiele für dieses Vorgehen zeigen die Abb. 1a u. b: Die Schnittführung nach SCHOBINGER (Abb. 1a) läßt durch entsprechende Erweiterung die Deckung kleiner und mittlerer Defekte des

Untergesichtes und auch der Wange zu. Noch größere Defekte können durch unsere Modifikation (Metz) der Schnittführung nach Smets geschlossen werden; die Einbeziehung der vorderen Axillarfalte in die entsprechend weit caudal durchschwingende Schnittführung erlaubt zusätzliche Cranialwärtsverlagerung der Hautfläche (Abb. 1b).

Defekte der Parotisregion schließen wir mit einem Lappen aus dem Mittelteil des Halses, dessen Basis submental gelegen ist (s. Abbildung). Dieser Defektverschluß führt zu keiner Beeinflussung und Verlagerung der Haargrenze der Schläfen- und Ohrregion. Metz u. Schuchardt wiesen kürzlich auf den Vorzug hin, später mit der Haut dieser Lappen Fixationselemente für Ohrepithesen bilden zu können (z. B. nach dem von Schuchardt angegebenen Verfahren). Hierdurch ist eine vollständige Rehabilitation dieser Region möglich. Die Deckung der Entnahmestelle dieses Lappens geschieht über Hautlappen der Thoraxapertur (in Anlehnung an Bakamjian) oder über Transpositionslappen der Schulter.

Eine nach diesem Prinzip durchgeführte Defektdeckung zeigen die Abb. 2a—c im Falle eines mehrfach voroperierten, in die Tiefe penetrierenden Basalioms der Präauricularregion.

Einschichtige, mittelgroße Defekte des Halses schließen wir mittels horizontalem medial gestieltem Transpositionslappen des Rückens (Metz), dessen Entnahmestelle durch Nachrotation aus der hinteren Axillarfalte geschlossen werden kann.

Für größere Defekte erscheint uns ein medial caudal gestielter Schulterlappen (Metz) besonders geeignet (s. auch den folgenden Abschnitt zur Frage doppelschichtiger Defektdeckungen). Auch die Entnahmestelle dieses Lappens läßt sich vom Rücken her — besonders aus dem Gewebe der hinteren Axillarfalte — verschließen. Der Lappen läßt sich im Gegensatz zu anderen vorgeschlagenen Hautverschiebungen aus der vorderen Thoraxregion ohne Faltungen in den gesetzten Defekt einlagern. Mit ihm läßt sich die gesamte Halshaut ersetzen, wie dies z. B. nach großflächigen Strahlenschädigungen oder entsprechendem Tumorbefall erforderlich werden kann.

In dem Fall der Abb. 3a—d wurde die Halshaut zusammen mit den Lymphknoten des Halses wegen eines voroperierten Melanoms entfernt. Auch hier wurde der Verschluß der Entnahmestelle mit ortständiger Haut ohne Verwendung von freien Spalthauttransplantaten vorgenommen.

Alle diese Lappen zeichnen sich durch gute Vascularisation und die Möglichkeit der leichten Verdeckung der nicht erheblich ins Gewicht fallenden Sekundärdefekte aus. Auch der aufgefaltete Lappenstiel des mittleren Halslappens unter dem Unterkieferrand und dem Kieferwinkel ergibt gute ästhetische Primärergebnisse, gleichzeitig jedoch auch die wertvolle Möglichkeit durch Korrekturen eine zusätzliche Ausformung der Kieferwinkelregion zu erreichen.

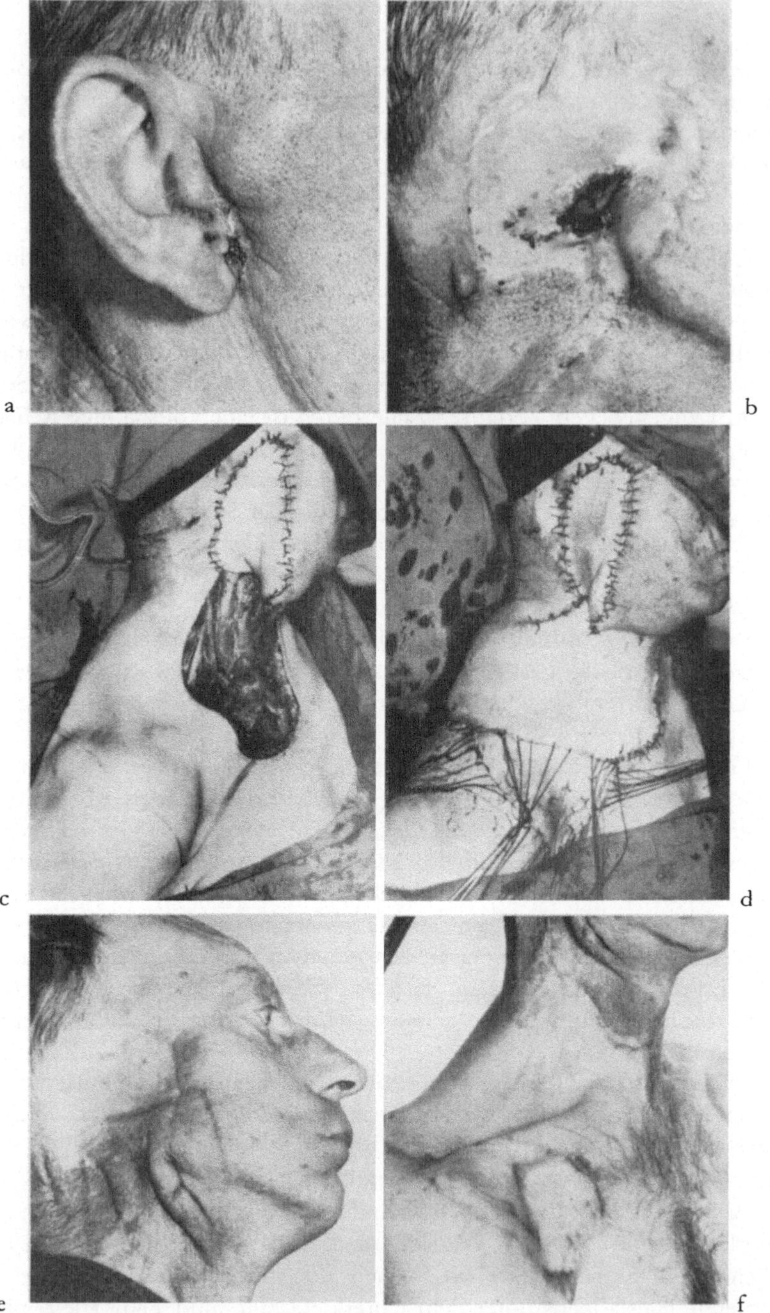

Abb. 2a-f. Vorbestrahltes und voroperiertes, penetrierendes Basaloim präauriculär. Rezidiv retromandibulär nach Resektion der Ohrmuschel und des Mittelohres (b). Nachresektion mit Defektdeckung durch submental gestielten mittleren Halslappen (c). Sekundärdefekt durch Rotation der Schulterhaut und Freihauttransplantat geschlossen (d). Resultat (e u. f)

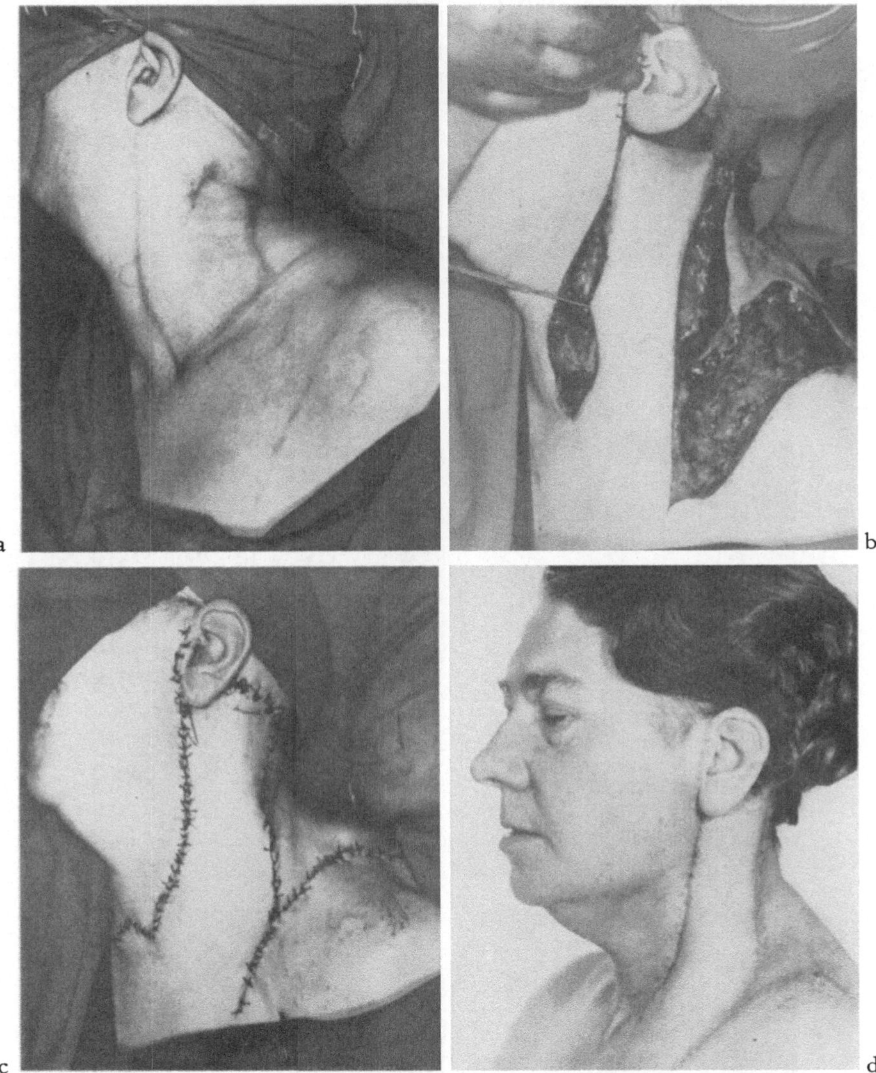

Abb. 3a-d. Rezidiv eines voroperierten Melanoms der oberen seitlichen Halshaut. Resektion der Haut in Zusammenhang mit den seitlichen Halslymphknoten. Schnittführung (a). Der vorbereitete Lappen und seine Entnahmestelle (b). Der Nahtverschluß (c) und seine Ergebnisse nach 14 Tagen (d)

Verfahren zur Deckung zweischichtiger Defekte der unteren Gesichtsregion

Es handelt sich hierbei nicht nur um durchgehende Defekte der Mundhöhlenwandungen, der Meso- und Hypopharynx, sondern auch um Defekte die die ganze Dicke der Unterlippe umfassen.

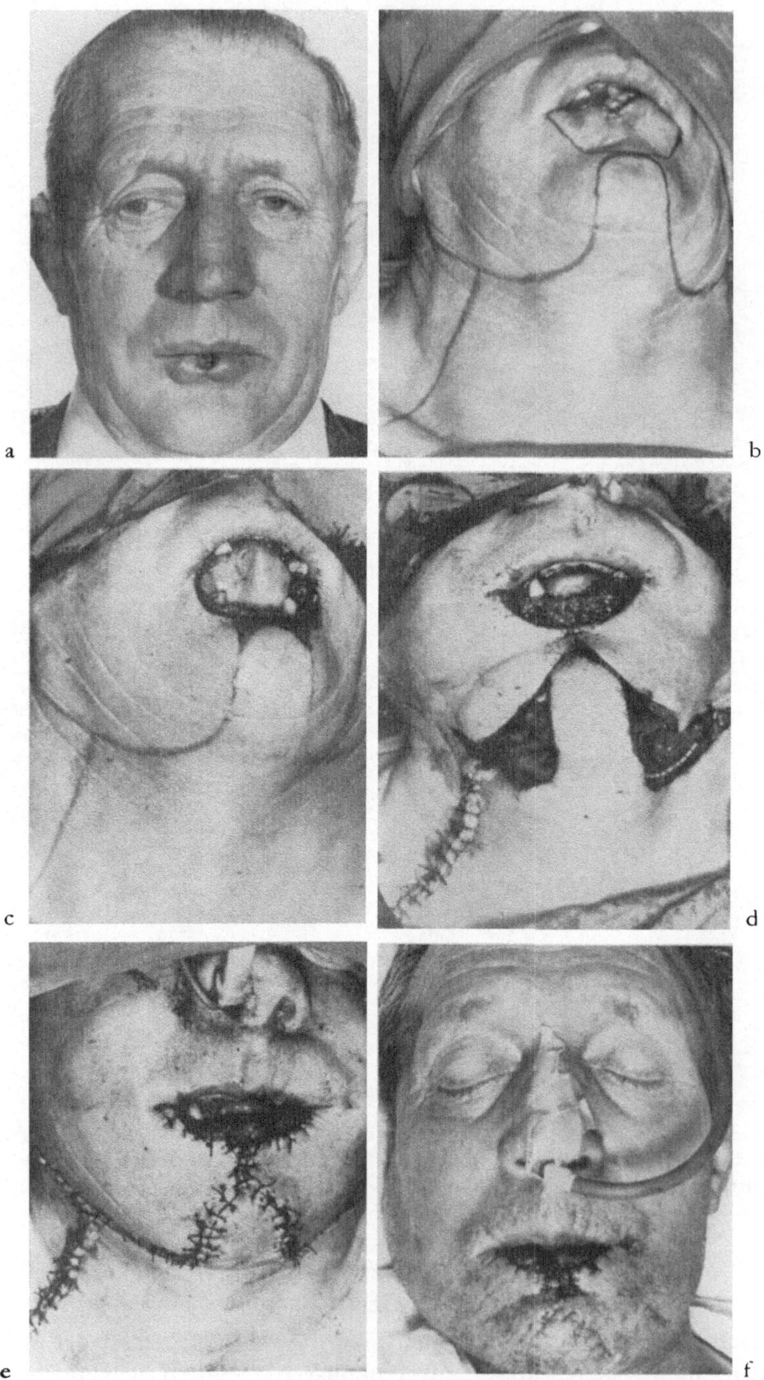

Abb. 4a—f

Für die Deckung der partiellen Defekte der Unterlippe bevorzugen wir einen Lappen aus der Wange, der im Gegensatz zu der Verschiebeplastik nach DIEFFENBACH als Rotationslappen angelegt ist. Falls erforderlich, wird dieser Lappen mit einem vertikalen Schnitt zur Durchführung der radikalen Halslymphknotenausräumung des Halses kombiniert (GÜNTHER).

Für die Rekonstruktion nach totaler Excision der Unterlippe kommen u. a. doppelseitige Nasolabiallappen nach VON BRUNS in Frage. Ein vollständiger Ersatz einer gesamten Unterlippe ist jedoch auch mit einem einseitigen Stiellappen aus der Nasolabialfalte möglich (METZ). GÜNTHER beschrieb eine Methode der Deckung mit doppelseitigen Submandibularlappen. Ist die Zusammenhangsresektion (von Primärtumor und beidseitigen Lymphknoten des Halses teils partiell submandibulär, teils total) erforderlich, bietet sich hierbei der Vorteil der breiten Übersicht über das für die typische Metastasierungsform des Unterlippencarcinoms wichtige submentale und submandibuläre Lymphknotengebiet beiderseits. Eine Modifikation dieses 1966 publizierten Vorgehens zeigt der Fall der Abb. 4a—f. Hierbei bleibt die Haut der Kinnprotuberanz in Anlehnung an die von SCHUCHARDT (1944) angegebene Methode der Rotation der Unterlippenstümpfe um die Kinnprominenz auf der Unterlage fixiert. Die submentale Haut wird jedoch zwecks Lymphknotenausräumung untertunnelt. Das Lippenrot wird durch beiderseitige zahnradähnliche Rotationslappen aus der Wangen- und Oberlippenschleimhaut wiederhergestellt (GÜNTHER).

Die äußere Gewebelage bei durchgehenden Defekten der Mundhöhlenwandung läßt sich nach den im vorstehenden Abschnitt beschriebenen Methoden gewinnen.

Für die Innenauskleidung dieser Defekte hat man in den letzten Jahren in zunehmendem Maße auf reichlich vorhandenes und nicht kontrakturgefährdetes Hautmaterial aus der Nachbarschaft in Form gestielter und in die Mundhöhle hineingeschlagener Lappen zurückgegriffen.

Besondere Bedeutung erlangte hierbei der 1813 erstmals von CHARPUE angegebene Stirnlappen. Die Benutzung dieses Lappens einzeitig mobilisiert und die Stirnhaut vollständig oder nur halbseitig umfassend wurde von MILLARD, MCGREGOR sowie HOOPES u. EDGERTON empfohlen. Auf die verschiedenen Möglichkeiten seiner Einlagerung in die Mundhöhle über Wundtunnel vor der Lappenbasis in der Wange oder über dem Jochbogen mit Einschlagen des Lappens medialwärts oder lateralwärts machten

---

Abb. 4a-f. Rekonstruktion der gesamten Unterlippe mittels zweier Submandibularlappen bei gleichzeitiger vollständiger Halslymphknotenausräumung rechts und submandibulärer Ausräumung links (a, b u. c). Kinnhaut zur Entfernung der submentalen Lymphknoten unterminiert (d). Zustand nach Wundverschluß, das Lippenrot durch Wangenrotation aufgebaut (e). Zustand nach 12 Tagen (f)

kürzlich Hoopes u. Edgerton erneut aufmerksam. Über Erfahrungen aus unserer Klinik berichtete Spiessl.

Wegen der nicht unerheblichen Auswirkungen der Lappenentnahme und der damit verbundenen Deckung der Stirndefekte mit Freihauttrans-

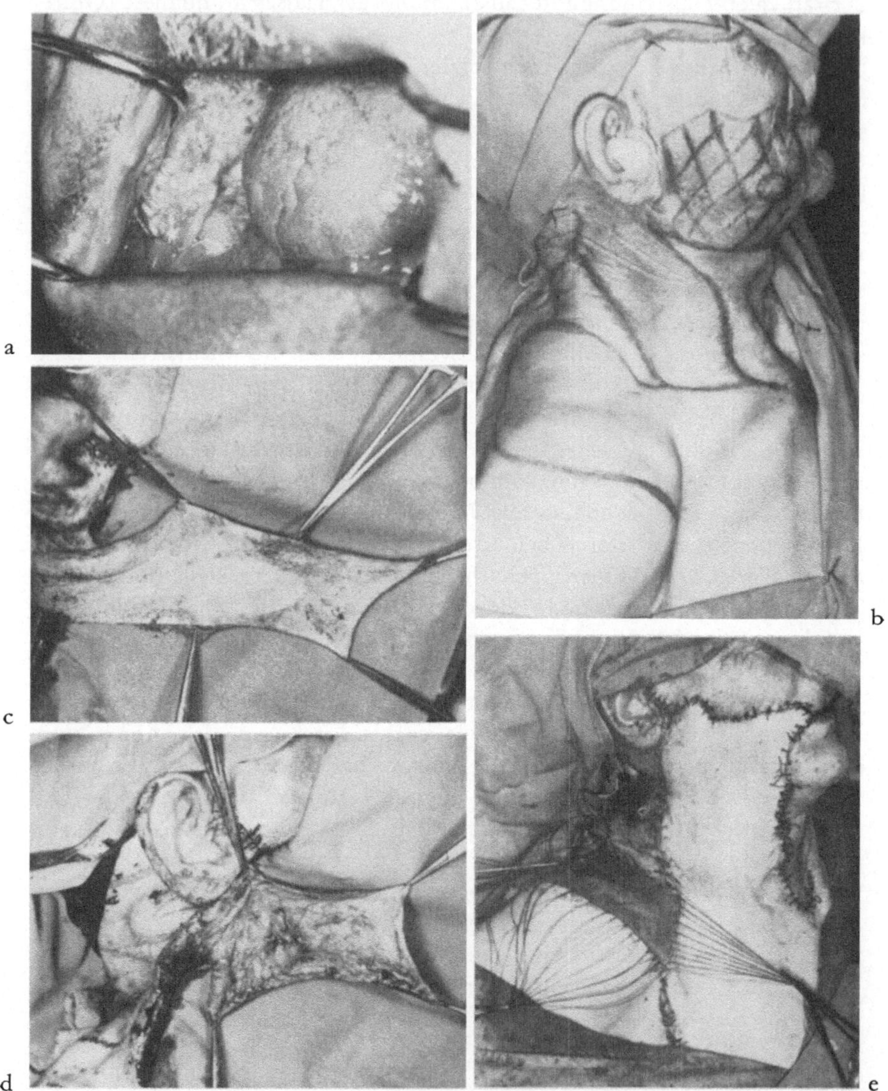

Abb. 5a-e. Perforierend (a u. b) wachsendes Carcinom der Wangenschleimhaut. Zweischichtige Defektdeckung durch dorsalen Halslappen und Schulterlappen entsprechend Schnittführung (b). Der dorsale Lappen für die Innenauskleidung (c) mundhöhlenwärts gewendet (d). Nahtverschluß unter teilweiser Deckung des Sekundärdefektes mit Freihauttransplantat (e)

plantaten sind wir in letzter Zeit zunehmend dazu übergegangen, auf die Entnahme von Stirnlappen zu verzichten und statt dessen die innere Auskleidung unserer durchgehenden Wandungsdefekte durch den cranial über dem Mastoid gestielten lateralen Halslappen zu gewinnen. Dieser 1892 erstmals von SCHIMMELBUSCH benutzte Lappen wurde auch von BAKAMJIAN u. LITTLEWOOD in letzter Zeit wieder empfohlen.

Wir haben diesen Lappen zusammen mit dem anteriorcaudal gestielten Schulterlappen (s. vorstehenden Abschnitt) benutzt. Andere Wege der Gewinnung der Innenauskleidung der Mundhöhle bei gleichzeitiger Benutzung der nach Art eines „apron flap“ in die Mundhöhle hineingeschlagenen Halshaut (GERSUNY, HADJISTAMOFF) oder des medialen cranialen Halslappens (METZ).

Bei dem in Abb. 5 dargestellten Patienten wurde nach totaler Resektion der Wange, des Unterkiefers und der Glandula parotis (unter Erhaltung des Augenastes des N. facialis) wegen eines perforierend wachsenden Schleimhautcarcinoms eine doppelwandige Deckung mit dorsalem Halslappen (als Innenauskleidung) und Schulterlappen durchgeführt.

Allen diesen hier zur Gewinnung der Innenauskleidung beschriebenen Verfahren ist gemeinsam, daß in der ersten Sitzung des Eingriffes eine Mundhöhlenfistel nach außen verbleibt. In einer zweiten Sitzung wird dann diese Fistel bei gleichzeitiger Durchtrennung des Lappenstieles und Verschluß der inneren und äußeren Wandungsdefekte geschlossen. Wegen des nicht immer sicheren Wundverschlusses im Bereich der zur Mundhöhle geschlagenen Hautlappen wird die Verwendung der mobilen Saugdrainage nach REDON erheblich eingeschränkt. Die begrenzte, schnell erschöpfte Leistung des Vakuums führt zu keiner lang dauernden und sicheren Adaptation der Wundlappen. Es ist daher bei ausgedehnten Lappendeckungen doppelwandiger Epitheldefekte nützlicher, zur Verwendung einer stationären Vakuumdrainage überzugehen, und erst zu einem späteren Zeitpunkt der Wundheilung zur Benutzung der mobilen Drainage zurückzukehren.

Summary

New methods for the primary closure of extensive defects in the head and the neck region are described. The anteriorly based shoulder flap and the cranially based medial neck flap (METZ) are advocated for the repair of defects of the neck and the cheek as well as the parotid region. In case of perforating defects of the walls of the oral cavity the above mentioned shoulder flap combined with the inner lining by the lateral cranially based neck flap or the apron flap has been used. A new procedure to reconstruct lower lip defects by two submandibular upwards rotated flaps (GÜNTHER) is demonstrated.

Literatur

Bakamjian, V. Y., and M. Littlewood: Cervical skin flaps for intraoral and pharyngeal repair following cancer surgery. Brit. J. plast. Surg. **17**, 191 (1964).

Blair, V. P.: The delayed transfer of long pedicle flaps in plastic surgery. Surg. Gynec. Obstet. **332**, 261 (1921).

Charpue: Zit. nach Millard, D. R.

Champion, R.: Closure of full-thickness cheek loss by forhead flap. Brit. J. plast. Surg. **13**, 77 (1960).

Denecke, H.-J.: Versorgung von Mesopharynxdefekten nach Exstirpation maligner Tumoren dieses Gebietes. Arch. Ohr.-, Nas.-, u. Kehlk. Heilk. **176**, 645 (1960).

Edgerton, M. T., and J. D. Desprez: Reconstruction of the oral cavity in the treatment of cancer. Plast. reconstr. Surg. **19**, 89 (1957).

Gersuny, R.: Plastischer Ersatz der Wangenschleimhaut. Zbl. Chir. **14**, 706 (1887).

Günther, H., u. B. Spiessl: Rekonstruktion der Unterlippe nach Carcinomentfernung und gleichzeitiger Ausräumung regionärer Lymphknoten. Chirurgia Plastica et Reconstructiva, Bd. **3**, Berlin-Heidelberg-New York: Springer 1967.

Hadjistamoff, B.: Restoration of the cheek by using the skin of the jaw-neck Region. Plast. reconstr. Surg. **2**, 127 (1947).

Hoopes, J. E., and M. T. Edgerton: Immediate forehead flap repair in resection for oropharyngeal cancer. Amer. J. Surg. **112**, 527 (1966).

Israel, J.: Über eine neue Methode der Wangenplastik. Verh. dtsch. Ges. Chir. **16**, 89 (1887).

McGregor, J. A.: The temporal flap in intra-oral cancer: Its use in repairing the post-excisional defect .Brit. J. plast. Surg. **16**, 318 (1965).

Metz, H.-J., u. K. Schuchardt: Sofortige und verzögerte Deckung von Defekten nach Tumoroperationen. Excerpta med. (Amst.) (Im Druck).

Millard, D. R.: Forehead flap in immediate repair of head, face an jaw. Amer. J. Surg. **108**, 508 (1964).

Schimmelbusch, C.: Krankendemonstration. Ref. Berl. klin. Wschr. **29**, 1287 (1892).

Schobinger, R.: The use of long anterior skin flap in radical neck resections. Ann. Surg. **146**, 221 (1957).

Schuchardt, K.: Der Rundstiellappen in der Wiederherstellungschirurgie des Gesichts-Kieferbereiches. Leipzig: Thieme 1944.

— Befestigung von Ohrprothesen. Fortschr. d. Kiefer- u. Gesichtschir., Bd. X. Stuttgart: Thieme 1965.

— Grundsätzliches zur primären und sekundären Defektdeckung nach der Operation von gutartigen und bösartigen Gesichtstumoren. Chirurgia Plastica et Reconstructiva, Bd. **3**. Berlin-Heidelberg-New York: Springer 1967.

Smets, H.: One stage resection for oral cancer and reconstruction by a cervical rotation flap .In: Transactions of the Third International Congress of Plastic Surgery. International Congress Series N 66 1139. Excerpta med. (Amst.) 1964.

Spiessl, B.: Zur Deckung durchgehender Wangendefekte nach Tumorentfernung. Chirurgia Plastica et Reconstructiva, Bd. **3**. Berlin-Heidelberg-New York: Springer 1967.

Zovickian, A.: Pharyngeal fistulas: Repair and prevention using mastoid-occiput based shoulder flaps. Plast. reconstr. Surg. **19**, 355 (1957).

Dr. H.-J. Metz, Oberarzt
Nordwestdeutsche Kieferklinik
im Univ.-Krankenhaus Hamburg-Eppendorf
2 Hamburg 20, Martinistraße 52

Die Saugdrainage und ihre Bedeutung für die Wundheilung in der plastischen Chirurgie

Von E. Krüger

Über die Anwendung der Saugdrainage zur Erzeugung eines Vakuums nach dem Verschluß ausgedehnter Operationswunden berichteten erstmals Redon, Jost u. Troques (1954). Durch die kontinuierliche Absaugung des Wundsekrets werden postoperative Hämatome und Serome vermieden, die Wundflächen bleiben in Kontakt und können per primam miteinander verwachsen. Redon (1955) verwendet die Saugdrainage nach Operationen im Halsbereich, nach Mammaamputation, Lymphknotenausräumungen sowie nach Rectum- und Uterusexstirpationen. R. u. J. Judet (1955) konnten durch die Saugdrainage ihre Resultate in der Gelenkchirurgie verbessern; bei 50 Fällen mit Saugdrainage waren lediglich vier postoperative Punktionen von Seromen notwendig, verglichen mit 41 Punktionen bei 50 Patienten ohne Saugdrainage. Dubau, Dechen, Presles u. Collon berichteten 1955 über erfolgreiche Anwendung der Saugdrainage bei infizierten Knochenprozessen. Kapandji (1959) benutzte das Verfahren zur Behandlung von Hämatomen und Abscessen mit zusätzlicher Instillation von Antibiotica und proteolytischen Fermenten. In der hals-nasen-ohrenärztlichen Chirurgie besteht nach Bourgeois u. Jost (1955) eine Indikation zur Anwendung der Saugdrainage bei totaler Parotidektomie, bei Strumektomie, Lymphknotenausräumungen und subtotalen Oberkieferresektionen. Spiessl (1961) und Schwenzer (1967) berichteten über die Vakuumdrainage nach radikaler Ausräumung der Halslymphknoten (neck dissection). Inzwischen hat die Saugdrainage ein breites Anwendungsgebiet in fast allen chirurgischen Spezialfächern, insbesondere in der plastischen Chirurgie, gefunden.

Die Bedeutung der Saugdrainage begründet sich durch die Tatsache, daß der enge Kontakt der Wundflächen, den das Vakuum in der Wunde gewährleistet, Voraussetzung für eine rasche Wundheilung ist. Experimentelle Untersuchungen von Delarue ergaben, daß die Flächen einer frischen Wunde bei gutem Kontakt bereits nach 24 Std geweblich miteinander verbunden sind. Wurden die Flächen anschließend wieder voneinander getrennt und erneut in Kontakt gebracht, so dauerte es diemal 10 Tage, bis eine Verwachsung zustande kam. Bei nochmaliger Trennung erfolgte die Heilung erst nach einigen Wochen.

Bezogen auf die Heilung großflächiger Wunden bedeutet dies folgendes: Werden die aufeinanderliegenden Wundflächen durch die Ansammlung von Wundsekret auseinandergedrängt, so wird eine Zusammenheilung nach Punktion des entstandenen Seroms und erneuter Adaptation bedeutend längere Zeit in Anspruch nehmen als die primäre Heilung ohne Unterbrechung des Wundflächenkontakts, wie sie eine kontinuierlich durchgeführte Saugdrainage garantiert. Ein Druckverband kann lediglich unterstützend wirken, niemals aber die Vakuumdrainage ersetzen.

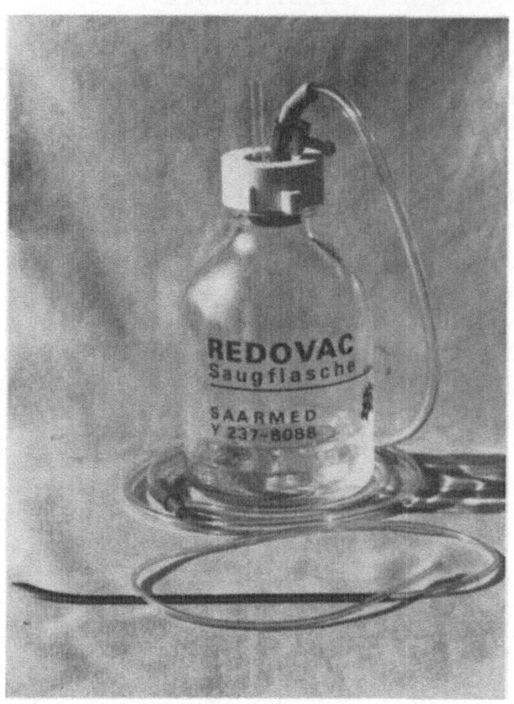

Abb. 1. Saugflasche mit Verbindungsschlauch und Plastikdrain mit Spezialnadel

Zur Durchführung der Saugdrainage wird vor dem Wundverschluß ein (gegebenenfalls auch ein zweiter oder dritter) Plastikschlauch angebracht, dessen perforiertes Ende in der Wunde liegen soll, während das andere Ende mit Hilfe einer Spezialnadel möglichst weitab vom Wundrand durch die Hautdecke nach außen geführt wird. Plastikschläuche und Spezialnadeln sind in drei Größen lieferbar (Fa. Saarmed und Fa. P. A. Stoss Nachf.). Nach Entfernung der Nadel erfolgt die Befestigung des äußeren Schlauchendes auf der Haut durch mehrere breite Heftpflasterstreifen; die Fixierung muß sehr sorgfältig vorgenommen werden, damit der Drain nicht vorzeitig aus der Wunde gleitet. Jost (1960) befestigt noch zusätzlich das in der

Wunde liegende Schlauchende mit einer percutanen Naht, die über einem Tampon geknüpft wird. Nach beendetem Wundverschluß wird die evakuierte Saugflasche (Abb. 1) über einen Verbindungsschlauch mit dem Drain verbunden (Abb. 2). Voraussetzung für die Wirksamkeit der Saugdrainage ist ein exakter luftdichter Wundverschluß. Nach REDON, JOST u. TROQUES ist eine Dauerdrainage für 2 bis 3 Tage notwendig; R. u. J. JUDET halten 48 Std Drainage für ausreichend. Wir lassen die Drains in den meisten Fällen länger — durchschnittlich 5 bis 7 Tage — liegen.

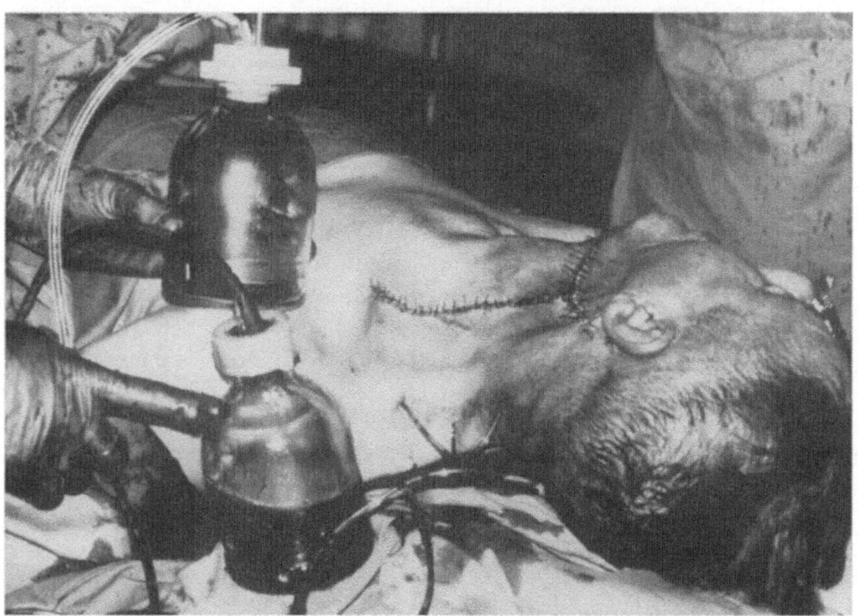

Abb. 2. Zustand nach neck dissection und Unterkieferresektion; je ein Drain in der Supraclaviculargrube und in der Submandibularregion. Die Saugflaschen sind in Funktion; die Haut ist der Wundfläche „anmodelliert"

In der plastischen Chirurgie des Kopf- und Halsgebietes ist die Hauptindikation für die Saugdrainage zweifellos bei der neck dissection gegeben. Seit Einführung der Vakuumdrainage hat sich die Wundheilung nach dieser Operation auffallend verkürzt und verbessert. Postoperative Eiterungen des Wundgebiets und die gefürchtete Arrosionsblutung aus der Carotis infolge Wundinfektion gehören der Vergangenheit an. Oft können die Patienten schon 8 Tage nach der Operation aus der stationären Behandlung entlassen werden. Wie SPIESSL (1966) verwenden wir bei der neck dissection zwei Drains, von denen eins in die Supraclaviculargrube und das andere in die Submandibularregion eingelegt wird (Abb. 2). Im Gegensatz zu BOURGEOIS u. JOST verzichten wir nicht auf den unterstützenden leichten

Druckverband. Dieser hat sich gut zur zusätzlichen Ruhigstellung des Wundgebiets bewährt.

Bei Dehiszenzen im Bereich der Mundschleimhaut, wie sie gelegentlich nach en-bloc-Resektionen im vorbestrahlten Gebiet vorkommen können, wird eine wirksame Saugdrainage des Halsgebiets erst durch einen Druckverband der Submandibularregion ermöglicht. Die Sekretmenge am 1. postoperativen Tag beträgt nach Spiessl (1961) bei der neck dissection 150 bis 300 cm^3, im bestrahlten Gebiet dagegen 600 bis 800 cm^3. In den folgenden Tagen nimmt die Sekretion allmählich ab, am 5. Tag kann der submandibuläre Drain, am 7. Tag der supraclaviculäre entfernt werden. In manchen Fällen, insbesondere nach Bestrahlungen, kann auch eine längere Anwendung der Saugdrainage notwendig werden. Gelegentlich rutscht ein Schlauch trotz sorgfältiger Fixierung vorzeitig aus der Wunde oder er muß wegen einer Verstopfung entfernt werden. In einem solchen Fall führen wir durch den noch offenen Stichkanal einen neuen sterilen Plastikschlauch in die Wundhöhle ein. Nach Anlegen eines Druckverbandes kann dann die Vakuumflasche wieder angeschlossen werden, ohne daß das System luftdurchlässig geworden wäre. Ganz selten haben wir es erlebt, daß sich neben dem Drain ein gegen diesen abgekapseltes Serom ausbildet, während die Wundflächen in der Umgebung des Drains inzwischen fest miteinander verwachsen sind. In solch einem Fall haben wir das Serom vorsichtig punktiert und durch den Stichkanal einen Plastikschlauch eingeführt, der dann an eine Vakuumflasche angeschlossen wurde.

Besonders wichtig ist die Saugdrainage, wenn bei der neck dissection größere Hautareale reseziert und durch Lappenplastik ersetzt werden müssen (Abb. 3). In solchen Fällen kann ein Druckverband meist nicht angelegt werden, ohne daß die Durchblutung des Lappens empfindlich gestört wird. Allein die Saugdrainage gewährleistet dann eine rasche Anheilung des Lappens und damit einen sicheren Schutz der freigelegten Carotis.

Wir wenden die Saugdrainage weiterhin zur sicheren Adaptation aller großflächigen oder tiefer gelegenen Wundflächen im Bereich der Weichteile und des Knochens an: so z. B. bei größeren Lappenplastiken, wie der Wangenrotation nach Esser, Verschiebelappen- und Rundstiellappenplastiken und Gesichtshautraffungen, ferner bei Unterkieferresektionen, Parotidektomien, Entfernung der Submandibulardrüse, Operationen medialer und lateraler Halscysten u. a. Eingriffen im unteren Gesichts- und Halsbereich.

Auch in der Knochen- und Gelenkchirurgie hat die Vakuumdrainage ihren festen Platz eingenommen. Wir verwenden sie bei Drahtnähten und Osteoplastiken im Unterkieferbereich. Die Einheilung von Knochentransplantaten wird durch die Saugdrainage begünstigt. Wir legen den Plastikschlauch direkt an das Transplantat (Abb. 4) und verschließen darüber die Muskulatur und die Hautdecke. Durch die Vakuumdrainage bekommt das Lagergewebe engen Kontakt mit dem Transplantat, so daß die Durchwachsung des überpflanzten Knochens rasch erfolgen kann. Als sehr

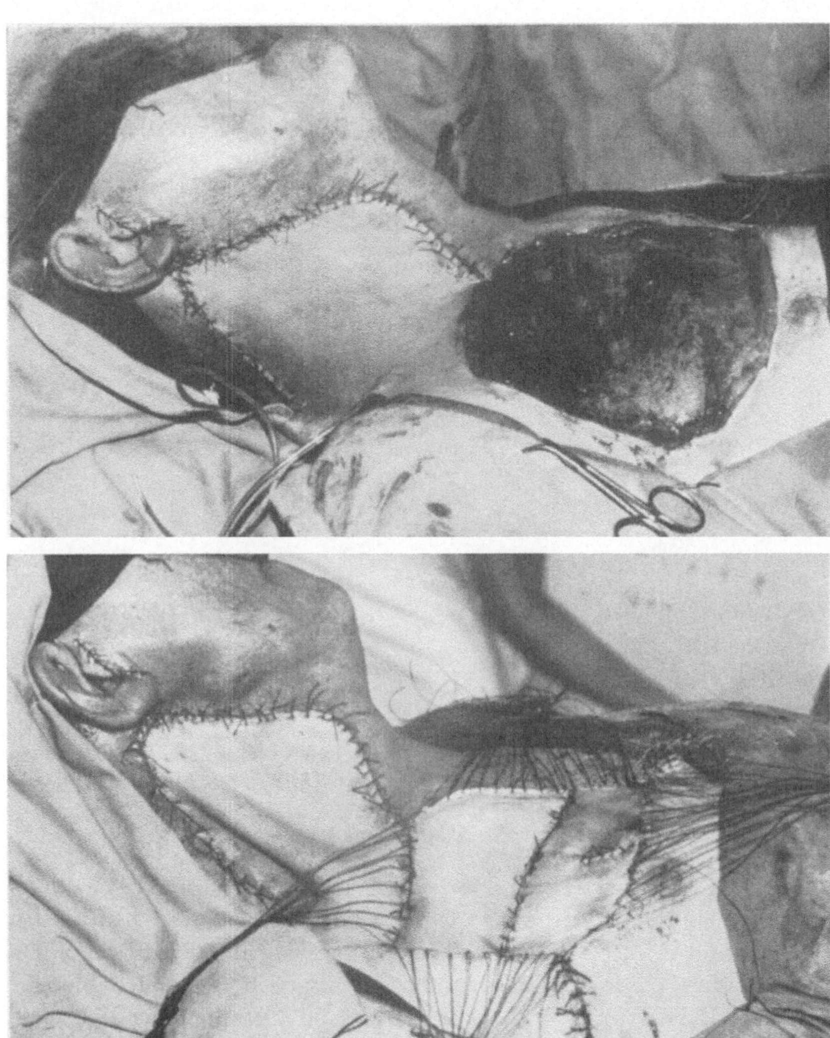

Abb. 3. Zustand nach neck dissection mit Resektion der seitlichen Halshaut und Deckung der seitlichen Halspartie durch einen Brusthautlappen. Oben: Der eingenähte Lappen wölbt sich und liegt nicht der Wundfläche an, die Saugflächen sind noch nicht angeschlossen. Unten: Die Pectoraliswundfläche ist durch Spalthaut gedeckt, die Saugflaschen sind in Funktion, der Lappen liegt der Wundfläche des seitlichen Halsgebietes an, dabei bildet sich eine Hautfalte

vorteilhaft hat sich uns auch die Anwendung der Saugdrainage beim Wundverschluß der Entnahmestelle von Beckenkammspänen erwiesen.

Auch in der Chirurgie des Kiefergelenks hat die Saugdrainage eine wichtige Funktion zu erfüllen. Wir verwenden sie bei allen Eingriffen am Kiefergelenk. Besonders segensreich wirkt sich das Verfahren bei der Ankyloseoperation aus. Bekanntlich kommt es nach Ankyloseoperationen des Kiefergelenks häufig zu Rezidiven, die auch durch Einpflanzung von biologischem Material, wie Fettgewebe, Muskulatur oder

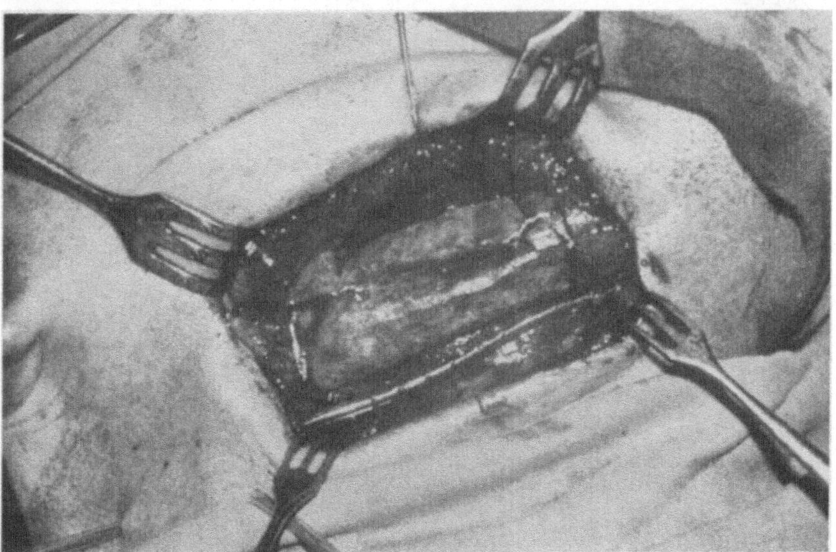

Abb. 4. Zustand nach Ersatz der rechten horizontalen Unterkieferastes durch ein Beckenkammtransplantat. Am unteren Rand des Transplantats liegt der Plastikdrain

Knorpel, oder alloplastischem Material, wie Kunststoff- oder Vitalliumkapseln, nicht sicher verhindert werden können. Die Ursachen solcher Rezidive sind meines Erachtens postoperative Hämatome im Bereich des Gelenkraumes, die nach ihrer Organisation ausgedehnte Narbenbildungen hinterlassen. Saugt man das Sekret durch eine Vakuumdrainage laufend ab, wobei das wangenwärts gelegene Weichgewebe in den neu geschaffenen Gelenkspalt eingesogen wird, so wird die Narbenbildung im Gelenkspalt auf ein Minimum reduziert. Die Einlagerung eines Transplantats erübrigt sich damit; lediglich bei der Operation doppelseitiger Ankylosen füllen wir den Gelenkspalt mit autoplastischem Rippenknorpel aus. Bei der ersten Anwendung der Saugdrainage nach einer Ankyloseoperation waren wir über die Menge des abgesaugten Wundsekrets überrascht. Diese steht hinter der Sekretmenge nach neck dissection nur um weniges zurück. Wir fanden nach Ankyloseoperationen des Kiefergelenks durchschnittlich 150 bis 200 cm^3 Wundsekret am 1. postoperativen Tag; auch in den folgenden Tagen waren meist noch Sekretmengen zwischen 50 und 100 cm^3 vorhanden.

Aus der aufgezeigten Indikationsübersicht ergibt sich, daß die Saugdrainage bei den meisten Operationen im unteren Gesichts- und im Halsbereich angewandt werden kann. Die günstigere Narbenbildung, die durch das Verfahren erzielt wird, ist gerade bei plastischen Operationen von besonderem Vorteil.

Summary

Application of suction drainage in plastic and reconstructive surgery of the face and neck is described. This method is indicated in all soft tissue and flap operations in the region of the cheek and neck in which large wound areas have to be adapted, in open reduction of bone fractures and replacement of the mandible by bonegrafting and moreover in all operations on the temporo-mandibular joint, in particular in the operation of ankylosis.

Literatur

Bourgeois, R., et G. Jost: La fermeture sous dépression des plaies opératoires en clinique cervicale, suivant la méthode de Redon, Jost et Troques. Ann. Otolaryng. (Paris) **72**, 812 (1955).

Delarue: Zit. nach Redon, H., G. Jost und X. Troques.

Dubau, R., Boucheron, Barthelemy, Presles, Dechen et Collon: Le drainage avec aspiration continue dans la traitement des ostéites et tout spécialement des ostéites fracturaires de guerre. Mém. Acad. Chir. **81**, 307 (1955).

Jost, G.: Un moyen de fixation solide pour la sonde filiforme au cours de la mise sous dépression des plaies opératoires. Presse méd. **68**, 769 (1960).

Judet, R., et J. Judet: Le drainage avec aspiration continue en chirurgie ostéo-articulaire. Mém. Acad. Chir. **81**, 304 (1955).

Kapandji, A.: Traitement des hématomes et des abcès par l'aspiration. Presse méd. **67**, 144 (1959).

Redon, H.: La fermeture des plaies étendues sous dépression. Presse méd. **63**, 1034 (1955).

—, G. Jost et X. Troques: La fermeture sous dépression des plaies étendues. Mém. Acad. Chir. **80**, 384 (1954).

Schwenzer, N.: Zur Behandlung postoperativer Schwellungszustände im Kiefer-Gesichtsbereich. Dtsch. zahnärztl. Z. **22**, 993 (1967).

Spiessl, B.: Komplikationen nach radikaler Ausräumung der Lymphknoten des seitlichen Halsgebietes. Dtsch. Zahn-, Mund- u. Kieferheilk. **36**, 263 (1961).

— Plattenepithelkarzinom der Mundhöhle. Stuttgart: Thieme 1966.

Privatdozent Dr. Dr. E. Krüger
53 Bonn, Hans Böckler-Straße 5

Plastisch-chirurgische Probleme beim Verschluß von Thoraxdefekten

Von W. Schnurrer

Haut-Weichteildefekte der Brustwand, wie sie nach *Traumen* oder bei *radikaler Tumorausrottung* auftreten, können primär zum Verschluß gebracht werden durch Hautverschiebungen aus der Umgebung. Falls außerdem ein Defekt der knöchernen Brustwand vorliegt, kann dieser durch Verlagerung oder Längsspaltung benachbarter Rippen überbrückt werden.

Hier soll die Rede sein von *sekundären Thoraxdefekten* als Folge unspezifischer und spezifischer Entzündungen oder als Bestrahlungsfolge. Das Behandlungsziel ist der Wundschluß trotz infizierter Wundfläche und trotz schwerer trophischer Störungen, denn der chronische, konsumierende Infekt ist für den Patienten eine lebensbedrohliche Belastung, die übelriechende Dauersekretion aber eine Belästigung, die nicht selten zu schweren Depressionen führt.

Die *Strahlenschädigung* der vorderen Thoraxwand als seltene Spätfolge einer Nachbestrahlung operativ entfernter Mammacarcinome kann handflächengroße Hautweichteilverluste mit Radiolyse mehrerer Rippen verursachen. Nach Abtragen der zerstörten Rippen verbleibt ein infiziertes Wundbett mit schwerster Zirkulationsstörung der umgebenden Haut. Ortsständige Hautverschiebungen sind daher unmöglich. Nach sorgfältiger fermentativer und lokalantibiotischer Vorbereitung des Wundgrundes ist der Wundverschluß durch eine freie Hautplastik möglich. Besteht bereits eine Narbenkontraktur des Schultergelenkes, so ist eine Hautfettgewebsübertragung durch Rundstiellappenwanderung vom Bauch vorzuziehen (s. Abb. 1 oben).

Zu den *unspezifischen Entzündungen*, die schließlich zu großflächigem Gewebsuntergang führen können, zählen Osteomyelitiden von Sternum und Rippen, Weichteilphlegmonen und destruierende unspezifische Lungenerkrankungen. Zum Defektverschluß kommt die örtlich gestielte Hautfettgewebsverlagerung und die freie Hautplastik in Frage (s. Abb. 1 unten).

Unter den *spezifischen Entzündungen*, die letztlich Ursache von Brustwanddefekten sein können, ist in erster Linie die pleuropulmonale Tuberkulose zu nennen. Das tuberkulöse Pleuraempyem erfordert, falls es mit konservativen Maßnahmen nicht beherrscht werden kann, ausgedehnte und manchmal mehrfache Rippenserienresektionen. In Ausnahmefällen verbleiben tiefe Defekte, die ohne plastische Eingriffe nicht mehr ausheilen.

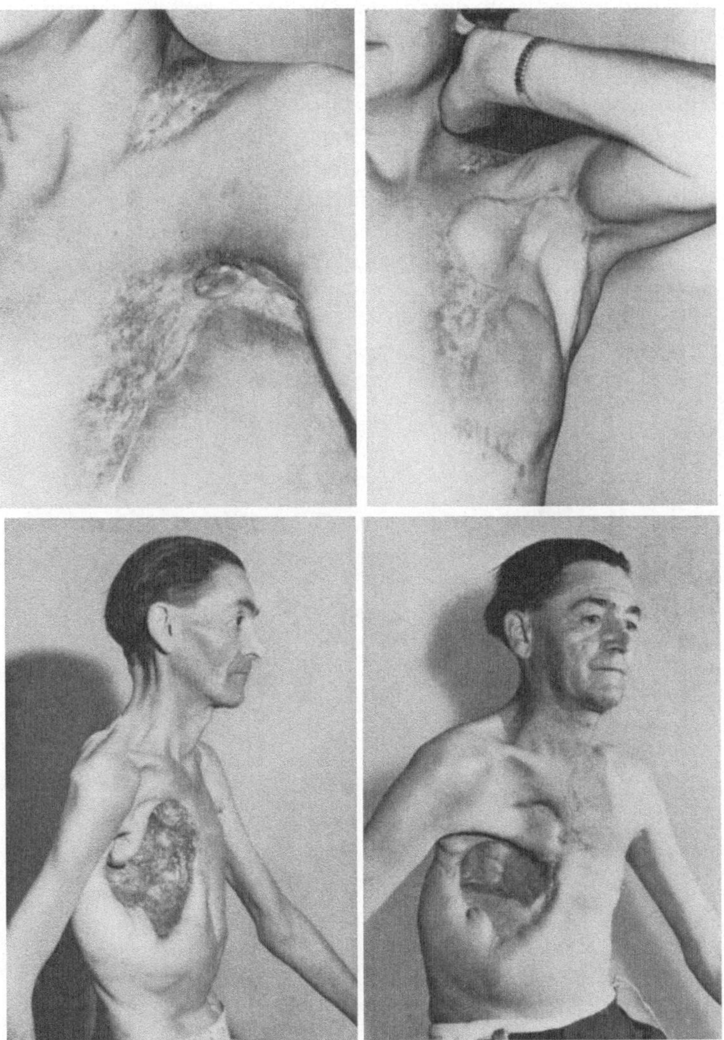

Abb. 1. Oben: Amputation der linken Mamma wegen Carcinombefall, Nachbestrahlung. Jahre später Exulceration, Rippenosteolyse und Narbenkontraktur des linken Schultergelenkes. Nach Ausräumung Defektverschluß durch Rundstillappenwanderung vom Mittelbauch. Unten: Lungenabscedierung rechts bei Cystenlunge. Pneumektomie. Sekundärempyem mit Spontanperforation. Empyemausheilung nach hinterer und vorderer Rippenresektion. Persistierender Weichteildefekt der vorderen und seitlichen Brustwand. Verschluß durch Schwenkhautlappen und freie Hautplastik

Defekte der *Thoraxvorderwand* bieten diesbezüglich keine besonderen Probleme und lassen sich durch Hautfettgewebsverschiebungen aus der Umgebung oder bei Frauen durch Verwendung einer Mamma schließen.

Ganz anders sind die Verhältnisse über der *Thoraxrückseite*. Hier besteht ein langgezogener, tiefer Wundgraben, dessen Sohle die narbig eingemauerte Pleura ist. Die Ursache dieses tiefen Grabens liegt im Verlust von Rippengerüst und Muskulatur, wobei die Reihe der Wirbelquerfortsätze auf der einen Seite und das weit überstehende Schulterblatt auf der anderen Seite einen hohen Grenzwall bilden. Bei herabhängendem Arm wird der Wundgraben großenteils vom Schulterblatt überdeckt, die Hautränder des Grabenwalles stoßen aneinander. Auch hier läßt sich der Wundschluß

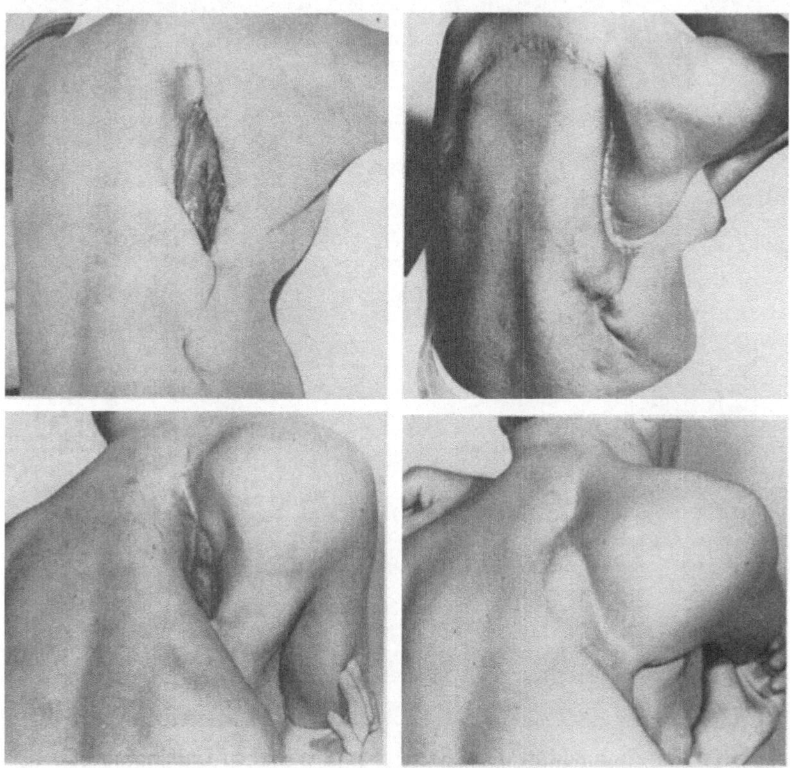

Abb. 2. Oben: Zustand nach spezifischem Pleuraempyem mit ausgedehnten Rippenresektionen. Tiefer Defekt der rechten hinteren Thoraxwand mit Freiliegen der Pleura. Durch großzügige Fetthautlappenverschiebung von der linken zur rechten Rückenseite gelingt zwar der Wundverschluß, nicht aber die Beseitigung der Spaltbildung. Es bleibt eine tiefe Hauttasche, bei Bewegung des Schultergürtels stoßen die Hautflächen zusammen. Unten: Zustand nach spezifischem Pleuraempyem mit mehrfachen Rippenserienresektionen. Beseitigung der bis auf die Pleura reichenden Thoraxspalte durch Teilresektion der Scapula, Muskeltransposition und Hautmobilisierung

durch einen großzügig angelegten Schwenkhautlappen prinzipiell erreichen (Abb. 2 oben). Nicht beseitigt wird jedoch die Spaltbildung der Thoraxrückseite. Das Ziel des operativen Vorgehens muß also sein, den

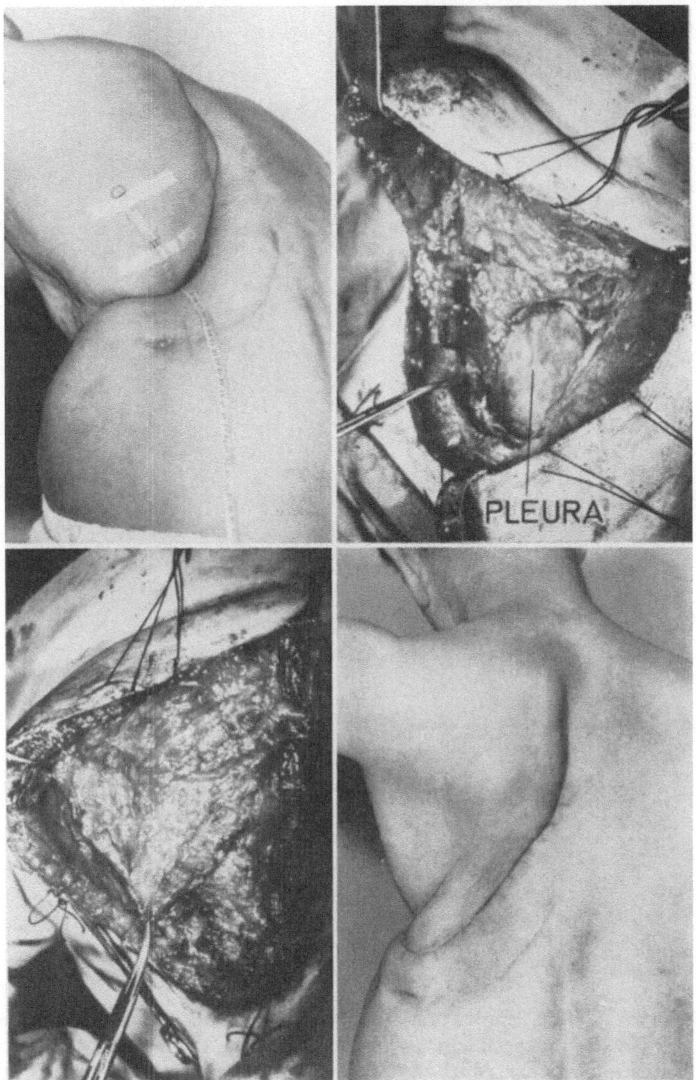

Abb. 3. Zustand nach spezifischem Pleuraempyem mit mehrfachen Rippenserienresektionen links, 7 cm tiefe, faustgroße Wundhöhle, vom Schulterblatt überdeckt. Ausräumen des gesamten Narben- und Granulationsgewebes. Auffüllen des Wundgrundes und Bedecken der Pleura durch einen gestielten Muskellappen aus dem M. infraspinam. Resektion des medialen Scapularandes. Hautschluß nach weiter Mobilisierung, besonders über dem Schulterblatt

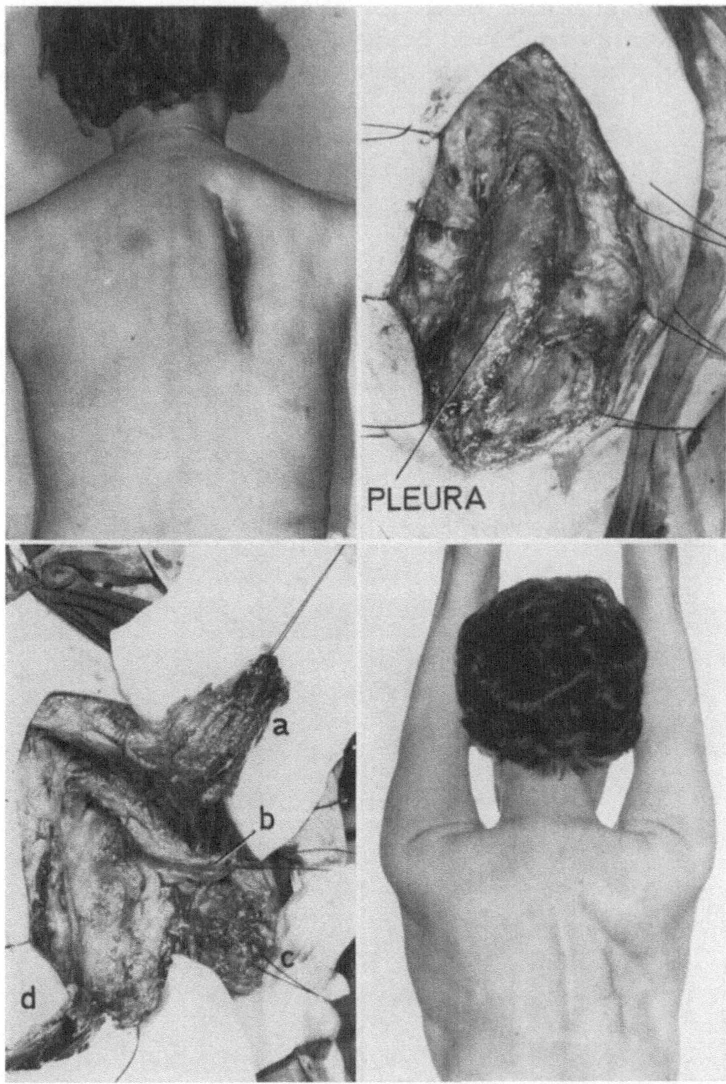

Abb. 4. Zustand nach offener Kavernenbehandlung mit paravertebraler Rippenresektion (Fensterung nach Kleesattel). Gründliche Entfernung allen Narben- und Granulationsgewebes und der Rippenregenerate. Zur Auffüllung der langgezogenen und tiefen Thoraxspalte müssen mehrere Muskellappen gebildet werden: M. infraspinam (a), M. latissimus dorsi (c), Erector trunci (b. u d). Resektion des medialen Scapularandes. Hautschluß durch Mobilisierung. Postoperativ Anstieg der Vitalkapazität von 1100 auf 1500 ml, freie Beweglichkeit des Schultergürtels einschließlich Nacken- und Schürzengriff. Auch ästhetisch ansprechendes Ergebnis

tiefen Wundgraben in eine flache Mulde umzuwandeln, d. h., den knöchernen Wall durch Resektion des medialen Scapularandes abzutragen und die Grabensohle mit Muskulatur aufzufüllen. Durch den weitgehenden Ausgleich des Niveauunterschiedes gelingt der Hautschluß alleine durch Mobilisieren der Haut, ohne besondere Verschiebetechnik (s. Abb. 2 unten). Die Operation beginnt mit der Ausschneidung der in Wallhöhle fixierten zirkulären Randnarbe und mit der radikalen Ausräumung des Granulationsgewebes der Wundhöhle. Auch die narbige Ummauerung der freiliegenden Pleura wird vorsichtig beseitigt (s. Abb. 3 oben). Aus dem suprascapulären Muskelgebiet (M. infraspinam) wird ein großer Muskellappen gewonnen und am medialen Scapularand gestielt in die Wundhöhle umgeschlagen (s. Abb. 3 unten). Der jetzt freiliegende mediale Rand der Scapula muß im erforderlichen Ausmaß (2 bis 6 cm) reseziert werden. Falls mit den früheren Rippenresektionen gleichzeitig eine Scapularandresektion vorgenommen wurde, ist entsprechend nachzuresezieren. Der Muskellappen wird mit Catnähten in die Wundhöhle eingesteppt, eine evtl. vorhandene Lungenparenchymfistel damit abgedichtet. Reicht bei langezogener Wundhöhle zur Defektauffüllung *ein* Muskellappen aus dem M. infraspinam nicht aus, so können weitere Muskelstiele aus den langen Rückenmuskeln und aus dem Latissimus dorsi abgezweigt werden (s. Abb. 4).

Die Beseitigung der narbig fixierten Spaltbildung der Thoraxwand unter Wiederherstellung der Kontinuität der Rückenmuskulatur führt — abgesehen vom kosmetischen Effekt — zu einer Verbesserung der Atemfunktion und trotz Teilresektion des Schulterblattes zu einer Verbesserung der Beweglichkeit des Schultergürtels. Unter lokaler und allgemeiner antibiotischer Behandlung entsprechend dem Testergebnis und bei sorgfältiger Drainage bzw. Punktion einer evtl. serösen Verhaltung ist die Wundheilung nach 4 bis 6 Wochen endgültig abgeschlossen.

Summary

Thoracic defects which developed as secondary lesions show large areas of draining wound beds associated with all the deleterious consequences of chronic infection. In the region of the *anterior thoracic wall* skin grafts are adequate for closure of the defect. In contrast to this, the *posterior wall of the thorax* requires bone resecting and muscle-transplanting procedures in order to eliminate the cleft formation due to anatomical factors.

Dr. W. SCHNURRER
Plast.-Chirurg. Abteilung
Klinikum rechts der Isar
8 München 8, Ismaninger Straße 22

Der Wundverschluß bei Handverletzungen unter besonderer Berücksichtigung primärer bzw. sekundärer plastisch-chirurgischer Maßnahmen*

Von H. MITTELMEIER

Bei Handverletzungen kommt einem alsbaldigen, sorgfältigen und aseptischen Wundverschluß besondere Bedeutung zu, weil die *Handfunktion* durch Austrocknung, Hämatombildungen, Infektion und nachfolgende gröbere Granulationen mit sekundärer Narbenbildung im Bereich der Gelenke, Sehnen, Gleitgewebe und der Haut in hohem Maße gefährdet ist. Aus Zeitgründen ist es mir hier nur möglich, die Grundzüge und einige Beispiele darzulegen.

Das Prinzip der Friedrichschen *Wundausschneidung* läßt sich an der Hand nur selten durchführen, weil freigelegte wichtige anatomische Gebilde wie Sehnen, Nerven usw. nicht ohne schwerwiegende Funktionsstörungen herausgeschnitten werden können, Toträume vermieden werden müssen und keine Hautdefekte entstehen dürfen, die nur unter Spannung geschlossen werden könnten. Zirkuläre Wundspannungen führen zu Durchblutungsstörungen, longitudinale zu Kontrakturen. Meistens muß man sich deshalb auf eine *Wundreinigung* nach exakter Wundinspektion, am besten in pneumatischer Oberarmblutsperre, beschränken. *Die gleichzeitige primäre Versorgung der tiefen Gebilde, wie der Sehnen, ist nur bei sauberen Verhältnissen angebracht, die eine aseptische Heilung erwarten lassen;* sonst müssen sie sekundär wiederhergestellt werden. Zur Vermeidung von Hämatomen ist eine sorgfältige *Blutstillung* nach temporärer Öffnung der Blutsperre, möglichst ohne Nahtversenkung durch punktförmiges Abbrennen noch blutender Gefäße mit der Splitterpinzette zu gewährleisten.

Der eigentliche Wundschluß soll gleichfalls möglichst ohne bleibende Versenkung von Nahtmaterial erfolgen. Im allgemeinen werden bei *atraumatischer Technik* Einzelstichknopfnähte verwendet, in der Hohlhand zur Verhütung einer Einrollung des Wundrandes auch Rückstichnähte. Die Nähte dürfen nicht schnüren, um Wundnekrosen zu vermeiden, sollen aber gut adaptieren. Als *Nahtmaterial* können Seide, Kunststoffäden und Stahldraht Verwendung finden.

Zur *Hämatom- bzw. Sekretableitung* und damit auch Infektionsprophylaxe legen wir bei nicht ganz sauberen Wunden für 1 bis 2 Tage eine Handschuh-

* Der Vortrag konnte wegen Zeitmangel nicht gehalten werden.

gummilaschendrainage ein. *Im Falle einer Eiterung* muß die Wunde evtl. ausreichend wiedereröffnet werden. *Ruhigstellung* begünstigt eine reizlose Wundheilung, ist aber nicht immer nötig und durchführbar.

Die *Entfernung der Fäden* soll in bewegten Hautbereichen nicht vor 9 bis 12 Tagen erfolgen. Beim einfachen Wundschluß ziehen wir die *trockene Wundbehandlung* vor.

Da ungünstig liegende, die natürlichen Faltenbildungen der Hand kreuzende und damit bei Bewegungen unter Stauchung und Dehnung gesetzte Wunden zu Narbenhypertrophien, Schrumpfung und Kontrakturen führen, sollen derartige Wunden möglichst gleich *nach dem Prinzip der Z-Plastik* umgestaltet werden, damit sie die erforderliche Streckreserve erhalten.

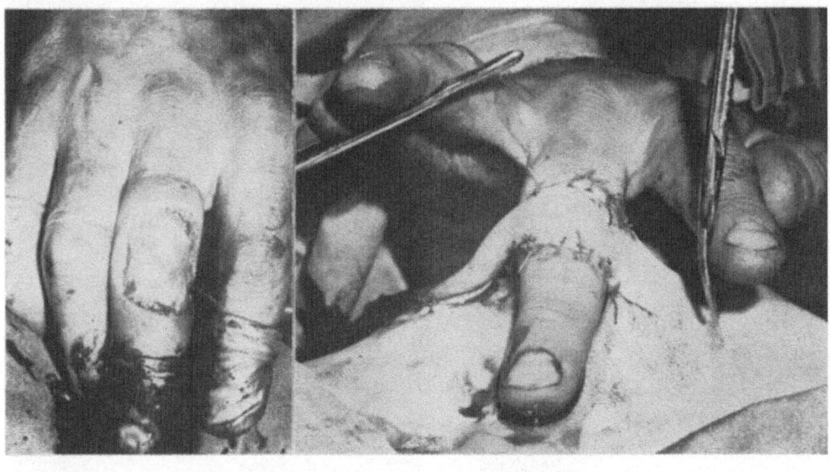

a b

Abb. 1. a Bis auf die Streckaponeurose reichender Hautdefekt über dem Mittelgelenk des Mittelfingers. b Plastische Deckung mit Brückenstiellappen

Auch die bei primärer Wiederherstellung der tiefen Gebilde erforderlichen *operativen Erweiterungsschnitte* müssen zur Vermeidung von Narbenkontrakturen in die natürlichen Beugefalten der Finger und der Hohlhand gelegt werden. Längsschnitte müssen in möglichst *dehnungsneutralen Zonen*, wie der Kanavelschen Linie am Finger erfolgen und durch Querschnitte in den Beugefalten gebrochen werden. Neuerdings wird zur besseren Freilegung der Fingerbeugesehnen auch ein volarer Zickzackschnitt empfohlen, dessen Ecken um die Fingerbeugefalten herumziehen. Soweit anwendbar ist auch die Tunnelierungstechnik von Querschnitten aus heranzuziehen.

Nicht unmittelbar verschließbare Hautdefekte bedürfen zum Schutz der tiefen funktionell wichtigen Gebilde und zur Verhütung narbiger Hautkontrakturen der möglichst primären *plastischen Deckung durch Hauttransplantate*. Ist das primär nicht möglich, müssen die Plastiken alsbald sekundär unter sorgfältiger Narbenexcision nachgeholt werden.

Bei gut durchbluteten Wundflächen können freie Transplantate Anwendung finden, bei oberflächlichen Defekten als *Spalthautlappen* (THIERSCH); bei totalem Hautdefekt sind, vor allem im Bereich von Dehnungszonen *Vollhautlappen* (KRAUSE-WOLFFE) wegen ihrer größeren

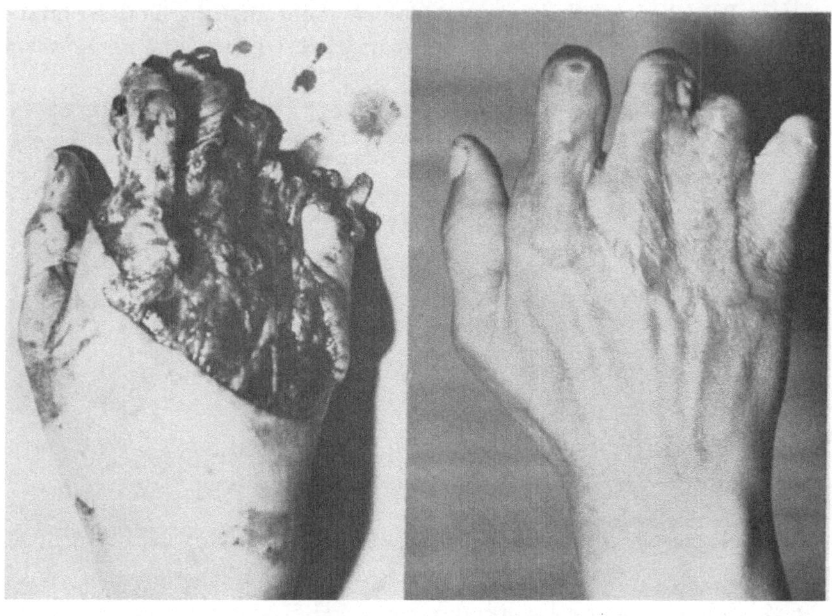

a b

Abb. 2. a Ausgedehnte Hautablederung am Finger und Handrücken und multiple Fingertrümmerfraktur mit Sehnen-, Nerven- und Gefäßzerreißungen. b Ergebnis nach Wundversorgung, Teilamputation und plastischer Deckung mit Vollhauttransplantat nach KRAUSE-WOLFFE. Commissurbildung III/IV/V noch sekundär vorgesehen

Festigkeit und Elastizität günstiger. Bei Entblößung der Sehnen vom Gleitgewebe, bei allen Freilegungen der Beugesehnen, bei Bloßlegung der Knochen und nicht kapsulär verschließbaren Gelenkeröffnungen sind aber zur Erhaltung der Funktion unbedingt *Hautlappen mit subcutanem Fettgewebe* erforderlich, die nur als *gestielte Lappen*, d. h. mit teilweiser temporärer Erhaltung der Gefäßverbindung zum Ursprungsgebiet verpflanzt werden können. Sie können in Form von Schwenk- oder Rotationslappen als Nahplastik oder als gestielte Fernplastik zur Anwendung kommen, wobei insbesondere die Bauchhaut als Spenderegion dient. Zur Erzielung aseptischer Verhältnisse ist die sofortige Deckung des Entnahmefeldes und der freischwebenden Lappenunterseite bzw. die geschlossene Rundstiellappenplastik zu empfehlen. Der Ernährungszusammenhang der Stiellappen mit dem Ursprungsgebiet muß im allgemeinen wenigstens 18 Tage erhalten bleiben.

Im einzelnen gibt es für Fingerkuppendefekte die Möglichkeit der Deckung mit frei verpflanzten Zehenbeeren, der Stiellappenplastik vom Thenar, dem Nachbarfinger oder vom Bauch.

Für Fingerstümpfe besteht die Möglichkeit der Knochenkürzung bzw., wenn diese vermieden werden muß, die des bilateral gestielten „Visierlappens“, der von der Streckseite heruntergeschwenkt wird, oder gleichfalls der Stiellappen vom Thenar, Nachbarfinger oder Bauch.

Bei Kurzfingerstümpfen, die keine Funktion mehr erwarten lassen, kann der Wundschluß durch Resektion des Fingerstrahls im Metakarpalbereich unter kosmetisch günstiger *Handverschmälerung* erreicht werden, was sowohl bei den randständigen als auch mittelständigen Fingern möglich ist.

Kleine Defekte an der Fingerbeugeseite dürfen nicht durch direkte Naht unter Fingerbeugung geschlossen werden. Es entsteht sonst infolge mangelnder Dehnungsfähigkeit der Haut eine Beugekontraktur. Hier können vorteilhaft Flügellappen von der Streckseite der Nachbarfinger eingeschlagen werden, deren Entnahmestellen mit Vollhautlappen gedeckt werden.

Größere Hautdefekte an der Fingerbeugeseite und der Hohlhand verlangen eine Bauchlappenplastik, wobei im akuten Fall einfache Stiellappen Anwendung finden müssen, da die Vorbereitung des typischen Rundstiellappens Zeit braucht und deshalb gewöhnlich der sekundären Wiederherstellung vorbehalten bleiben muß.

Für sehr große Hautdefekte an der ganzen Streck- oder Beugeseite der Hand kann schließlich die sog. Muffplastik in Frage kommen, die später evtl. noch durch Abspaltung einzelner Finger ergänzt werden kann.

Auch für die Hautverpflanzungen an der Hand gilt, daß ihre *Nahtlinien möglichst in dehnungsneutrale Areale* verlegt werden sollen bzw. daß durch Wellung der Ränder eine Narbenstreckreserve angestrebt wird. Auch ist bei Lappenentnahme die *Schrumpfungstendenz zu berücksichtigen*, die etwa ein Viertel beträgt.

Bei freien Hauttransplantationen an der Hand ist ein *nicht anklebender Verband* (z. B. durch Sofratülle) dem trockenen Verband vorzuziehen, der beim Wechsel die Gefahr der Hautablösung birgt. Der Verband bedarf der *Kompression* und soll auch nicht zu früh gewechselt werden.

Bei *schweren Handzerstörungen*, die auch die tiefen Gebilde, die Nerven, Sehnen, Knochen und Gelenke der Fingerstrahlen betreffen und deren funktionstüchtige Rekonstruktion nicht mehr gewährleisten, kann *die Haut amputationsreifer Finger und Handteile* evtl. zur Deckung hautentblößter, aber sonst funktionsfähiger Handabschnitte herangezogen werden, sei es als Schwenklappen oder evtl. auch nach Umwandlung in freie Vollhauttransplantate, sofern sie keine Ernährung mehr besitzen. Es gelingt damit oft noch (in Verbindung mit weiteren Maßnahmen, z. B. Umstellungsosteotomien der Finger), sehr brauchbare Handreste zu schaffen.

Beim *Daumenverlust* mit großem Hautdefekt an der Daumenbasis kann bei aufgeschobener Primärversorgung evtl. im Zuge einer Daumenplastik

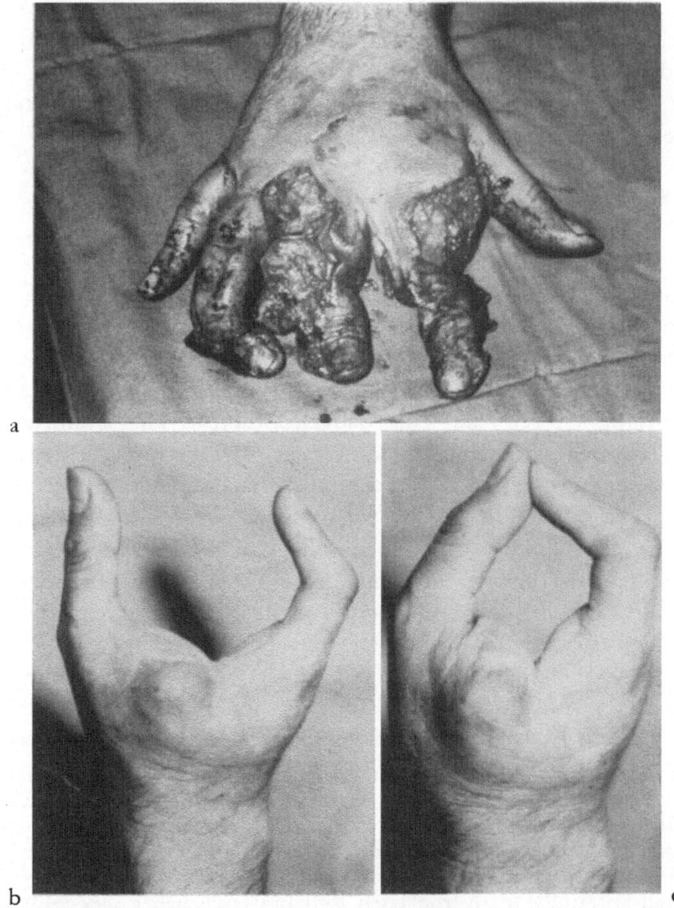

Abb. 3. a Schwere Maschinenverletzung der Finger II—IV mit multiplen Frakturen, Beugesehnen-, Nerven- und Gefäßzerreißungen. b u. c Guter Zangenspitzgriff I/V nach partieller Resektion der Mittelhand, primärer Deckung mit Hautlappen von der Beuge- und Streckseite der Mittelhand und Umstellungs-Rotationsosteotomie des 5. Fingers.

aus dem Zeigefingerbereich durch Kürzung des 2. Fingerstrahls Haut für einen weitgehenden Wundschluß gewonnen werden, der durch freie Transplantate noch ergänzt werden kann.

Letztlich sind noch jene *schwersten Handverletzungen* anzuführen, die keine funktionstüchtige Handkonstruktion mehr ermöglichen. Hier sind heute möglichst lange und gut gedeckte Amputationsstümpfe anzustreben. Das alte Schema von ZUR VERTH, das in solchen Fällen die Amputation im Unterarm*schaft*bereich vorsah, gilt heute nicht mehr. *Bei einseitigem Handverlust* ist der lange Stumpf funktionell günstiger. Er kann heute auch gut prothetisch versorgt werden; wenngleich die Handprothetik beim Einhänder immer noch problematisch ist. *Beim Doppelthandamputierten* (Ohnhänder) ist dagegen die Krukenberg-Plastik der Prothetik immer noch über-

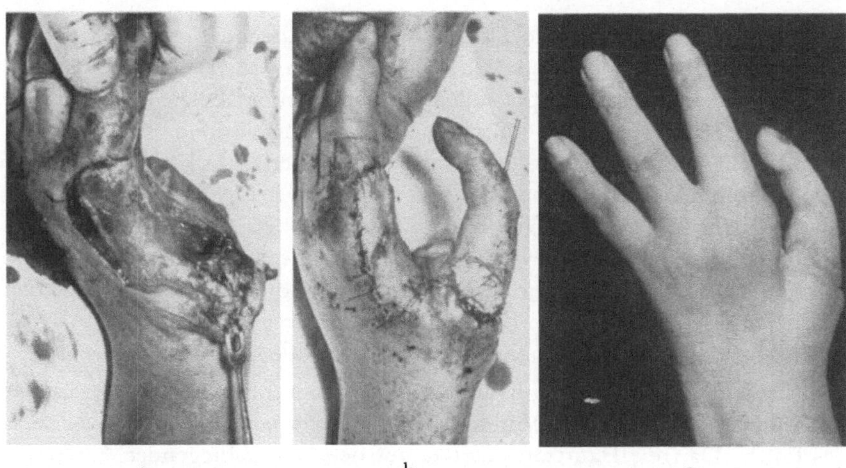

a b c

Abb. 4. a Totaler Daumenverlust mit großem Hautdefekt im Metakarpalbereich. b Daumenersatzplastik unter Verwendung des Zeigefingers bei aufgeschobener Primärversorgung. Bildung der Kommissur mit einem volaren Schwenklappen, Deckung des restlichen Hautdefektes mit Vollhautlappen. c Ergebnis

legen. Sie ist eine ausgesprochen sekundäre plastische Maßnahme. Mit ihr können aber auch diese schwerbetroffenen Patienten noch der Selbsthilfe und beruflichen Rehabilitation zugeführt werden.

Summary

The author presents the principles of surgical treatment of injuries to the hand and in this context he particularly emphasizes the importance of primary wound closure.

The various possibilities of free or pedicle skin plasties which may be considered for this purpose are discussed and in this context he also mentions secondary procedures.

Prof. Dr. H. MITTELMEIER
Orthopädische Univ.-Klinik und Poliklinik
6660 Homburg a. d. Saar

Hautersatz am Unterschenkel und Fuß durch direkt gestielte Lappenplastik; Indikation und Ergebnisse*

Von H. Bohmert

Der Fuß und das distale Drittel des Unterschenkels gehören zu den häufigsten Lokalisationen, an welchen *gestielte Lappen* als Hautersatz notwendig sind. Da diese Körperstellen starken direkten Belastungen ausgesetzt sind, benötigen sie zu ihrer ungestörten Funktion eine widerstandsfähige Haut und eine gewisse Schicht Polstermaterial. Lokale Verschiebelappen kommen mangels unmittelbar verfügbarer Quellen für Spendergewebe nicht in Betracht. Die freien Transplantationen sind als definitive Hautdeckung größerer Gewebsdefekte nicht geeignet, haben aber als provisorische Maßnahme im Sinne eines temporären Hautersatzes bei frischen Verletzungen große Bedeutung. Bei einer dringlichen Hautplastik ist die Art der Wunde maßgebend für die zu wählende Methode.

Eine wichtige und relativ häufige Indikation zur primären Lappenplastik im Rahmen akzidenteller Wunden besteht bei *traumatischen Amputationen* des Fußes. Da freie Hauttransplantate auf den hier freiliegenden Knochen und offenen Gelenken nicht anheilen, können durch einen direkt gestielten Lappen vom anderen Bein noch intakte Gliedabschnitte in Höhe der Verletzungen erhalten werden. Die Länge des traumatisch verkürzten Fußskelets noch weiter zu reduzieren, bis daß sich die beiden Wundränder spannungslos vereinigen lassen, ist im Hinblick auf die gangfunktionelle Bedeutung dieser Extremitätenanteile kontraindiziert. In vielen Fällen müßte bei solchem Verfahren ein größerer Bereich wertvoller Gewebe geopfert werden, weil die Haut in der Umgebung der Amputationsstelle abgeledert ist, während die darunterliegende Muskulatur und Knochenanteile völlig unbeschädigt sind. Eine provisorische freie Transplantation und spätere Lappenplastik bringt hier keinerlei Vorteile, weil die Verhältnisse dadurch nicht verbessert werden können und sich praktisch jeder vorkommende Defekt am Fuß sofort durch einen gekreuzten Beinlappen schließen läßt. Der gut gepolsterte Lappen am Fußstumpf macht diesen wieder in normaler Weise beanspruchbar. Wie das Spätergebnis dieser Plastik zeigt (Abb. 1b), hat sich der Lappen der normalen Form des Fußabschnittes unauffällig angepaßt.

---

* Der Vortrag konnte wegen Zeitmangel nicht gehalten werden.

Bei schweren *offenen Unterschenkelfrakturen* mit großen, bis auf die Tibia reichenden Wunden kann die Übertragung eines direkt gestielten Lappens auf den freiliegenden, periostentblößten Knochen von ausschlaggebender Bedeutung dafür sein, ob es zu einer glatten Frakturheilung oder Osteomyelitis kommt. Die Forderung, daß eine offene Fraktur primär in eine geschlossene verwandelt werden muß, ist unter allen Umständen zu erfüllen. Durch die sofortige Transplantation mit Thiersch-Lappen, die nach

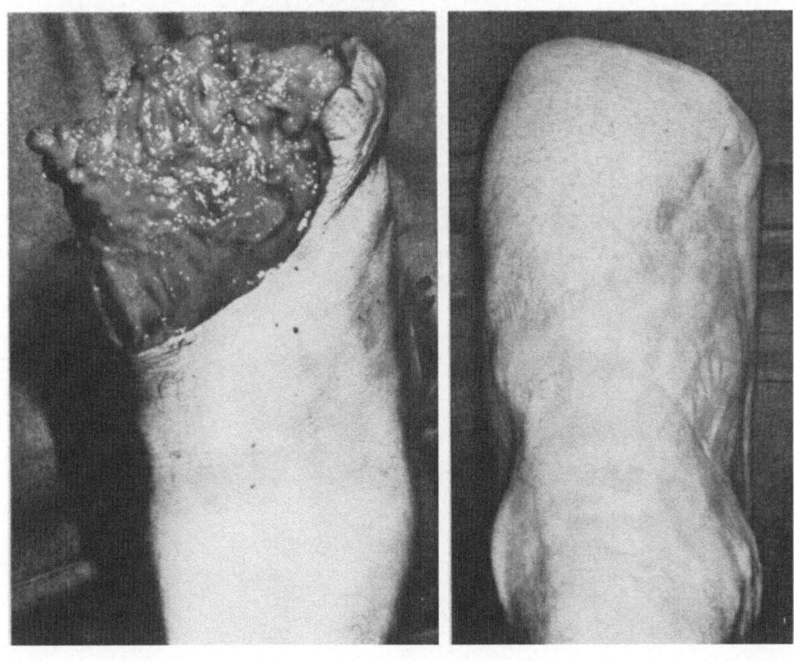

a b

Abb. 1. a Traumatische Amputation des Vorfußes mit ausgedehnter Hautablederung. Durch primäre gekreuzte Beinlappenplastik Ermöglichung der Hautbedeckung des Mittelfußskeletes ohne Kürzung der intakten Metatarsalia. b Spätergebnis der belastungsfähigen Weichteilbedeckung am Fuß durch direkt gestielte Lappenplastik

sorgfältiger Wundausscheidung möglichst in einem einzigen Stück aufgelegt und fixiert werden, kann im allgemeinen eine erfolgreiche provisorische Hautbedeckung erzielt werden; denn auf Weichteilen und periostbedecktem Knochen kann mit ihrer Anheilung fast sicher gerechnet werden. Zu einem späteren Zeitpunkt wird unter wesentlich günstigeren Bedingungen der definitive Hautersatz durch gekreuzten Beinlappen angeschlossen.

Wenn aber die Tibia in großer Ausdehnung freiliegt und vom Periost entblößt ist, besteht die absolute Indikation zur primären Lappenplastik.

Die Fraktur muß gleichzeitig durch Metallplatten oder Marknagel stabilisiert werden, wobei auf die bestmögliche Fixation besonderer Wert gelegt werden muß, weil der Mangel an adäquater Fixation unter solchen Umständen eher zu einer Knocheninfektion führen kann als sonst ein Faktor. Voraussetzung für diese Methode ist natürlich, daß der Patient jung, das andere Bein gesund, die Zeitspanne vom Unfall bis zur Behandlung kurz

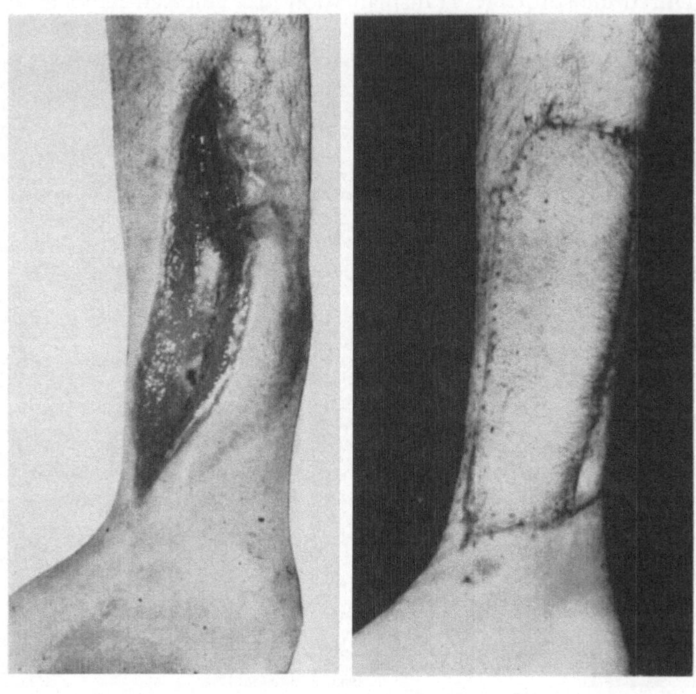

a b

Abb. 2. a Lokale Osteomyelitis mit weit offener Wunde nach komplizierter Unterschenkelfraktur durch direkte Gewalteinwirkung bei Verkehrsunfall vor 3 Monaten. Fraktur völlig beweglich. In einer ersten Operation Entfernung von allem nekrotischen und infizierten Gewebe und Deckung des Defektes durch einen Thiersch-Lappen. 3 Wochen später Ersatz des temporären freien Transplantates durch direkt gestielten Lappen vom anderen Bein. b Beendete Lappenplastik nach Stieldurchtrennung

und eine adäquate Wundausscheidung möglich ist. Sonst kommen als Alternativmaßnahmen nur freie Transplantationen in Betracht, über deren Unzulänglichkeit man sich unter solchen Umständen bewußt ist.

Wenn es nicht gelungen ist, die offene Fraktur primär in eine geschlossene zu verwandeln, so kommt es im günstigsten Fall zu ausgedehnten Narbenbildungen, meist mit verzögerter Frakturheilung, weil die Heilung in der Tiefe nicht besser sein kann als die ihrer Umgebung. Oft entsteht eine *lokale Osteomyelitis*. Bei heftiger Infektion sind ausgedehnte Hautweichteilnekrosen die Folge, so daß eine tiefe Wundhöhle entsteht (Abb. 2a).

Das Problem besteht nun darin, die Infektion zu beseitigen und die Wunde zu schließen. Die Infektion kann nur definitiv besiegt werden, wenn die Wunde geschlossen wird; umgekehrt bleibt die Wunde nur geschlossen, wenn die Infektion behoben ist. Das Hauptgewicht liegt hier auf der Hautbedeckung, nachdem eine radikale Ausräumung alles infizierten, devitalisierten und narbig veränderten Gewebes erfolgt ist. Aus Sicherheitsgründen ist bei stark infizierten Wunden die Begrenzung des Entzündungsprozesses durch Thiersch-Lappen in erster Sitzung durchzuführen und die definitive Hautbedeckung durch gestielten Lappen zu einem Zeitpunkt anzuschließen, wenn die Infektion beherrscht ist (Abb. 2b).

Wenn die Osteomyelitis schon sehr lange besteht und der Entzündungsprozeß „ausgebrannt" ist, kann die definitive Hautbedeckung direkt nach der Wundexcision und Resektion des devitalisierten Knochens erfolgen. Die Höhle wird in eine flache Mulde verwandelt, damit der Lappen unmittelbar Kontakt mit der Wundoberfläche erhält. Durch den Sog einer Saugdrainage, die zur Vermeidung einer Hämatombildung eingelegt werden muß, wird der Lappen an den Defekt herangezogen. Durch das Abmeißeln darf keine zu weitgehende Schwächung des Knochens entstehen, so daß gegebenenfalls zur Vermeidung einer Höhlenbildung Spongiosa aus der Crista ilica als Füllmaterial verwendet werden muß. Der Lappen muß sich praktisch von selbst in den konkaven Defekt einlegen, ohne daß beim Einnähen die geringfügigste Spannung auftritt.

Die Übertragung eines direkt gestielten Hautfettlappens vom gesunden Bein, der seine eigene und nicht unbedeutende Blutversorgung selbst mitbringt und auch eine tadellose Blutversorgung am Knochen gewährleistet, ist die beste Möglichkeit der Behandlung von Defekten mit Lokalisation am Knochen. Das gilt in besonderem Maße auch für tiefreichende *Strahlenschäden* (Abb. 3a). Bei wenig begrenzten und relativ virulenten Infektionen gilt auch hier der Grundsatz, daß die Wundfläche zunächst durch Thiersch-Plastik verkleinert werden muß und erst 3 Wochen später die Lappenplastik ausgeführt werden darf. Denn die relativ einfache Art der Defektdeckung durch gekreuzten Beinlappen kann nur einmal durchgeführt werden und muß deshalb von vornherein jedes Risiko ausschalten. Der Transport eines Lappens vom Abdomen zum Bein vermittels des Unterarmes als Zwischenstation ist mit wesentlich größerem Risiko behaftet, für den Patienten sehr beschwerlich und mit großem Zeitaufwand verbunden.

Das gezeigte Beispiel beweist (Abb. 3b), daß direkt gestielte Lappen aus der Wade des gegenüberliegenden Beines geeignet sind, praktisch jeden vorkommenden Defekt am Unterschenkel zu decken. In diesem Fall handelte es sich um einen fast zirkulären Defekt, der nur einen schmalen Saum gesunden Gewebes über der Achillessehne aussparte. Aus Sicher-

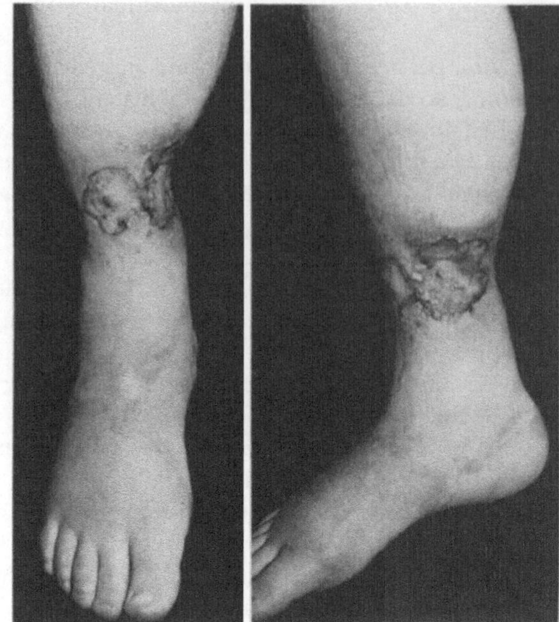
Abb. 3a

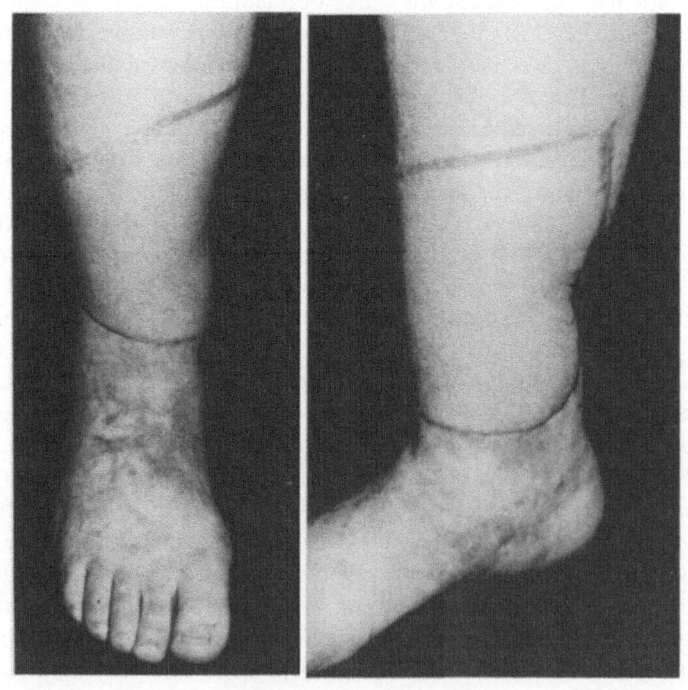
Abb. 3b

heitsgründen für die Ernährung des Lappens ist es oft ratsam und notwendig, gesundes Gewebe zu opfern, damit ohne verzögerte Lappenhebung sofort der Defekt gedeckt werden kann. Die Lappenbasis muß dann breiter, bei akutem Trauma und direkter Übertragung doppelt so breit wie das Segment des Lappens gewählt werden. Der Oberschenkel kommt im allgemeinen nur für Defektdeckungen in Frage, wenn bei weiblichen Pa-

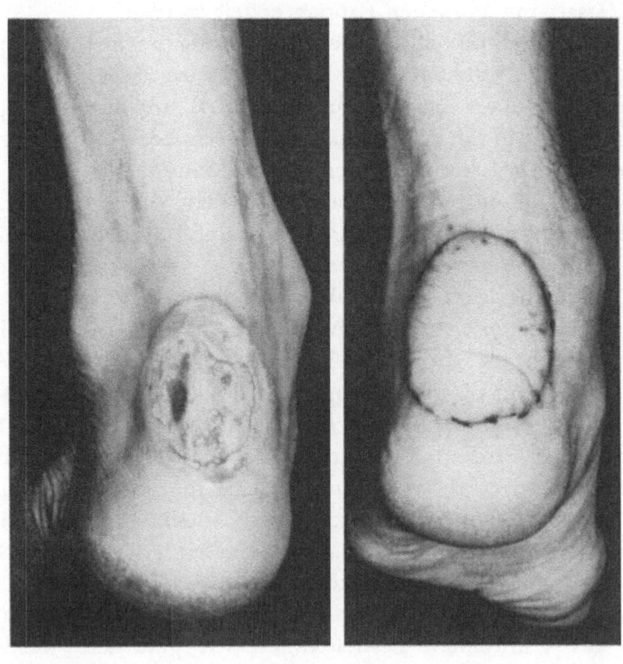

a b

Abb. 4. a Carcinom über der Achillessehne. Vorangegangene Strahlentherapie ohne Erfolg. Radikale Excision des Carcinoms unter Mitentfernung des peritendinösen Gewebes und Anteilen der Sehne selbst und Rekonstruktion mit gekreuztem Beinlappen. b Der Zustand nach der Radikaloperation und Deckung

tienten Narbenbildungen an so auffälliger Stelle wie der Wade vermieden werden sollen. Die Größe dieser Lappentypen ist durch die Breite des Oberschenkels begrenzt. In der Längsachse zum Unterschenkel verlaufende Defekte sind deshalb für diese Methode der Defektdeckung nicht geeignet.

Abb. 3. a Seit 15 Jahren chronisch rezidivierende Röntgengeschwüre bei Zustand nach Bestrahlung eines fast zirkulären kavernösen Hämangioms am distalen Unterschenkeldrittel. Seit 3 Jahren tiefreichende therapieresistente Geschwürsbildung mit Knochenbeteiligung. b Zustand nach Beendigung der direkt gestielten Lappenübertragung aus der Wade des gegenüberliegenden Beines

Das bezieht sich auch auf die Korrektur ausgedehnter Narben am Unterschenkel, die nach schweren Verletzungen zurückgeblieben sind. Oft besteht in einem bestimmten Bezirk eine starke Spannung, die zu funktionellen Störungen führt. In vielen Fällen ist die Narbe an einer Stelle adhärent, sehr dünn und leicht verletzlich und häufig exulceriert. Eine Dauerheilung kann bei *unstabilen*, leicht exulcerierenden, *knochenadhärenten Narben* meist nur durch Ersatz mit gestielten Lappen erzielt werden.

Von großer Wichtigkeit ist die Anwendung gestielter Lappen auch zur Deckung von Defekten nach Entfernung *posttraumatischer Nekrosen*, insbesondere im Zehen- und Vorfußbereich, da nur durch fernplastische Hautzufügung eine unnötige Skeletkürzung vermieden und ein belastungsfähiger Weichteilmantel rekonstruiert werden kann.

In der Behandlung von Operationswunden, die nach *Excision* von *Tumoren* entstehen und völlig von Periost entblößte Corticalis und Sehnen ohne eine Spur von peritendinösem Gewebe hinterlassen, bilden direkt gestielte Lappen die Methode der Wahl zu ihrer Bedeckung. Unser Beispiel zeigt einen fortgeschrittenen malignen Tumor über der Achillessehne (Abb. 4a). Dabei ist zu betonen, daß der operative Eingriff zwei Aufgaben zu erfüllen hat; denn die Forderung nach radikaler Entfernung maligner Tumoren muß dem chirurgisch-technischen Problem der Defektdeckung weit vorangestellt werden. Auf eine gewissenhafte Excision muß größter Wert gelegt werden, auch wenn dadurch eine momentane Wiederherstellung erschwert wird. Die primäre gekreuzte Lappenplastik ergab in diesem Fall eine glatte Heilung (Abb. 4b). Ein zerfallender, von einer Infektion begleiteter Tumor erfordert im allgemeinen nach seiner Excision zunächst die Deckung durch einen Thiersch-Lappen, da er das komplikationslose Einheilen, das von einem gestielten Lappen gefordert werden muß, gefährdet.

Summary

In cases with extensive defects over freely exposed bone and tendons in the distal region of the lower extremities pedicle skin plasties from the contralateral tibial area in the form of cross-leg flaps are used in order to reconstruct a soft tissue coverage which can tolerate stress and in order to preserve parts of the extremity. The author discusses the indications in patients with accidental and iatrogenic surgical wounds and he demonstrates the treatment results on the basis of examples.

Literatur

Bürkle de la Camp, H.: Grundzüge der operativen Technik in der plastischen Chirurgie. In: Chirurg. Operationslehre (Breitner), Bd. 1. Wien: Urban u. Schwarzenberg 1955.

Converse, J. M.: Reconstructive plastic surgery. Philadelphia u. London: W. B. Saunders Comp. 1964.

Gelbke, H.: Wiederherstellende und plastische Chirurgie. Stuttgart: Thieme 1963.

Lang, K.: Stumpf- und Fersenplastiken. In: Handbuch der plastischen Chirurgie, Bd. 2. Berlin: W. de Gruyter 1966.

Lexer, E.: Die gesamte Wiederherstellungschirurgie. Leipzig: J. A. Barth 1931.

Mc Gregor, I.: Fundamental techniques of plastic surgery. Edinburgh u. London: 1965.

Stark, R. B., and D. A. Kernahan: Reconstructive surgery of the leg and foot. Surg. Clin. N. Amer. **39**, 469 (1959).

Dr. H. Bohmert
Plast.-chirurg. Abteilung
Chirurg. Univ.-Klinik München

Verschiebeschwenkplastik bei Deckung von Hautdefekten bzw. Dekubitalulcera*

Von N. Olivari

Es wird hier kurz über die Verschiebeschwenkplastik zur Deckung von Hautdefekten verschiedener Genese berichtet. Mit dieser gut ausgewogenen Methode wird die zusätzliche freie Hauttransplantation zum Verschluß der Lappenentnahmestelle überflüssig. Bei unseren Kranken fanden sich Hautdefekte nach Entfernung von Hauttumoren, traumatische Substanzverluste, nach Verbrennungen 3. Grades und Dekubitalulcera. In dem Bestreben, möglichst ein freies Hauttransplantat zu vermeiden, wären in diesen Fällen die bekannten Lappenplastiken wie Dehnungs-, Rotations-, Transpositions- oder Verlegungslappen (Joseph, Dieffenbach, Frick, von Langenbeck u. a.) in Betracht gekommen. Joseph berichtete im Jahre 1931 über eine recht zweckmäßige Verschiebeplastik, welche Buff im Jahre 1952 in ähnlicher Form publizierte. Unsere Arbeiten beschäftigen sich gleichfalls mit einer Verschiebeplastik, und zwar mit der Verschiebeschwenkplastik, welche im Jahre 1963 von Schrudde angegeben wurde. Sie unterscheidet für verschiedene Fälle drei Typen der Lappenform. Die Methode besteht in der Schwenkung des Lappens und der Verschiebung des umgebenden Gewebes. Die Entnahmestelle des Lappens wird bei dieser Methode primär vernäht. Es wird kein zusätzliches Hauttransplantat benötigt. Die Technik ist mehr von der Form als von der Größe des Defektes abhängig. Durch die Verschiebung verkleinert sich der primäre Defekt. Die Spannung verteilt sich gleichmäßig nach allen Richtungen. Wir haben die Methode 236mal angewandt und in jedem Fall eine zusätzliche freie Hauttransplantation vermeiden können. Das funktionelle und kosmetische Resultat ist daher befriedigender als bei zusätzlicher freier Hautplastik.

Belastbarkeit und Widerstandsfähigkeit eines solchen Lappens sind sehr groß. Die vorherige genaue Ausmessung mit Planskizze ist außerordentlich wichtig, weil jeder falsch bemessene Lappen sich nicht mehr korrigieren läßt. Die Lappendicke ist von der Lokalisation des zuentnehmenden Transplantates abhängig. Von grundsätzlicher Wichtigkeit ist, daß die Lappendicke der Defekttiefe entspricht. Den Lappen sollte man nach Möglichkeit dem Gefäßverlauf anpassen. Das Verhältnis der Lappenlänge zur Lappenbreite sollte nicht mehr als 2:1 betragen. Eine genaue Adapta-

---

* Der Vortrag konnte wegen Zeitmangel nicht gehalten werden

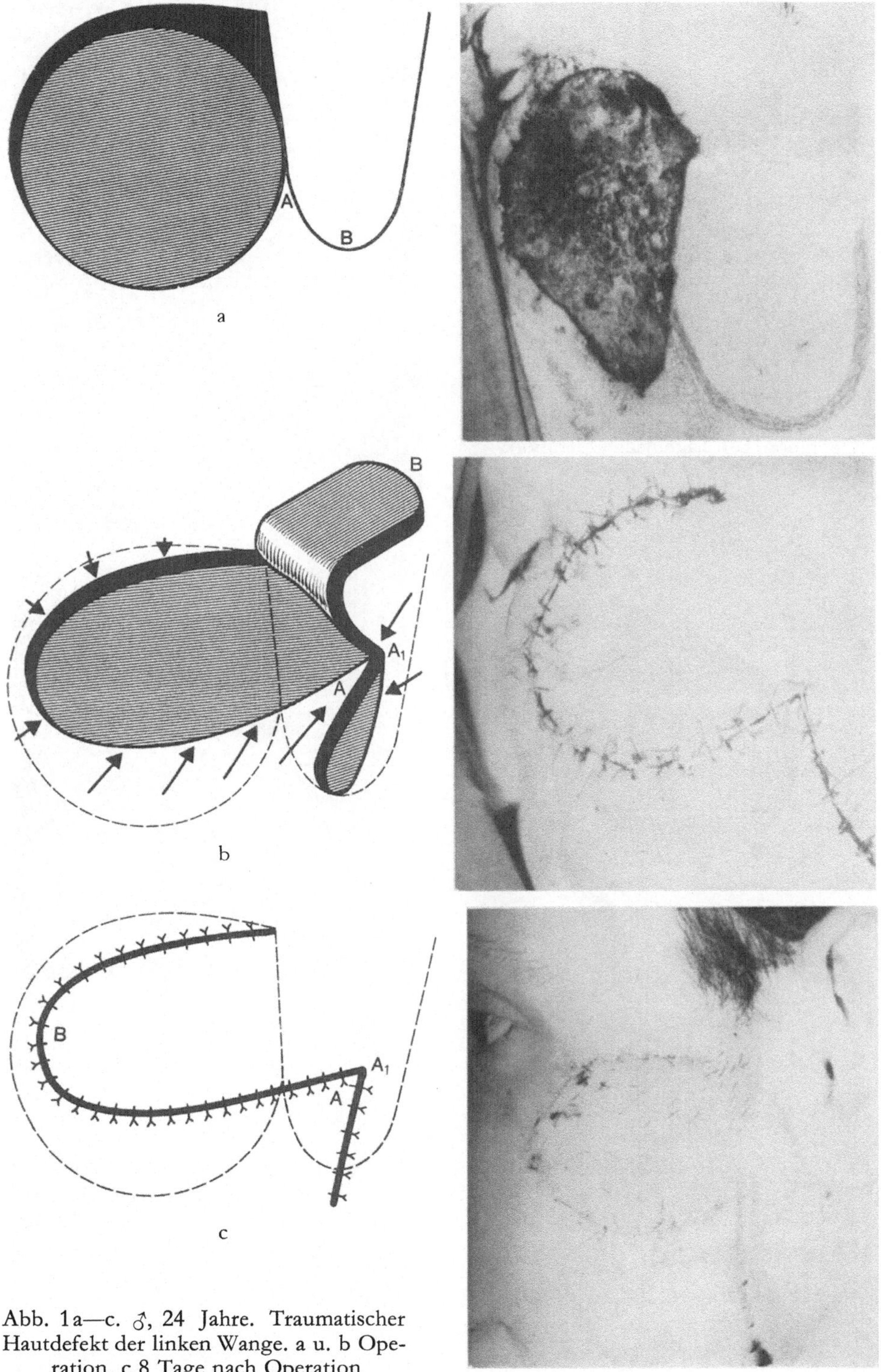

Abb. 1a—c. ♂, 24 Jahre. Traumatischer Hautdefekt der linken Wange. a u. b Operation, c 8 Tage nach Operation

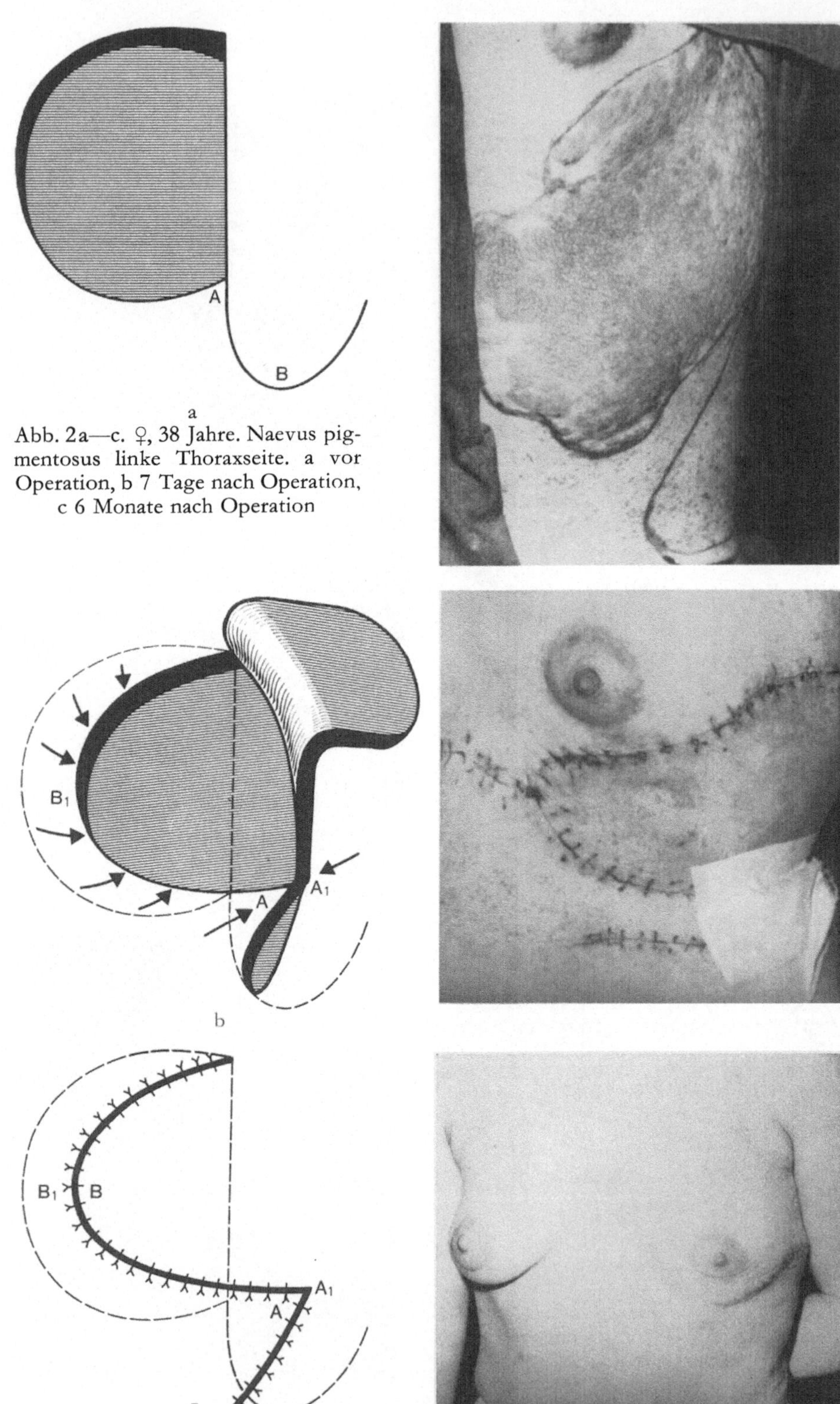

Abb. 2a—c. ♀, 38 Jahre. Naevus pigmentosus linke Thoraxseite. a vor Operation, b 7 Tage nach Operation, c 6 Monate nach Operation

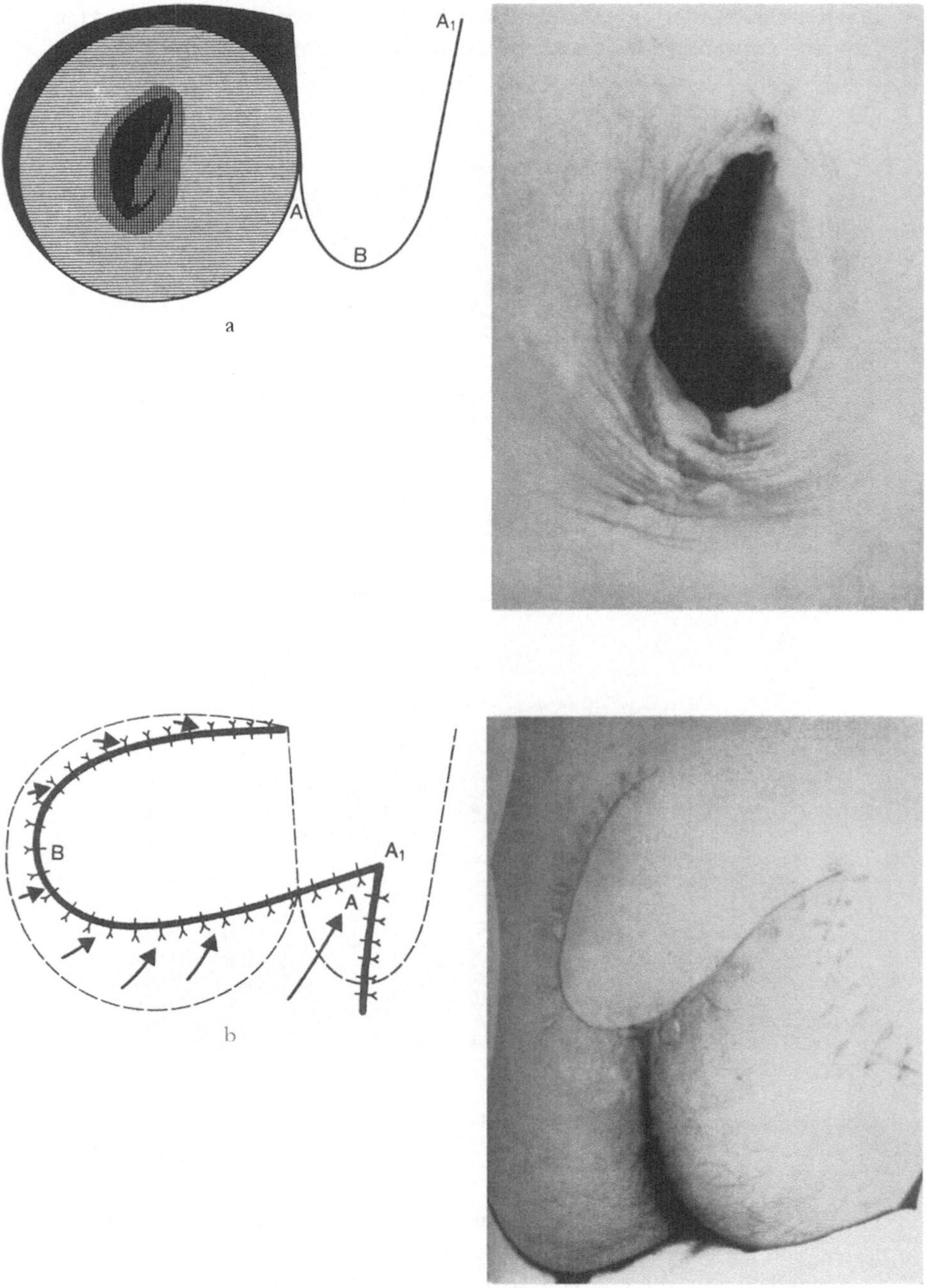

a

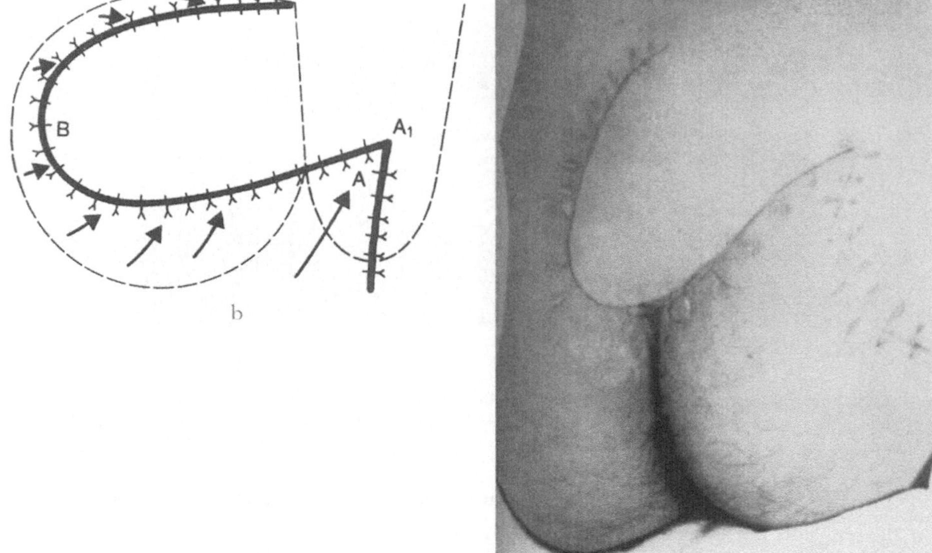

Abb. 3a u. b. ♂, 21 Jahre. Decubitus mit weit unterminierten Wundrändern bei Querschnittslähmung. a vor Operation, b 6 Wochen nach Operation

tion der Hautränder ist beim Einnähen des verschobenen und geschwenkten Lappens notwendig: Wir nehmen die subcutane Vernähung mit Versenknähten vor. Eine evtl. auftretende Spannung muß im Unterhautgewebe abgefangen werden und darf sich nicht auf die Hautnaht auswirken. Mit der

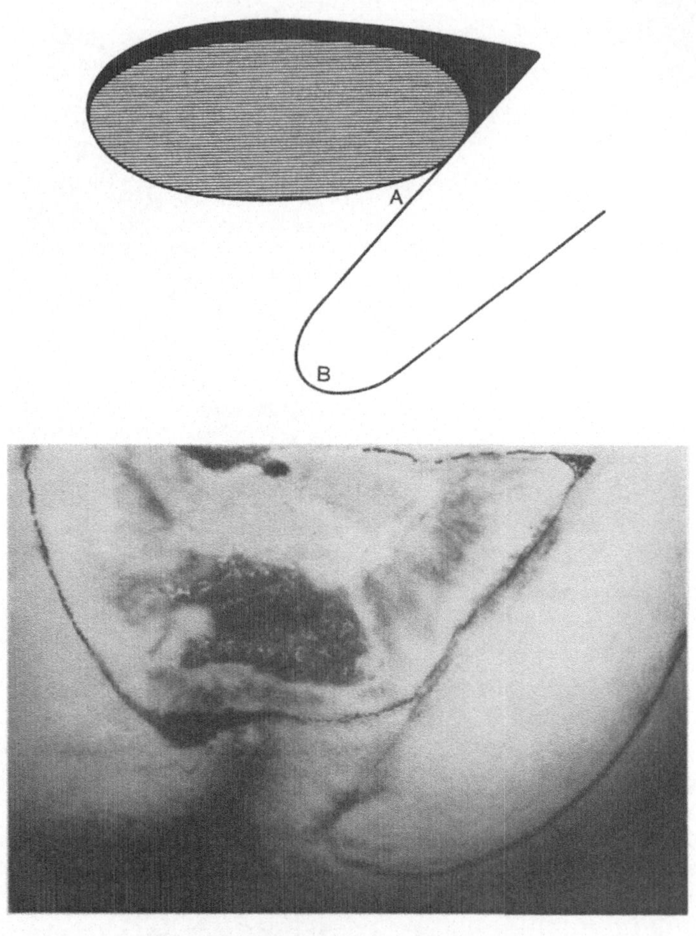

a

Abb. 4a—c. ♂, 18 Jahre. Querschnittslähmung. Breitflächiges Dekubitalulcus. a u. b Operation, c 3 Monate nach Operation

Donati-Naht gelingt die genaue Wundrandadaptation. Wundrandnekrosen lassen sich bei diesem Vorgehen weitestgehend vermeiden.

Nachdem wir diese Methode an verschiedenen Körperregionen mit Erfolg angewandt hatten, haben wir sie auch zur Versorgung von Dekubitalulcera benutzt, und zwar fast nur bei querschnittsgelähmten Patienten.

Hier traten neue Probleme auf: Jedes Dekubitalulcus ist infiziert und zumeist weitgehend unterminiert. Zudem bestehen in der Nachbarschaft zur Durchführung dieser Plastik ungünstige, narbige Hautverhältnisse. Des-

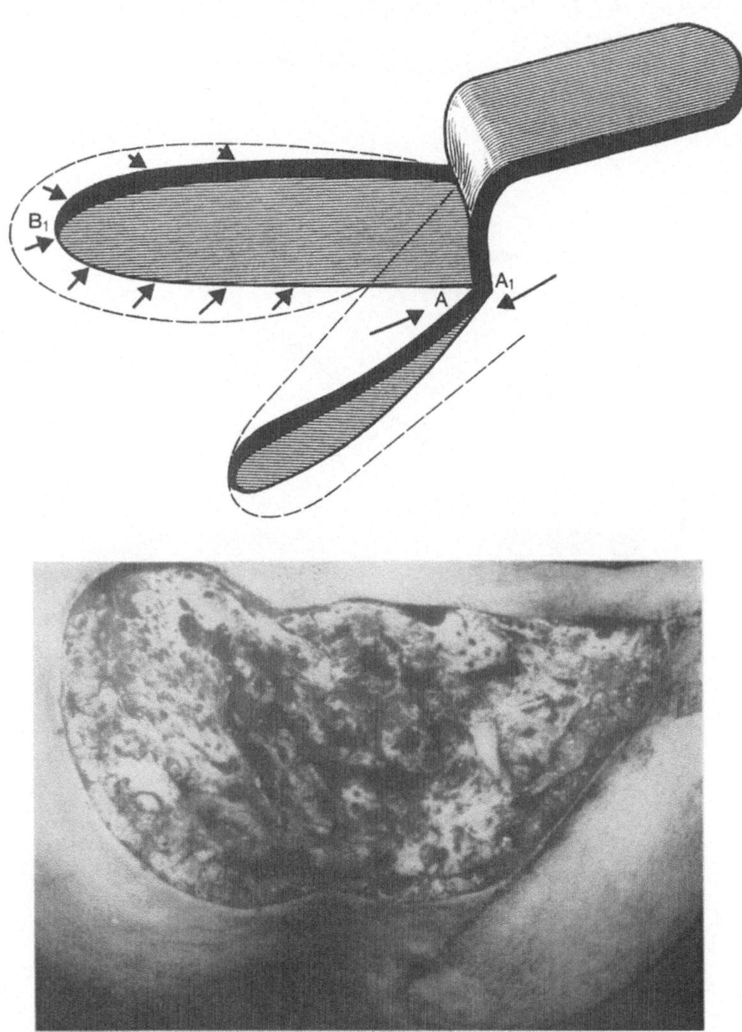

Abb. 4b

wegen haben wir die Dekubitalulcera weit im Gesunden und tiefgehend ausgeschnitten, so daß man von einer „In toto-Entfernung" sprechen könnte. Narbengewebe sind für eine Deckung unbrauchbar. Da sich die meisten Dekubitalulcera über dem Kreuz- oder Steißbein sowie im Bereich des Trochanter major befinden, ist an diesen Stellen die Abmeißelung prominenter Knochenpartien erforderlich; anderenfalls kommt es zum Rezidiv. In anderen Fällen ist die Resektion von Knochenpartien notwendig, weil sich bereits ein ostitischer Prozeß eingestellt hat. Wenn irgend möglich, bedecken wir den Knochen zuerst mit Muskulatur. Falls erforderlich, wird

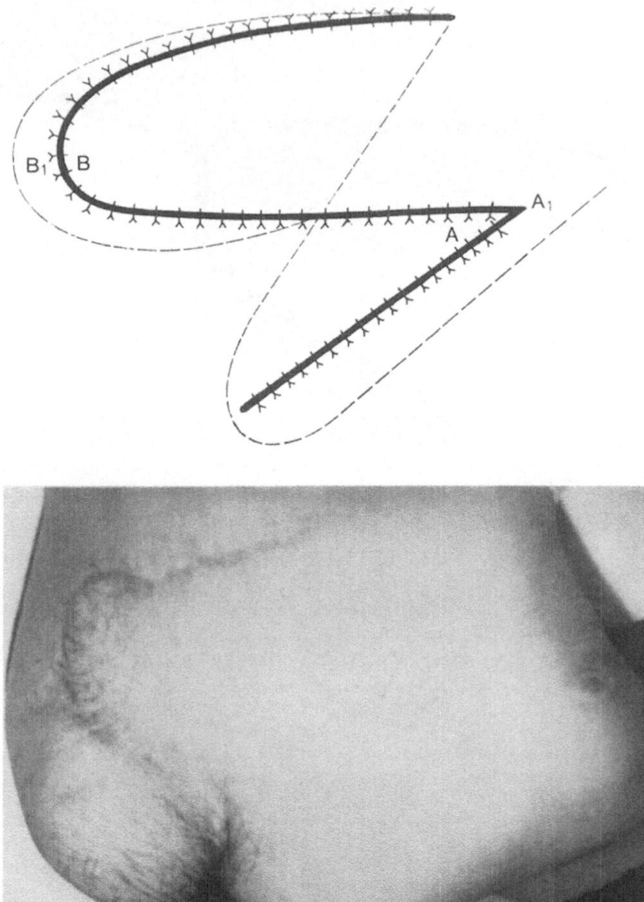

Abb. 4c

der gestielte Muskellappen in umgekehrter Richtung zum Hautlappen gebildet. Darüber wird dann die Verschiebeschwenkplastik gelegt.

Abschließend wird für 48 bis 72 Std eine Redon-Saugdrainage eingelegt. Bei der Deckung von Dekubitalulcera verabreichen wir intraoperativ lokal Nebacetin bzw. Gentamycin je nach dem Ergebnis der präoperativen Resistenzbestimmung. Die postoperative Behandlung ist bei den querschnittsgelähmten Patienten mühsam, aber besonders wichtig. Bauch- oder Seitenlage von 3 bis 4 Wochen Dauer mit ununterbrochenem Lagewechsel ist in der Regel erforderlich. Nach ca. 6 bis 8 Wochen sind die Lappen so widerstandsfähig, daß wieder Belastung bzw. Rückenlage erlaubt ist.

Wir haben in den letzten 4 Jahren 236 Verschiebeschwenkplastiken bei verschiedenen Indikationen durchgeführt, davon 54 Dekubitalulcera. Von diesen wurde nur eine Verschiebeschwenkplastik nekrotisch bei gleichzeitiger Infektion. In fünf Fällen traten belanglose Randnekrosen auf.

Summary

This is a report on rotation pedicle flap ("Verschiebeschwenkplastik"), a special type of pedicled flap transfer for closure of skin defects. This reconstruction provides closure of very large skin defects without the use of additional skin grafts. The procedure described is especially useful in the operative management of decubital ulcers.

Literatur

Gillies, H., and D. R. Millard: The principles and art of plastic surgery. London: Butterworth 1957.

Joseph, J.: Nasenplastik und sonstige Gesichtsplastiken. Leipzig: Curt Kabitzsch 1931.

May, H.: Reconstructive and reparative surgery. Philadelphia: F. A. Davis 1958.

Rehn, E., u. E. Lexer: Lehrbuch der allgemeinen Chirurgie. Stuttgart: Thieme 1957.

Schrudde, J.: Deckung von Hautdefekten durch gestielte Lappenplastik. Aesth. Med. **1963**, 12.

—, u. D. Krause: Die Verschiebeschwenkplastik und Möglichkeiten ihrer Anwendung. Zbl. Chir. **1964**, 14.

Winkler, E.: Hautersatz durch gestielte Lappenplastik und freie Hauttransplantation. Wien-Bonn-Bern: Maudrich 1958.

Dr. N. Olivari
Plastisch-chir. Abteilung an der
II. Chirurg. Klinik der Universität Köln

Freie Beiträge aus dem Gebiet der plastischen und wiederherstellenden Chirurgie

Die chirurgische Behandlung von Strahlenulcera*

Von H.-J. Wiendl

Die Behandlung des Gewebes mit ionisierenden Strahlen zu therapeutischen Zwecken bedingt oft ungewollte oder bewußt in Kauf genommene Strahlennebenwirkungen an der Haut und den subcutan gelegenen Geweben und Organen. Für das Ausmaß dieser Strahlenreaktion entscheidend ist neben der Art der verwendeten Strahlen und der Strahlenempfindlichkeit des Gewebes die Dauer der Behandlung sowie die jeweils applizierte Einzeldosis [6—8, 15]. Bei einmaliger Überdosierung oder kurzfristiger Verabfolgung größerer Strahlenmengen kommt es zur akuten Strahlenentzündung mit Erythem, Ödem, Exsudation, selten Epilation. Histologisch bietet sich das Bild einer unspezifischen Entzündung [11, 15, 26]. Aussetzen der schädigenden Noxe und entsprechende Hautpflege führen im allgemeinen in kurzer Zeit zur restitutio ad integrum. Röntgenspätschäden sind selten zu erwarten.

Diese entwickeln sich vielmehr bei langdauernden Bestrahlungsserien mit jeweils kleinen Einzeldosen. Das Stadium der akuten Röntgendermatitis wird hierbei übergangen, es kommt oft erst Jahre nach der Strahleneinwirkung zu einer langsam zunehmenden Atrophie der Haut, zur Nekrobiose und Nekrose.

Das äußere Bild dieser röntgenatrophischen Haut kennzeichnet sich durch Verminderung des subcutanen Fettgewebes, glänzendes Aussehen, Trockenheit, Fehlen von Haaren und Schweißdrüßen; Pigmentveränderungen, Teleangiektasien; oft durch narbige Kontrakturen. Das histologische Substrat ist dementsprechend: Atrophie, Hyperkeratose, Pigmentflecken oder Pigmentschwund, Zerstörung der Hautanhangsgebilde. Die Lumina der insgesamt stark verminderten Gefäße sind verengt oder obliteriert und kennzeichnen das Hauptmerkmal der strahlenatrophischen Haut und die Ursache des später möglichen Geschwürs: die mangelnde Blutversorgung des Gewebes. Im Gegensatz zur akuten Dermatitis haben die einwirkenden Strahlen die Stoffwechselvorgänge der Zelle selbst verändert; es finden sich bei Kernarmut zahlreiche Kernpyknosen und Mitoseschädigungen. Alle diese Veränderungen sind progredient [6, 11, 15, 16, 20, 21, 23, 26].

Durch kleine Gelegenheitstraumen, begünstigt durch Kälteeinwirkung, durch örtliche Überbeanspruchung oder auch ohne erkennbare äußere Ursache kommt es zur Geschwürsbildung auf dem Boden dieser atrophischen Haut.

---

* Herrn Prof. Dr. Georg Maurer zum 60. Geburtstag.

Das ausgeprägte Röntgenulcus zeigt mehr oder minder tiefe Gewebsverluste, der Geschwürsgrund und die Ränder sind mit glasigen Nekrosen bedeckt, fast immer liegt eine Infektion — oft mit mehreren Bakterienstämmen — vor.

Fibrose und Mangeldurchblutung des umgebenden Gewebes sowie eine sekundäre Keimbesiedelung des Geschwürs schließen eine spontane Heilung der Ulceration aus. Diese Tatsache, die Möglichkeit von oft schwerwiegenden Komplikationen sowie auch eine gewisse soziale Indikation bedingen aber die Notwendigkeit einer wirksamen Therapie.

An Komplikationsmöglichkeiten ist in erster Linie die Gefahr der malignen Entartung zu nennen. Die in der Literatur angegebene Häufigkeit schwankt und liegt im Mittel um 20% aller strahlenbedingten Ulcera [6, 9, 11, 12, 19]. Berücksichtigt man dabei, daß ein Teil der Röntgenulcera nach Bestrahlung gutartiger Erkrankungen aufgetreten ist, so stimmt die Zahl doch bedenklich [19].

Je nach dem Sitz des Geschwürs sind bei weiterer Ausdehnung Einwirkungen auf die darunter gelegenen Gewebe mit womöglich deletären Folgen zu befürchten. Perforation der Bauchwand mit allgemeiner Peritonitis, Durchbruch durch knöcherne Brustwand und Pleura in die Lungen, Zerstörung des knöchernen Schädeldaches mit nachfolgender Meningitis und Hirnabszeß, Einbruch und Infektion von Gelenken seien als Beispiele nur kurz angeführt [5, 11, 17].

Für den Ulcuskranken selbst besteht eine erhebliche psychische Belastung durch den Geruch der oft jauchigen Geschwüre und die Notwendigkeit des täglichen Verbandwechsels. Die Arbeitsunfähigkeit beträgt — dies auch bei unzureichender Therapie — Monate oder gar Jahre.

Die Behandlung des Röntgenulcus kann konservativ oder operativ erfolgen. Ausschlaggebend für den Erfolg sind neben Größe, Tiefe, Lokalisation und Alter des Geschwürs die Durchblutung der umgebenden Haut und die Art der Keimbesiedelung; außerdem natürlich Alter und Allgemeinzustand des Geschwürträgers.

Die konservative Behandlungsmethode besteht zunächst in gezielter antibiotischer Therapie zur Infektionsabwehr, welche nur selten ganz gelingt. Weiter die Anwendung von hyperosmotischen Lösungen zur Reinigung des Geschwürs, trypsinhaltigen Präparaten zur Hydrolysierung des denaturierten Eiweißes, örtlicher Cortisonbehandlung und Förderung der Durchblutung des umgebenden Gewebes mittels Infrarot- und Kurzwellenbestrahlung [1, 2, 13, 15, 20, 22]. Ein Erfolg ist nur bei kleinen und oberflächlichen Ulcerationen zu erwarten, die Behandlungsdauer erstreckt sich oft über Monate und länger.

Der chirurgischen Therapie ist der Vorzug zu geben. Besondere Aufmerksamkeit verlangen große Röntgengeschwüre und alle jene Ulcera, in deren Grund bereits Knochen, Sehnen oder Nerven freiliegen [7, 11, 15, 25, 26, 28).

Die Vorbehandlung erstreckt sich nur über wenige Tage. Die manchmal recht verwahrlosten Ulcera werden mit hypertonischen Salzlösungen, trypsinhaltigen Präparaten und einem nach Resistenztest bestimmten Antibioticum so gut als möglich gereinigt.

Die großzügige Excision der Nekrosen ist unbedingte Voraussetzung für das Gelingen der Plastik. Das weitere operative Vorgehen richtet sich nach Größe, Tiefe und Sitz des Geschwürs. Nach Möglichkeit bevorzugen wir die freie Hautplastik. Der mit dem Elektrodermatom im allgemeinen vom Oberschenkel entnommene Spalthautlappen in einer Dicke von $^1/_4$ bis $^3/_4$ der Cutisschicht hat sich uns — im Gegensatz zu früheren Mitteilungen über die schlechte Einheiltendenz von Thiersch-Plastiken [13, 14, 30] — gut bewährt.

Bei seiner Entnahme wird die gefäßführende Schicht der Haut eröffnet, die ein rasches Einwachsen von Gefäßsprossen aus der zu deckenden Fläche ermöglicht. In seiner Anspruchslosigkeit gegenüber den Bedingungen am Ort der Transplantation heilt der Spalthautlappen fast überall gut ein. Lediglich auf periostfreier Knochencorticalis und vom Peritenon entblößten Sehnen muß mit einem Mißerfolg gerechnet werden. Auch bakterienbesiedelte schmierige Granulationsflächen stellen kein Hindernis für eine Spalthautplastik bei entsprechender Vorbereitung dar. Die Technik der Operation ist einfach, an den Pat. werden hinsichtlich Behandlungsdauer und Unbequemlichkeit nur geringe Anforderungen gestellt.

Bei kleineren Defekten im Gesicht bevorzugen wir aus kosmetischen Gründen den am besten retroauriculär entnommenen, sorgfältig vom subcutanen Fettgewebe befreiten Vollhautlappen, da das kosmetische Ergebnis der Spalthautplastik durch Einziehung der Narbe und Farbdifferenz gegenüber der umgebenden gesunden Haut nicht immer voll befriedigen kann. Dieser Vollhautlappen stellt allerdings erheblich größere Bedingungen an die zu deckende Ulcusfläche. Gute Durchblutung des Gewebes und aseptische Wundverhältnisse sind Voraussetzung zur Einheilung. Auch seiner Größe sind enge Grenzen gesetzt. Bei komplikationsloser Einheilung ist das kosmetische Ergebnis jedoch geradezu ideal.

Nicht jedes Strahlenulcus kann aber mit einem freien Hauttransplantat gedeckt werden. Das Fehlen des Subcutangewebes als Verschiebeschicht bedingt eine geringere mechanische Belastbarkeit der Plastik. An Körperstellen mit größerer funktioneller Beanspruchung sowie bei großen und tiefen Defekten mit freiliegenden Knochen oder Sehnen wird man einen anderen Weg der plastischen Deckung suchen — die gestielte Lappenplastik. Der durch einen gefäßführenden Stiel — dessen Breite auf jeden Fall die halbe Lappenlänge betragen sollte — ernährte Cutis-Subcutislappen bietet sehr gute Einheilchancen und wegen seines dicken Polsters große mechanische Belastbarkeit. Das kosmetische Ergebnis ist günstig. Die einfachste Möglichkeit stellt das Einschwenken eines Verschiebe- oder Rotationslappens aus der direkten Umgebung des Defektes dar. Der an der Entnahmestelle verbleibende Defekt muß mit einem freien Spalthautlappen gedeckt werden.

Nicht immer jedoch steht am Ort der Strahlenulceration genügend Haut zur Verfügung. Man wird sich dann zu einer Fernlappenplastik entschließen müssen. Der Hautlappen wird mittels des ernährenden Stieles an den Defekt herangebracht; den Stiel durchtrennt man nach 3 Wochen und bringt ihn in seine alte Lage zurück. Steht in der Nähe des Ulcus keine Spenderstelle zur Verfügung — z. B. am Hals oder im Gesicht — so läßt man die Haut von einer geeigneten Stelle als Rundstiellappen — unter Umständen noch unter Einschaltung einer Zwischenstation — zum Ort des Defektes wandern. Auf diese Weise ist es uns möglich, Haut von jeder gewünschten Stelle des Körpers zu dem zu deckenden Ulcus zu bringen (Abb. 5a—c). Das funktionelle und kosmetische Ergebnis ist dementsprechend gut. Der große Nachteil des Verfahrens liegt in der langen Zeitdauer. Bei einer Rundstiellappenplastik sind mindestens zwei — bei Einschaltung von Zwischenetappen noch mehr — Operationen erforderlich, zwischen denen jeweils ein Intervall von 3 bis 4 Wochen liegen muß.

Postoperativ empfiehlt sich in jedem Falle für einige Tage parenterale oder orale antibiotische Therapie. Der Verband auf einer freien Hautplastik wird unter mäßigem Druck mittels stehengelassener Randfäden eingeknotet und mit einer vorher ausgetesteten Antibiotica-Kochsalzlösung feuchtgehalten. Günstige Wirkung zeigt die Herstellung einer Dunstkammer.

Die von uns nach den verschiedenen Verfahren operativ versorgten Strahlenulcera zeigten guten Therapieerfolg bei relativ kurzer Behandlungsdauer.

Kasuistik

1. K. F., 59a. Als Folge eines 1935 operierten und zweimal nachbestrahlten Myeloms am rechten Beckenkamm trat 1950 ein ausgedehntes und tiefes Bestrahlungsulcus auf, das 14 Jahre lang bestand und allen konservativen Behandlungsmaßnahmen trotzte. Bei der Aufnahme fand sich ein mannsfaustgroßes tiefes Ulcus über dem rechten Beckenkamm mit teilweiser Destruktion der Darmbeinschaufel (Abb. 1a). Nach großzügiger Excision des derben und mischinfizierten Narbengewebes Einschwenkung von zwei großen gestielten Hautfettlappen aus der rechten Flanke und dem rechten Oberschenkel. Im Ulcuszentrum fand diese gestielt übertragene Haut keinen Anschluß; der Versuch, aus der Unterbauchhaut einen Brückenlappen zum Ort des Defektes wandern zu lassen, schlug wegen einer zentralen Nekrose des Brückenlappens auf Grund alter Narben fehl. Deckung des noch offen gebliebenen Geschwürsanteiles und des iatrogen entstandenen Unterbauchdefektes mit Spalthautlappen in mehreren Sitzungen. Bei Entlassung besteht eine geschlossene feste Hautdeckung des alten Ulcus sowie der Entnahmestelle am Bauch (Abb. 1b, Zustand bei Nachuntersuchung 2 Jahre nach Operation).

2. K. G., 50a. Handtellergroßes Bestrahlungsulcus an der Innenfläche des rechten Unterschenkels, entstanden als Frühulcus nach auswärts vorgenommener Excision und Bestrahlung eines Melanoblastoms mit dem Dermopan mit insgesamt 14000 r (Abb. 2a). Nach Excision und Abtragung der bis unter die Fascie, am lateralen Geschwürsrand bis auf den Schienbeinknochen reichenden Nekrosen erfolgte in mehreren Sitzungen Deckung des Defektes mit Spalthautlappen. Die Transplantate heilten reizlos ein, der Defekt ließ sich ganz und dauerhaft verschließen. Ein Anhalt für Tumorrezidiv in dem excidierten Gewebe konnte histologisch nicht gefunden werden (Abb. 2b, Nachuntersuchung nach 3 Jahren).

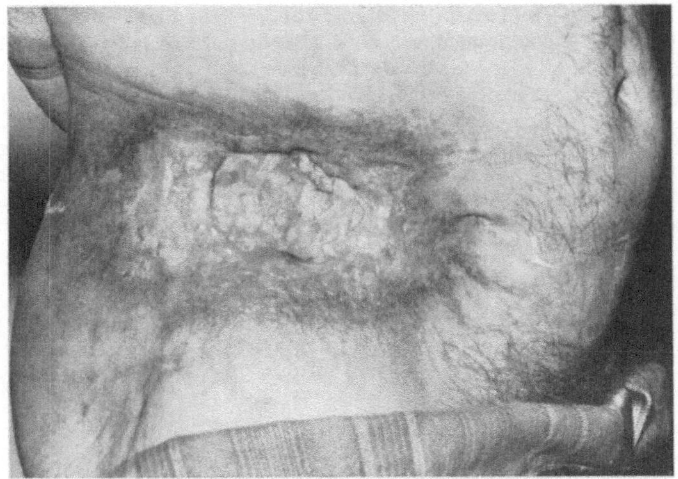

a

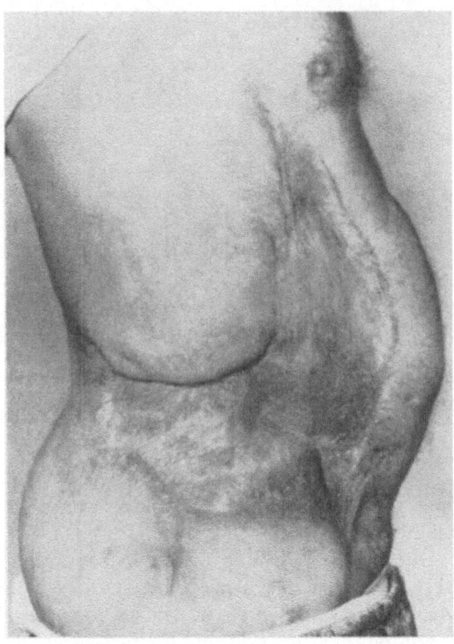

b

Abb. 1. a Über mannsfaustgroßes, 14 Jahre bestehendes Bestrahlungsulcus am rechten Beckenkamm mit teilweiser Knochendestruktion (Fall 1). b Deckung des Defekts mit zwei großen Schwenklappen und mehreren Spalthauttransplantationen (Zustand 2 Jahre nach der Operation)

3. I. L., 52a. Handflächengroßes, bis auf die Bauchmuskulatur reichendes, nekrotisierendes Bestrahlungsulcus an der rechten Flanke, etwas cranial vom Beckenkamm. Entstanden 4 Monate nach auswärts vorgenommener Excision eines Melanoblastoms und anschließender Nachbestrahlung kombiniert konventionell und mit dem Radiokobalt-Fernbestrahlungsgerät mit einer Gesamtoberflächendosis von 7400 r. Abtragen der Nekrosen in mehreren Sitzungen und Decken des Defektes mit einem vom Oberschenkel entnommenen Spalthautlappen. Einheilung des Transplantates bis auf einen kleinen zentralen oberflächlichen Defekt, der sich bei konservativer Therapie gänzlich schließt. Die Pat. kam

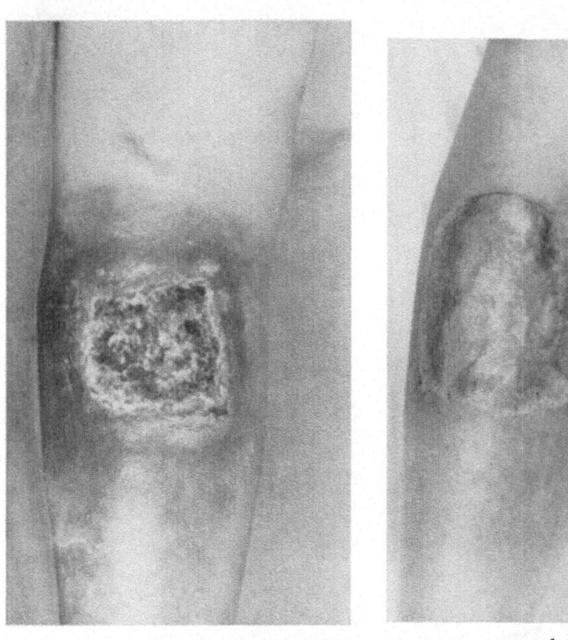

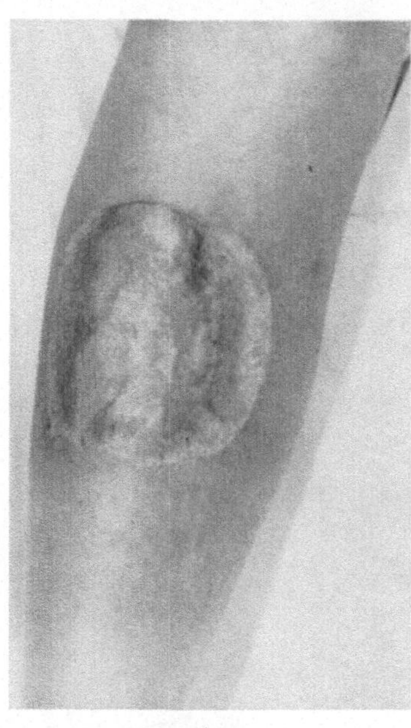

a b

Abb. 2. a Handtellergroßes Ulcus am rechten Unterschenkel nach Bestrahlung eines Melanoblastoms (Fall 2). b Deckung mit Spalthautlappen (Zustand 3 Jahre nach der Operation)

ein Jahr später an einem metastasierenden Mammacarcinom ad exitum. Die Hautplastik war fest eingeheilt.

4. O. Sch., 53a. Gut fünfmarkstückgroßes suprasymphysäres Ulcus mit bis in die Bauchmuskulatur reichenden Nekrosen. Entstanden 3 Jahre vor Aufnahme in unserer Klinik nach Operation und konservativer Nachbestrahlung eines Blasencarcinoms. Vergebliche konservative Therapie seit Auftreten des Ulcus. Großzügige Excision des Narbengewebes bis auf die Blasenvorderwand. Durch Mobilisation der Wundränder und zweischichtige Naht gelingt ein vollständiger Wundschluß ohne große Spannung. Nach vorübergehender Ausbildung einer kleinen mischinfizierten Resthöhle vollständige Abheilung.

5. E. W., 54a. 1952 Ablatio mammae links in einem auswärtigen Krankenhaus, anschließend erfolgten drei Bestrahlungsserien mit nicht mehr feststellbarer Dosis,

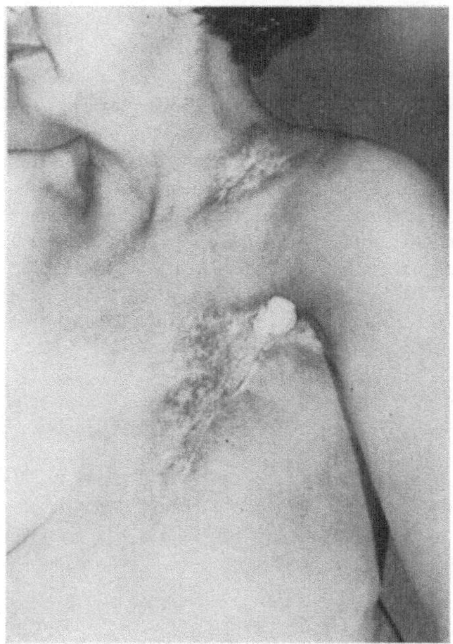

a

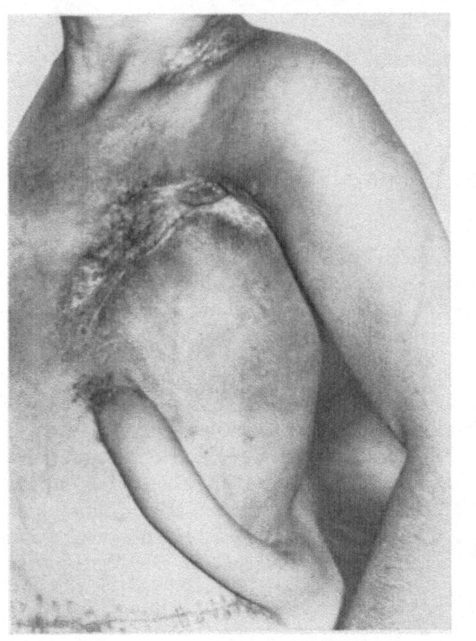

b

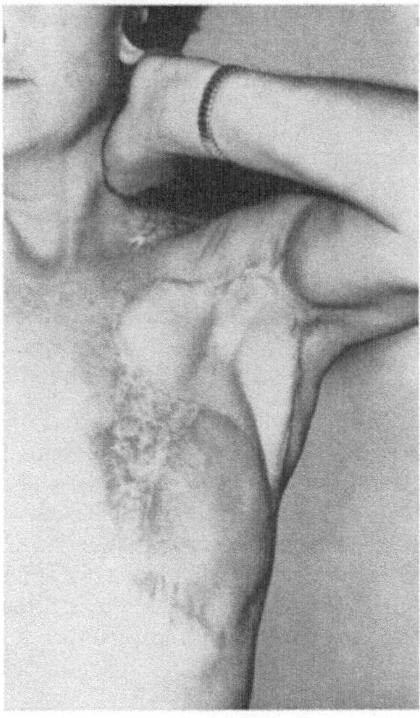

c

Abb. 3. a Handtellergroßes Ulcus und ausgedehnte derbe Narbenbildung nach Ablatio mammae und Nachbestrahlung. b Rundstiellappen aus dem Mittelbauch auf der Wanderung zum Ort des Defektes (1. Sitzung). c Zustand ein Jahr nach der ersten Operation (Fall 5)

1963 trat erstmals ein Bestrahlungsulcus auf, das 3 Jahre vergeblich konservativ behandelt wurde. Bei der Erstaufnahme 1966 bestand ein über handtellergroßes, bis auf die knöcherne Thoraxwand reichendes Ulcus (Abb. 3a). In die Axilla ziehende derbe Narbenstränge beeinträchtigten die Bewegungen des linken Armes erheblich. Die vollständige operative Deckung des Geschwürs sowie des durch Ausschneidung der Narbenzüge entstandenen Defektes erfolgte mit einem Rundstiellappen aus dem Mittelbauch, den wir in mehreren Sitzungen zum Ort der Transplantation wandern ließen (Abb. 3b u. c).

6. K. Sch., 57a. Nach Vorbestrahlung eines Adenocarcinoms der linken Mamma mit 11800 r erfolgte 1965 die Ablatio. Anschließend Nachbestrahlung

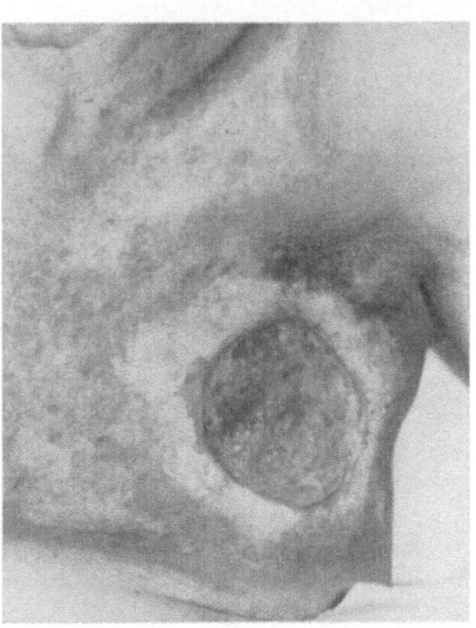

a

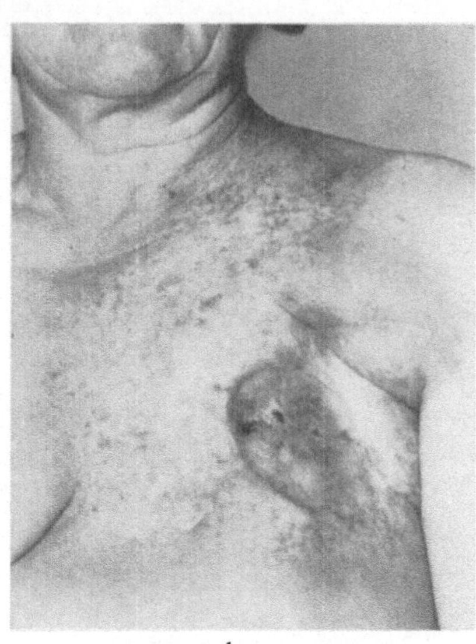

b

Abb. 4. a Ulcus über der linken Thoraxhälfte nach Ablatio mammae und Nachbestrahlung. Durchmesser 12 cm (Fall 6). b Deckung mit einem Spalthautlappen! (Zustand 6 Monate nach der Operation). Lediglich eine pfenniggroße Stelle ist noch nicht ganz gedeckt

mit nochmals 8300 r. 2 Monate nach der Strahlentherapie trat ein Ulcus im Bestrahlungsbereich auf, das während viermonatiger stationärer konservativer Therapie ständig an Größe zunahm. Bei der Aufnahme bestand ein bis auf die Intercostalmuskulatur reichendes Röntgenulcus von 12 cm Durchmesser (Abb. 4a). Die plastische Deckung erfolgte mit einem vom Oberschenkel entnommenen Spalthautlappen in einmaliger Sitzung. Die Kontrolle nach 6 Monaten ergab ein fest eingeheiltes belastungsfähiges Transplantat, das lediglich in der Mitte noch eine halbpfenniggroße, schorfbedeckte, nicht sezernierende Stelle aufwies (Abb. 4b).

7. E. Sch., 40a. Ablatio mammae links wegen Milchgangscarcinom nach Vorbestrahlung mit 1000 r, anschließend Nachbestrahlung mit 10800 r. Schon während der Radiatio erhebliche Strahlendermatitis. Nach 3 Monaten bestand ein doppelt handtellergroßes, übelriechendes und stark sezernierendes Strahlenulcus der linken Thoraxhälfte mit in der Tiefe freiliegenden Rippen (Abb 5a).

Trotz bereits nachweisbarer Metastasierung und schlechter Prognose entschloß man sich auf Drängen der verzweifelten Pat. zur plastischen Deckung. Nach Resektion mehrerer freiliegender Rippen wurde die gesunde rechte Mamma bogenförmig umschnitten, vom subcutanen Fett befreit und in den Defekt eingeschwenkt. Zwei Drittel der Ulcusfläche konnten damit gedeckt werden, auf das freibleibende Drittel wurden Spalthautlappen aufgebracht. Diese mußten

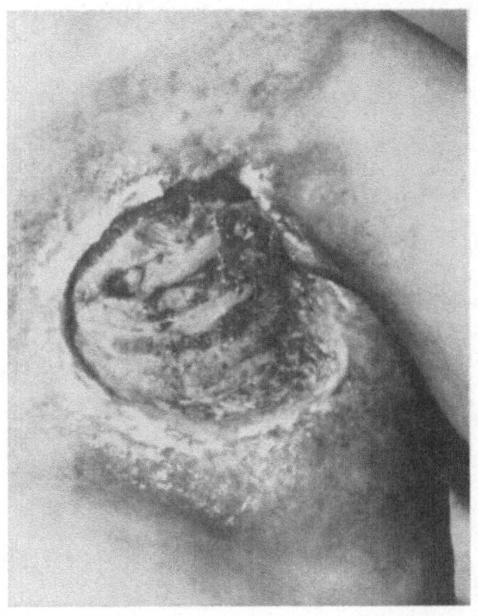

a

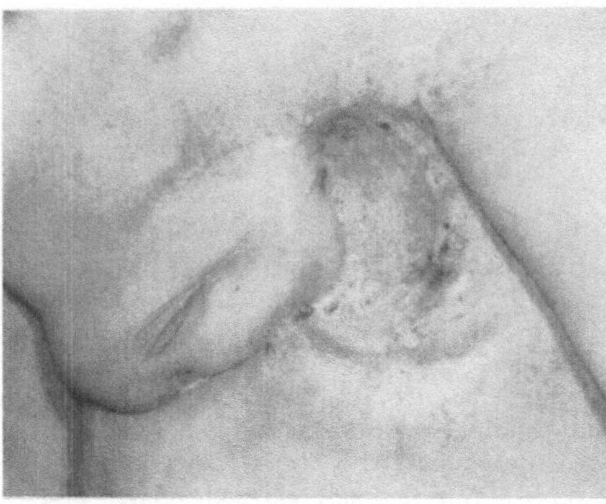

b

Abb. 5. a Doppelt handtellergroßes, bis auf die Rippen reichendes Ulcus nach Ablatio mammae und Nachbestrahlung (Fall 7) (s. a. Text). b Deckung des Defekts durch Einschwenken der gesunden rechten Mamma und mit mehreren Spalthautlappen (Zustand bei Entlassung) teilweise nochmals erneuert werden, bis der Defekt gänzlich geschlossen war (Abb. 5b, Zustand bei Krankenhausentlassung).

8. H. R., 25a. Als Kind Radiumbestrahlung eines Hämangioms am linken Außenknöchel. 10 Jahre später Auftreten eines Ulcus, das bei konservativer Therapie abheilte. Nach wiederum 10 Jahren Rezidivulcus, diesmal wurde mit konservativer Therapie kein Erfolg erzielt. Ein in einem auswärtigen Krankenhaus aufgebrachter Spalthautlappen stieß sich wieder ab. Bei Krankenhausaufnahme bestand ein Bestrahlungsulcus von 5 cm Durchmesser und ca. 5 mm Tiefe

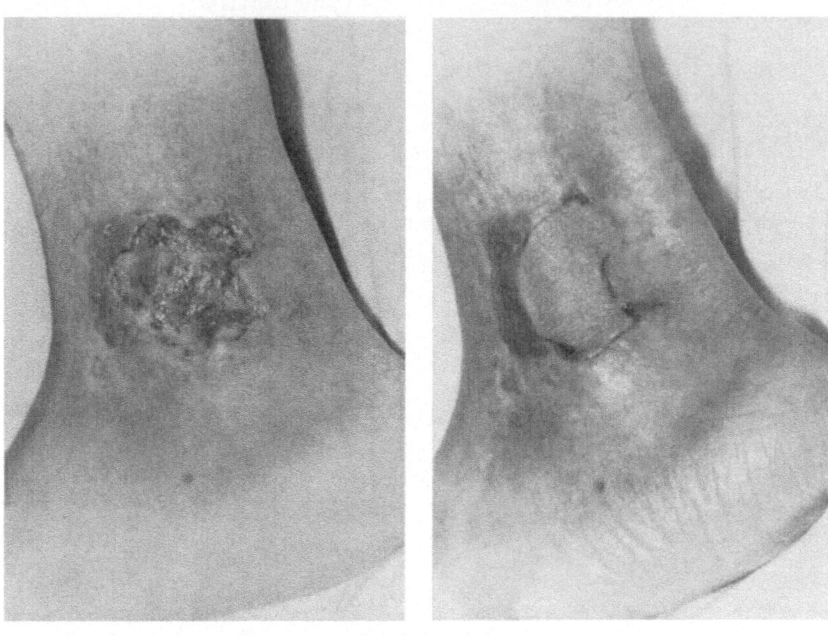

a b

Abb. 6. a Rezidivulcus am linken Außenknöchel nach Hämangiombestrahlung (Fall 8). b Deckung mit Spalthautlappen

(Abb. 6a). Nach Abtragen der Nekrosen Transplantation eines freien Spalthautlappens, der primär fest eingeheilt ist (Abb. 6b).

9. A. W., 72a. 1925 Kastrationsbestrahlung wegen klimakterischer Beschwerden mit nicht mehr feststellbarer Strahlendosis. 25 Jahre später erstmaliges Auftreten eines Röntgenulcus, das seither konservativ behandelt wurde und sich wechselnd schloß und wieder aufbrach. 1967 bei der Aufnahme in unserer Klinik bestand ein doppelt handtellergroßes, bis auf die Muskelfaszie reichendes Geschwür am rechten Unterbauch (Abb. 7a). Nach Abtragen der Nekrosen Einschwenken von zwei Rotationslappen; ein sich später bildender nekrotischer Bezirk von 5 DM-Größe wurde in zweiter Sitzung durch einen dritten Rotationslappen ganz gedeckt. Bei Entlassung — 2 Monate nach der ersten Aufnahme — bestand eine feste, geschlossene und belastungsfähige Hautdecke (Abb. 7b, Nachuntersuchung 5 Monate nach der Operation).

10. A. St., 60a. Vor 14 Jahren erstmals trophische Störungen am rechten Zeigefinger, später auch am III. und IV. Finger als Folge berufsmäßig bedingter

Röntgenstrahleneinwirkung (Pat. ist Chirurg!). Langsam zunehmende Verschlimmerung des Befundes, als Folge Zeigefingerendgliedamputation. Bei Aufnahme in unserer Klinik bestanden ausgedehnte trophische Störungen, Ekzembildung und teilweise Hautulcerationen vorwiegend an den Streckseiten des III. und IV. Fingers. Die Amputation beider Finger war vorher bereits diskutiert

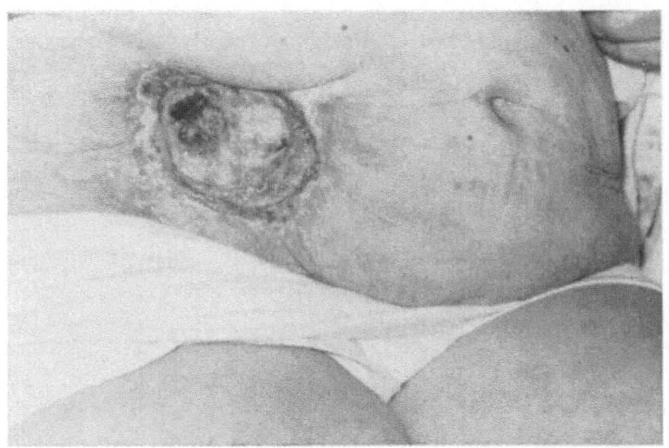

a

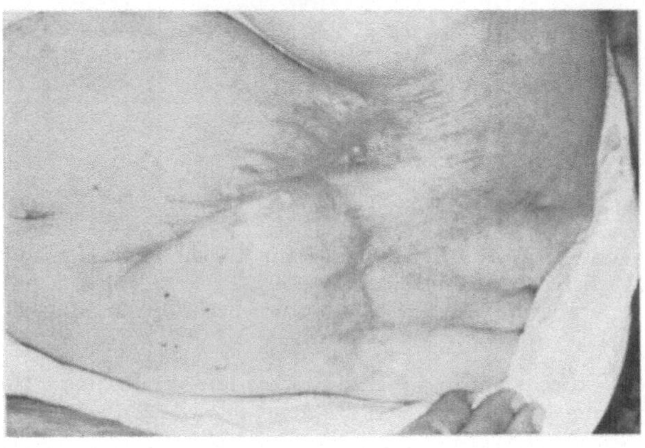

b

Abb. 7. a Doppelt handtellergroßes Ulcus am rechten Unterbauch nach Kastrationsbestrahlung (Fall 9). b Deckung des Defektes mit drei Rotationslappen (Zustand 5 Monate nach der Operation)

worden. In erster Sitzung Excision der geschädigten Haut des IV. Fingers bis auf das Fettgewebe und Deckung mit einem Spalthautlappen, der primär eingeheilt ist. 2 Monate später Vorgehen in gleicher Weise beim III. Finger. Sehr befriedigendes Ergebnis der ersten Operation mit fest eingeheiltem Transplantat bei guter Fingerbeweglichkeit.

11. O. P., 63a. 1963 Bestrahlung eines Hämangioms des 12. Brustwirbels in 16 Sitzungen mit 500 r. Nach wenigen Wochen trat ein oberflächliches Strahlenulcus auf, das nach konservativer Behandlung abheilte. Nach 3 Jahren Wiederauftreten des Geschwürs, das nun trotz weiterer konservativer Therapie an Größe und Tiefe ständig zunahm. Bei Krankenhausaufnahme bestand ein gut handtellergroßes (6 × 3 cm), tiefes Röntgenulcus am lumbodorsalen Übergang mit erheblichen trophischen Störungen der Randbezirke. Nach großzügiger (Abb. 8a) Excision der Nekrosen unter Mitnahme der Dornfortsätze wurde der Defekt mit

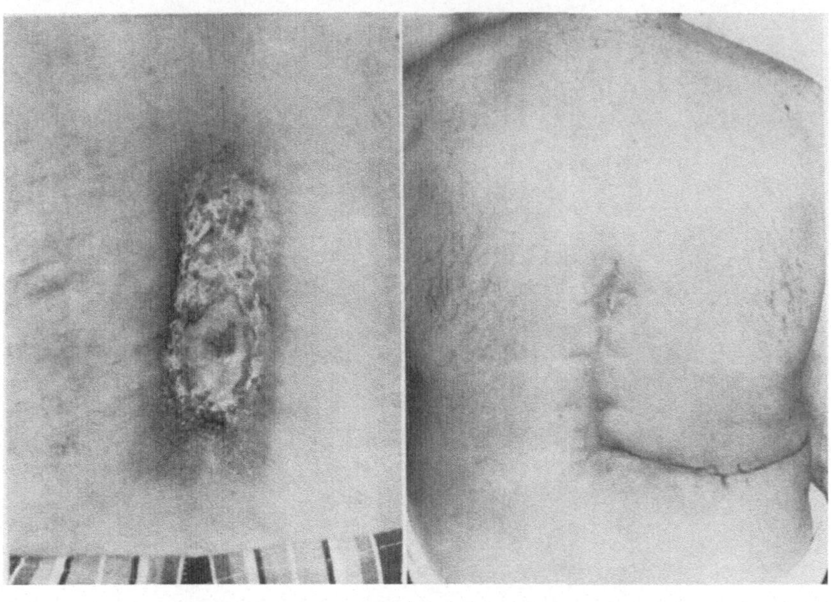

a b

Abb. 8. a Handtellergroßes Rezidivulcus am Rücken nach Hämangiombestrahlung (Fall 11). b Deckung mit einem großen Schwenklappen aus der Flankengegend (Zustand $5^1/_2$ Monate nach Operation)

einem großen Schwenklappen aus dem Rücken und der rechten Flanke gedeckt. Der Lappen heilte primär ein. Abb. 8b zeigt den Zustand 5 Monate nach der Operation.

Zusammenfassung

Strahlenulcera — auf deren Ursache, Morphologie und Histologie kurz eingegangen wird — heilen wenn sie nicht sehr klein und oberflächlich sind, nur bei operativer Behandlung zuverlässig ab. Die verschiedenen Möglichkeiten der Hauttransplantation werden erläutert und diskutiert. Nach Möglichkeit bevorzugen wir die freie Spalthautplastik. In besonderen Fällen kann ein Vollhautlappen verpflanzt werden, dessen Einheilchancen jedoch enge Grenzen gesetzt sind. Bei ungünstiger Lokalisation und sehr tiefen Ulcera muß das aufwendigere Verfahren der gestielten Lappenplastik angewandt werden — entweder als Verschiebelappenplastik aus der Umgebung des Defektes oder als Fernlappenplastik. Über elf besonders eindrucksvolle Röntgengeschwüre, die mit den unterschiedlichen Operationsverfahren zur Abheilung gebracht werden konnten, wird berichtet.

Literatur

1. Allgöwer, M.: Lokale Anwendung von Fermenten bei tiefgehenden Gewebsnekrosen. Dtsch. med. Wschr. **85**, 672 (1960).
2. Bode, H. L.: Die Behandlung der Strahlenentzündung und der Strahlenfolgen in dermatologischer Sicht. Arch. klin. exp. Derm. **213**, 89 (1961).
3. Bruck, H., u. G. Riehl: Plastische Chirurgie und Dermatologie. Hautarzt **12**, 541 (1961).
4. Buff, H. U.: Hautplastiken. Stuttgart: Thieme 1952.
5. Converse, J. M., R. M. Campbell, and W. L. Watson: Repair of large radiation ulcers situated over heart and brain. Ann. Surg. **133**, 95 (1951).
6. Flaskamp, W.: Über Röntgenschäden und Schäden durch radioaktive Substanzen. Sonderbd. Strahlentherapie **1930**, 12.
7. Friedrichs, H. C., u. J. Thomas: Über die Behandlung ulceröser Folgezustände an der Haut des Menschen. Z. Haut- u. Geschl.-Kr. **35**, 42 (1963).
8. Fritz-Niggli, H.: Berufliche Strahlenschädigungen in der ärztlichen Praxis. Schweiz. med. Wschr. **1965**, 204.
9. Ghormley, R. K., and R. D. Fairchild: Surgery **7**, 737 (1940). Zit. bei Held, L. [11].
10. Gottron, H. A.: Diskussionsbemerkung, Derm. Wschr. **138**, 912 (1958).
11. Held, L.: Die chirurgische Behandlung der Röntgenulcera. Chirurg **32**, 363 (1961).
12. Holthusen, H., u. K. Englmann: Die Gefahr des Röntgencarcinoms als Folge der Strahlenbehandlung. Strahlentherapie **42**, 514 (1931).
13. Karcher, K. H.: Über die Nachbehandlung strahlenbelasteter Haut. Strahlentherapie **107**, 453 (1958).
14. Karcher, H. D., u. D. Gehrig: Strahlenschäden und ihre Behandlung. Langenbecks Arch. klin. Chir. **280**, 577 (1955).
15. Kimmig, J., u. A. Wiskemann: Klinik und konservative Behandlung von Strahlenschäden im Gesicht. Fortschr. Kiefer- u. Gesichtschir. **8**, 76 (1962).
16. Kiss, J.: Beitrag zur Pathogenese der Strahlenspätschädigungen. Strahlentherapie **117**, 474 (1962).
17. Kolar, J., u. R. Vrabec: Brustwandperforation infolge der Strahlenschädigungen. Thoraxchirurgie **6**, 274 (1958).
18. Leppin, O.: Hautveränderungen nach Röntgenbestrahlung. Dtsch. med. Wschr. **22**, 454 (1896).
19. Petersen, O.: Radiation cancer. Acta radiol. (Stockh.) **42**, 221 (1954).
20. Pohl, W. H.: Über die Behandlung von Strahlenschäden der Haut mit Actihämyl. Strahlentherapie **171**, 279 (1962).
21. Roswit, B., L. H. Wisham, and J. Sorrentino: The circulation of radiation damaged skin. Amer. J. roentgenol. **69**, 980 (1953).
22. Ruther, H.: Zur Reinigungsbehandlung nekrotischer Gewebsdefekte und varicöser Beingeschwüre mit abdauenden Fermenten. Med. Welt (Stuttg.) **1962**, 159.
23. Schlungbaum, W.: Der somatische Strahlenschaden nach Therapie mit ionisierenden Strahlen. Med. Mitt. **21**, 173 (1960).

24. Schmid, M. A.: Die freie Verpflanzung flächenförmiger Hautlappen. Stuttgart: Enke 1965.
25. Schreus, H. Th.: Zur operativen Behandlung von Röntgenspätschäden. Arch. klin. exp. Derm. **213**, 110 (1963).
26. Schuchardt, K.: Die operative Behandlung der Strahlenfolgen. Arch. klin. exp. Derm. **213**, 89 (1961).
27. v. Seemen, H.: Operative Behandlung schwerer Strahlenschädigungen. Langenbecks Arch. klin. Chir. **270**, 363 (1951).
28. de Stefano, C.: Möglichkeiten und Grenzen der freien Hauttransplantate bei den Radiodermititiden. Arch. klin. exp. Derm. **213**, 119 (1961).
29. Winkler, E.: Hautersatz durch gestielte Lappenplastik und freie Hauttransplantationen. Wien-Bonn-Bern: Maudrich Verlag 1958.
30. Wolfram, S.: Strahlenschäden der Haut und ihre Behandlung. Strahlentherapie **75**, 486 (1944).

Dr. H.-J. Wiendl
Chirurg. Klinik und Poliklinik rechts der Isar
der Techn. Hochschule
8 München 80, Ismaninger Straße 22

Die oberflächliche mediane Halsspalte

Von O. Kriens und K. Schuchardt

Zur Geschichte der angeborenen cervicalen Fehlbildungen

Die ältesten kasuistischen Angaben über cervicale Hemmungsbildungen stammen von Hunczowski, der 1789 im ersten Band der „Bibliothek der neuesten medizinisch-chirurgischen Literatur für die kaiserlichen Feldchirurgen" „eine Beobachtung über zwei angeborene und geheilte Fisteln am Hals" mitteilte [9, 14, 39]. Nachdem Breschet [8] (1826) unter der von ihm benannten „éctopie céphalique du coeur" ein Monstrum mit Unterlippen-, Unterkiefer- und Sternumspalte beschrieben hatte, wurde mit der Veröffentlichung von vier angeborenen Halsfisteln durch Dzondi [16] im Jahre 1829 die Aufmerksamkeit erneut auf Fehlbildungen im Halsbereich gelenkt. Dzondi brachte die Fisteln noch mit der Trachea in Beziehung, doch konnte Ascherson [2] (1832) in einer Mitteilung über elf Fälle nachweisen, daß sie mit dem Pharynx zusammenhingen. Er hielt sie für abnorm persistierende Kiemenspalten. Damit wurde zum ersten Mal auf den branchialen Charakter der Halsfisteln hingewiesen.

Diese noch allgemein als durchgängig angesehenen Fisteln versuchte man den einzelnen Kiemenspalten zuzuordnen. Als Wegweiser dafür diente in erster Linie der Ort der äußeren Fistelöffnung. In der zweiten Hälfte des 19. Jahrhunderts stieg die Zahl der publizierten Fälle angeborener Halsfisteln schnell: Bis 1864 stellte Heusinger [26] 46 Fälle in Deutschland fest, 1877 brachte es Cusset in seiner Doktorarbeit [11] auf insgesamt 60 französische, deutsche und englische Mitteilungen und nach Fischer [17] waren es 1873 schon 100 Fälle.

K. v. Kostanecki u. A. v. Mielecki [30], die 1890 etwa 150 angeborene Halsfisteln im Schrifttum zählten, trugen einen neuen entwicklungsgeschichtlichen Gesichtspunkt in die Diskussion: Nach anatomischen Untersuchungen leiteten sie die bekannten Fehlbildungen am Hals vom Sinus cervicalis und einer Kiemenspalte (vornehmlich der zweiten) ab.

Nach den grundlegenden Arbeiten von Kadyi (1879, Streckeisen (1886) und His (1891) [39] konnte man mediane Fehlbildungen des Halses, insbesondere Fisteln, mit der Persistenz des Ductus thyreoglossus erklären. 1890 gab Johnson [27] einen klinischen Beitrag über zwei mediane Halsfisteln und 1892 erbrachte Marshall [39] in einer Sektion den Nachweis für die nach embryologischen Untersuchungen geforderten makroskopischen Zusammenhänge mit einem Ductus thyreoglossus.

In diesem geschichtlichen Überblick sollte auch angeführt werden, daß Wenglowski [46] (1912) die Entstehungsmöglichkeit lateraler Halsfisteln aus Resten des Ductus thymo- bzw. thyreopharyngeus vorschlug. Weil das Kiemengangssystem als Ganzes schon im Anfang des zweiten Fetalmonats verschwindet, hielt er eine Beziehung der seitlichen Halsfisteln zu den Kiemenfurchen und -taschen für nicht gegeben. Damit waren Zweifel an der Allgemeingültigkeit bzw. Allgemeinverbindlichkeit der branchialen Theorie angemeldet, die bis heute für die Erklärung der Fehlbildungen in der Halsregion herangezogen wird.

Starck [44] nennt 1965 die angeborene mediale Halsfistel als Rudiment des persistierenden Ductus thyreoglossus zusammen mit „einer weiteren Form der medianen Halsfistel", die sich gewöhnlich in einem Strang bis gegen die Kinnregion fortsetzt. Obgleich er ihre Entstehung als unbekannt angibt, führt die Erwähnung dieser Sonderform der Fehlbildung im Halsbereich in Zusammenhang mit Ductus thyreoglossus-Fisteln den Leser irre.

Diese seltene Art von Hemmungsbildung in der Mittellinie des Halses (vgl. Barsky, Starck), deren Morphogenese schon aus zeitlichen Gründen keineswegs mit einer ausgebliebenen Vereinigung der Kiemenbögen erklärt werden kann und die sich deshalb einer überzeugenden entwicklungsgeschichtlichen Deutung entzogen hat, ist die *oberflächliche mediane Halsspalte*.

Definition

Unter der oberflächlichen medianen Halsspalte (Fissura colli mediana, Fissura mento-sternalis, Fistule congénitale du cou sousternale, congenital midline cervical cleft) versteht man eine angeborene, sich in der Mittellinie des Halses vorn in vertikaler Richtung erstreckende Fehlbildung der Haut. Sie erscheint in einem schmalen Bereich aus eingetrockneter Schleimhaut oder gerötetem Narbenepithel mit unregelmäßig feinhöckeriger Oberfläche zu bestehen. Seitlich begrenzt normale Cutis den veränderten und leicht eingesunkenen Bezirk. Er mündet oben selten, unten aber in der Regel in einen nur wenige Millimeter langen Blindsack, aus dem sich weder schleimige noch seröse Flüssigkeit entleert. Ein derber bindegewebiger Strang, in den sich der untere Blindsack fortsetzt, täuscht nicht selten eine in die Tiefe des oberen Mediastinum reichende Fehlbildung vor. Nach oben läuft die Spalte ebenfalls in eine subcutane fibröse Verlängerung aus, die bis an den Unterkieferrand führen kann. Gelegentlich tastet man dort einen Knochensporn [19, 39]. Dieser „narbige" mentojugale Strang setzt sich unter der eigentlichen Spalte fort und bewirkt eine, vor allem bei Reklination des Kopfes auffällige, z. T. flügelfellartige Anspannung der Halshaut. Sie kann so stark sein, daß das Kinn in seiner Entwicklung behindert wird [14, 19, 25, 39]. Eine Streckung des Halses ist in schweren Fällen unmöglich. Die submentalen Ausläufer dieses Stranges können sich zweizipflig aufspleißen ([20], Abb. 2b). Die sternohyoidale und mentohyoidale Muskulatur bleibt von der oberflächlichen Spaltbildung unberührt.

Von besonderem Interesse für die embryogenetische Erklärung (s. u.) ist ein Hautwall oder -bürzel, der den oberen Spaltrand und den gelegentlich dort vorkommenden oberen Blindgang überragt oder verdeckt.

Eine Einteilung der oberflächlichen medianen Halsspalte in eine supra- und infrahyoidale Form entbehrt eines embryogenetischen Wertes.

Literaturübersicht

Wegen des seltenen Vorkommens dieser cervicalen Fehlbildung sei ein kurzer Rückblick auf die bisherigen Veröffentlichungen gegeben. Dabei stößt man gelegentlich auf den irreführenden Begriff „Fistel". Ein nicht unerheblicher

Teil der zusammengetragenen Fälle wurde nicht richtig diagnostiziert. So kann man annehmen, daß die Häufigkeit dieser Fehlbildung größer ist, als es die wenigen Mitteilungen zunächst vermuten lassen:

Die älteste uns zugängige Beschreibung einer oberflächlichen medianen Halsspalte stammt von A. K. HESSELBACH [25a] aus dem Jahre 1824. Er beschrieb ein Präparat aus der königlichen anatomischen Anstalt zu Würzburg, bei dem „sich die Haut vorn zwischen beiden Ohren bandartig anspannte und sich auf diese Weise kleine, seichte Längsfalten den ganzen Hals hinab bis zum obersten Rand des Brustbeins“ hinzogen. Offenbar handelt es sich um eine Form fruste der oberflächlichen medianen Halsspalte, die BARSKY [6] als „contracture of the neck

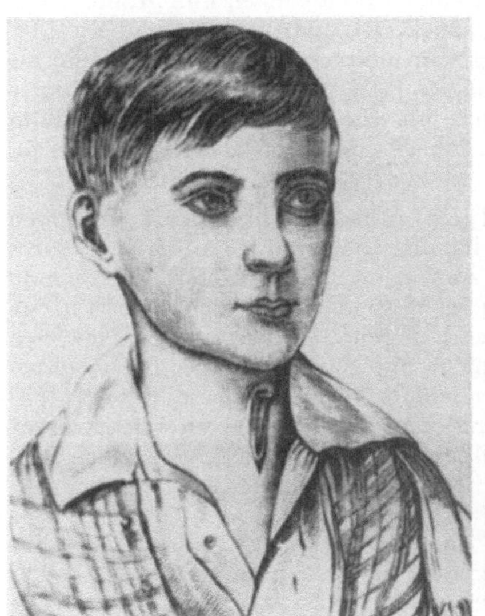

a

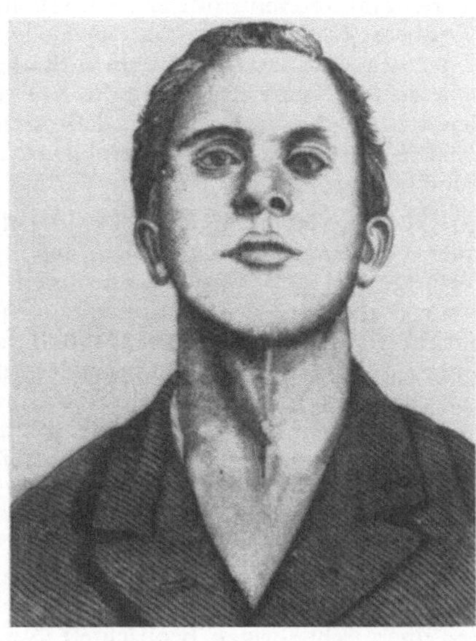

b

Abb. 1. a 14jähriger Junge mit einer „Fistula colli congenita“, von v. LUSCHKA (1848) veröffentlicht [32]. b $18^{1}/_{2}$jähriger Mann mit „Fistula colli congenita mediana“ aus der Publikation von ARNDT aus dem Jahre 1888 [3, 4]. ARNDT leitete diese Fehlbildung von der Hypobranchialrinne ab. Er erkannte die oberflächliche Natur der Halsspalte

in midline“ und CRONIN [10] als „congenital midline web of the neck“ vorgestellt haben.

1848 beschrieb LUSCHKA [32] zum ersten Mal (Abb. 1a) die wichtigsten morphologischen Kennzeichen der oberflächlichen medianen Halsspalte: einen vertikalen mucosaähnlichen Hautbezirk in der Mitte des Halses vorn, in dessen Grund und unter der Haut sich ein fester Strang vom Kinn bis zum Sternum tasten ließ. Die Spina mentalis war betont. Diese „Fistula colli congenita“ wurde oben von einer stark vorspringenden Hautfalte in Bürzelform überragt. Caudal verstrich die veränderte Haut in einen blind endenden subcutanen Kanal. Als Ursache der Fehlbildung führte LUSCHKA die unvollständige Vereinigung der Ränder der Visceralwülste an.

1864 gab HEUSINGER [26] in seiner Arbeit über „Halskiemenfisteln von noch nicht beobachteter Form“ die Beschreibung eines 15jährigen Mädchens, bei dem oberhalb des Brustbeins ein blind endender Gang von einem längeren, penisartigen Hautzapfen überragt wurde.

1886 trug Cusset [11] auf dem französischen Chirurgenkongreß den Fall einer 22jährigen Frau vor, bei der in der vertikalen Mittellinie des Halses vorn 3 cm oberhalb des Brustbeins ein angeborener Gang bis zum vorderen Mediastinum abwärts geleitet habe. Wegen dieser Lokalisation nahm er eine Hemmnisbildung im Bereich der dritten Schlundspalte an.

1888 schilderte Arndt [3] eine weitere Beobachtung: Bei einem 18jährigen Halbidioten (Abb. 1b) bestand eine in der Mittellinie des Halses gelegene 2 cm lange und 0,2 bis 0,5 cm breite narbenartig aussehende rötliche Hautfurche. Am oberen und unteren Ende erreichte sie in kurzen Blindgängen ihre größte Tiefe. Die obere „Fistelöffnung" war von einem „zuckererbsengroßen Wulst überwallt". Unter der Haut tastete man einen Strang vom unteren Ende der Halsspalte bis nahe an das Kinn; er spannte die Kulisse des Halses bei Streckung des Kopfes deutlich an. Arndt erkannte, daß es sich um eine oberflächliche Fehlbildung handele. Er leitete sie von der Hypobranchial- oder Hypopharyngealrinne ab, während Luschka noch an eine Verbindung zur Trachea gedacht hatte.

1906 veröffentlichte Delkeskamp [14] eine Mitteilung über das Vorkommen einer 3 cm langen „kongenitalen, unvollständigen äußeren Halsfistel" bei einem 26jährigen Mann. Wieder fanden sich zum Kinn und Brustbein verlaufende Stränge, die von kleinen Einsenkungen nicht sondierbar waren. Delkeskamp umschnitt „Fistel" und Stränge und fand nirgends Verwachsungen mit den unterliegenden Muskeln, insbesondere nicht mit dem Zungenbein. Die histologische Untersuchung ergab eine Auskleidung der Halsspalte mit Plattenepithel, subepitheliale kleinzellige Infiltrationen und das Fehlen von Hautanhängen. Delkeskamp deutete die Fehlbildung als offengebliebenen Sinus cervicalis, dessen Epithel durch entzündliche Prozesse in Narben umgewandelt worden sei.

1928 berichtete Nylander [39] aus dem Pathologischen Institut der Universität Helsingfors über 46 Fälle kongenitaler Halsfisteln und -cysten, 2 davon sind „Fistulae colli superficiales mentosternales (Delkeskamp)" (Fall 41 und 42): Bei einer Achtjährigen beobachtete Nylander zum ersten Mal eine Vogelgesichtsbildung infolge mechanischer Behinderung durch die mentosternalen „Narben". Bindegewebige Stränge und Blindsäcke lagen oberflächlich unter dem Platysma und drangen etwas tiefer in die Submentalregion ein. In beiden Fällen wurden mit den Strängen die Exostosen vom Unterkiefer entfernt. Nylander vermutete für die Genese der Fehlbildung eine Hemmung beim Verschluß der Kiemenbögen.

Im Universitätskrankenhaus Hamburg-Eppendorf wurde 1930 von Hein [25] eine weitere kongenitale mediane Halsspalte untersucht: Bei dem 9jährigen Mädchen war es durch den Zug des bindegewebigen Stranges im Verlauf der Jahre zu einer Vogelgesichtsbildung gekommen.

Wie selten die oberflächliche mediane Halsspalte vorkommt, beobachtet und diagnostiziert wird, mag daraus hervorgehen, daß Carp u. Stout [9] (1928) eine umfangreiche Arbeit über „Branchial anomalies and neoplasms" veröffentlichten, in der sie auf diese Fehlbildung überhaupt nicht eingingen. Auch stehen den bis 1940 bekannten 8 Fällen von oberflächlicher medianer Halsspalte 3 kasuistische Beiträge gegenüber, die nicht oder nicht richtig diagnostiziert wurden: Unter Abb. Nr. 340 findet man in Barskys Lehrbuch der plastischen Chirurgie (1938) das Bild einer Pat. mit „contracture of the neck in midline". Diagnose und Genese der Fehlbildung werden im Text überhaupt nicht erwähnt. Gross u. Connerly [22] veröffentlichten 1940 unter Thyreoglossuscysten und -sinus zwei Fälle, die in Wirklichkeit recht charakteristische oberflächliche mediane Halsspalten sind. Obgleich BALLANTYNE [5] schon 1904 die „median fissure of the neck" in seinem Handbuch besprochen hatte, war das Krankheitsbild offenbar in der angloamerikanischen Medizin bis zum Zweiten Weltkrieg noch weitgehend unbekannt geblieben [vgl. 21, 22].

1942 sah MOUCHET [38] ein 13jähriges Mädchen mit einem ekzematös veränderten Hautbezirk in der Mittellinie des Halses suprasternal. Dort befand sich eine kleine Öffnung, die 2 cm tief in Richtung nach retrosternal sondierbar war. Diese Fistel wurde von einem penisartigen Hautanhang bedeckt unter dem ein scrotumähnliches Gebilde lag. Die histologische Untersuchung ergab mehrschichtiges Plattenepithel und entzündlich-sklerosierende Prozesse im umgebenden Bindegewebe.

WYNN-WILLIAMS [47] beschrieb 1952 zwei weitere Fälle: Bei einem 7jährigen Mädchen war die Halshaut vorn im Alter von 4 bis 5 Jahren beim Kopfheben so stark angespannt, daß sich das Kind darüber beklagte. Die „Ulceration" im Spaltbereich hatte nie genäßt. Bei der Operation zeigte sich, daß das Gewebe des Spaltgrundes die oberflächliche Halsfascie *nicht* durchdrang. Zungenbein und Schildknorpel erwiesen sich als normal. Bei dem zweiten Mädchen bestand eine inframandibuläre Spalte mit Flügelfell, welches durch Ausstrecken der Zunge nicht verändert wurde. In beiden Fällen fanden sich histologisch keine Hautanhangsgebilde.

1954 veröffentlichte HAYM [24] unter Abb. Nr. 6 seiner Arbeit eine charakteristische oberflächliche mediane Halsspalte, die er für eine äußere offene inkomplette Fistel des Ductus thyreoglossus hielt.

1957 illustrierte MAX GROB [20] in seinem Lehrbuch der Kinderchirurgie ein kurzes Kapitel über die mediane oberflächliche Halsspalte mit einem Fall. Er macht auf ein Fibrom oder Fibrochondrom aufmerksam, das sich am oberen Ende des fibrösen Stranges fand. GROB erklärte die Fehlform mit einer Verklebung des Epithels des embryonalen Herzbuckels mit den ventralen Enden der Kiemenbögen vor Aufrichtung des Kopfes.

1958 fügte KARFÍK [29] seiner Arbeit über die Fissura colli medialis Photographien von zwei Pat. der Brünner Klinik bei.

1961 gab MANEKSHA [33] einen klinischen Bericht über eine angeborene mediane Halsspalte mit fraglicher Thyreoglossuscyste.

1962 berichtete GROSS [21], daß in den letzten 35 Jahren im Bostoner Kinderkrankenhaus sechs oberflächliche mediane Halsspalten beobachtet wurden [21]. Im gleichen Zeitraum registrierte man dort 303 Thyreoglossuscysten und -fisteln. GROSS bildet einen Fall der Halsspalte in seinem Lehrbuch ab.

Ab 1963 mehren sich die Veröffentlichungen über diese Fehlbildung: In diesem Jahr berichteten VAN DUYN [15] und SCHALLER [43] und 1964 AMR [1] je einen weiteren Fall.

1965 stellte KÖNIGOVA [30] aus den Archiven der Prager und Brünner Univ.-Kliniken 22 Fälle zusammen. Dieser umfangreiche kasuistische Beitrag brachte keine neuen embryogenetischen Aspekte.

1966 teilten GOTTLIEB u. LEWIN [19] vor der New York State Medicinal Association zwei Fälle von medianer oberflächlicher Halsspalte mit, wodurch sich die Zahl der uns zugängigen Fälle auf 51 erhöht.

Eigene Mitteilungen

1. J.-O. H.: Ein 21 Monate alter Junge mit unauffälliger Familienanamnese, termingerechter und normaler Geburt. Die vertikale Hautläsion in der Halsmitte vorn wurde vom Geburtshelfer sofort bemerkt.

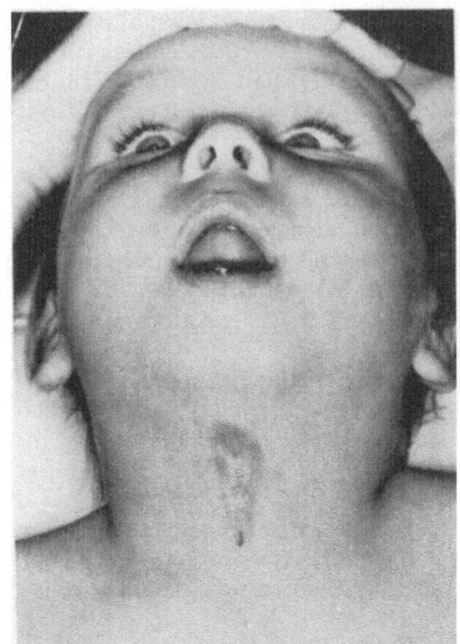

a

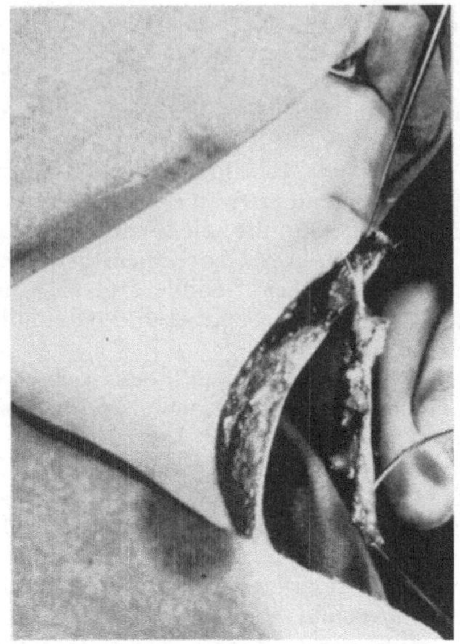

b

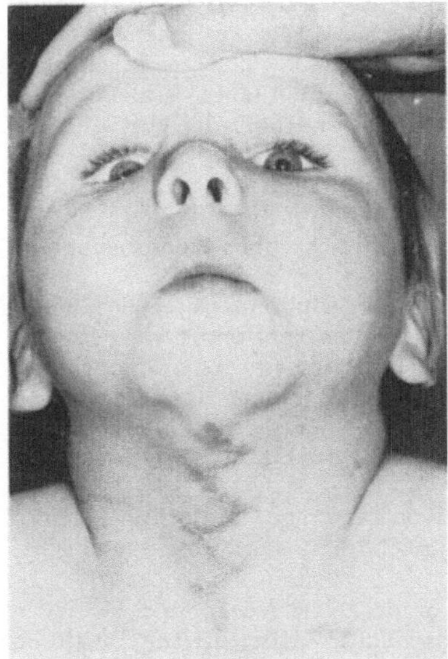

c

Abb. 2. a 21 Monate alter Junge mit oberflächlicher medianer Halsspalte. b Darstellung des oberflächlichen mentosternalen Bindegewebsstranges unter der Operation (Sonde im unteren Blindsack). c Zustand 20 Tage nach dem Eingriff

Bei der Aufnahmeuntersuchung in der Nordwestdeutschen Kieferklinik findet sich 1,5 cm unterhalb vom Kinn bis zur gleichen Entfernung oberhalb vom Sternum eine 40 mm lange und 20 mm breite rhomboide bräunlich-rote, leicht eingesunkene Hautregion mit fein gerunzelter Oberfläche (Abb. 2a). Die Haut ähnelt in Aussehen und Konsistenz einer flächigen Narbe und zeigt eine sehr feine Schuppung. Am unteren Pol findet sich ein 2 mm tiefer Blindsack (Abb. 2a u. b). Jegliche Sekretabsonderung fehlt hier. Vom angedeutet fliehenden Kinn (Abb. 2b) spannt sich — vor allem bei Kopfrücklage — ein dünner subcutaner Strang, der sich vom Jugulum bis nach submental verfolgen läßt (Abb. 2b). Es besteht keinerlei Zusammenhang der Läsion mit dem Zungenbein. Auf der seitlichen Röntgenaufnahme des Schädels erkennt man einen angedeuteten Knochensporn unter dem Kinn. Hyoid und Trachealknorpel erscheinen normal.

2. A.-K. S.: Ein 8 Monate altes Mädchen mit gesunder Verwandschaft. Bei der Geburt stellt der Arzt eine „mediane Halsfistel" fest, die seitdem unmerklich gewachsen ist. Der Lokalbefund bei dem im übrigen regelrecht entwickelten

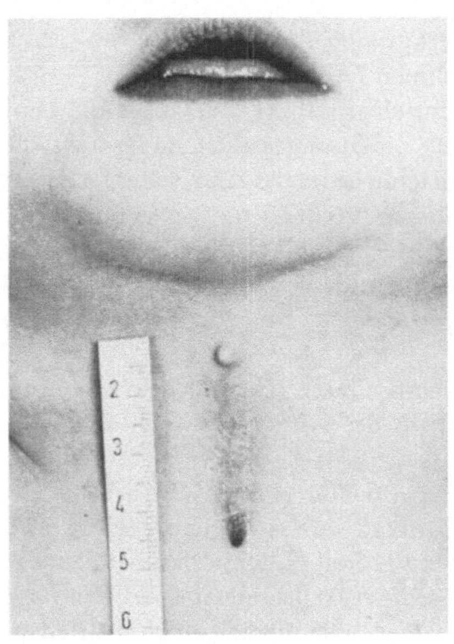

a

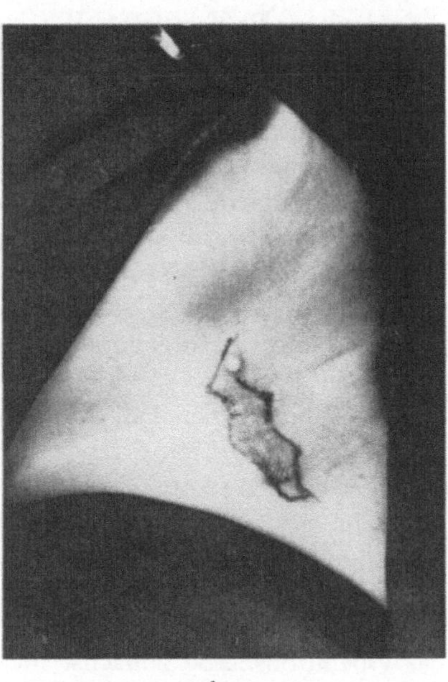

b

Abb. 3. a 8 Monate altes Mädchen mit einer gering ausgeprägten oberflächlichen medianen Halsspalte. b Aufzeichnung der Schnittführung vor der Operation

Kind unterscheidet sich vom ersten Fall durch eine sehr geringe Breite der Spalte und durch einen Hautbürzel am oberen Pol der Fehlbildung. Von dort nimmt der narbige Charakter der Spalthaut bis zum unteren Blindsack immer deutlicher zu (Abb. 3a). Bei Anspannung der Haut stellt sich ebenfalls ein subcutaner Strang mit vertikalem Verlauf dar.

Anmerkungen zur Operation

Bei der oberflächlichen medianen Halsspalte täuscht die vertikale Strangbildung in der Halsmitte vorn in Verlängerung des unteren Blindsackes eine Verbindung mit tiefergelegenen Strukturen (z. B. Trachea, Oesophagus, Aortenbogen) vor. Wie aus den vereinzelten Mitteilungen über diese Fehlbildung jedoch hervorgeht und in Übereinstimmung mit der entwicklungsgeschichtlichen Erklärung (s. u.) handelt es sich allerdings um eine Veränderung, die die oberflächliche Halsfascie nicht durchdringt.

Wichtigste operative Ziele sind:

1. Die Beseitigung der Bewegungsbehinderung durch den störend vorspringenden subcutanen mentojugalen Strang in möglichst frühem Alter, damit eine Wachstumshemmung des Kinns vermieden wird.

2. Die Entfernung des veränderten Hautbezirkes zusammen mit dem obengenannten Strang; dabei erleichtert eine im Blindgang liegende Sonde die subcutane Präparation.

3. Die Korrektur der vertikalen Verkürzung der Halshaut vorn durch bewährte plastisch-chirurgische Maßnahmen (Abb. 2c u. 3b).

Wie mehrfach in der Literatur beschrieben [20, 21, 39], führt die Umschneidung der Haut mit Durchtrennung des Stranges allein zu Narben, die ähnlich stören wie die mediane oberflächliche Halsspalte selbst. Darum muß man eine vertikale geradlinige Narbe vermeiden, wie es etwa mit Hilfe der einfachen, doppelten oder mehrfachen Z-Plastik (Abb. 2c) oder aber in leichteren Fällen durch zick-zack-förmige Umschneidung des Spaltbereiches mit nachfolgender interdigitierender Vernähung (Abb. 3b) geschehen kann.

Im ersten eigenen Fall konnte die von GROB [20] beschriebene Aufspleißung des fibrösen Stranges unterhalb des Kinns in zwei Bündel beobachtet werden (Abb. 2b).

Wenn man auch die flügelfellartige Anspannung der Haut bei korrektem operativen Vorgehen beseitigen kann, so ist das Ergebnis selbst nach sorgfältiger Ruhigstellung der Wunde und radiologischer oder medikamentöser Narbenprophylaxe wegen der allgemein beobachteten Verbreiterung der Operationsnarbe zunächst nicht immer oder gerade noch zufriedenstellend [21,39].

Histologischer Befund

Bei der feingewebigen Untersuchung bietet die Haut der oberflächlichen medianen Halsspalte folgende charakteristischen Merkmale:

1. Der auffälligste Befund ist das Fehlen von Hautanhangsgebilden im Bereich der Halsspalte.

2. Im Gegensatz zur benachbarten gesunden Epidermis ist die Oberhaut im Bereich der Läsion akanthotisch verdickt.

3. Finden sich in den obersten Schichten parakeratotische Veränderungen.

Die beiden letzten Kennzeichen sind so deutlich ausgeprägt, daß man unter dem Mikroskop die Grenze zwischen Halshaut und Spalte sicher bestimmen kann (Abb. 4), selbst wenn spaltrandnah in der gesunden Haut keine Anhangsgebilde getroffen sind.

Die Coriumzotten stehen im Spaltbereich enger und reichen weiter in die Epidermis hinauf als in der gesunden Haut. Der Zellreichtum der Coriumpapillen ist im Gebiet der oberflächlichen medianen Halsspalte ebenso auffällig wie die intensivere Anfärbbarkeit der Basalzellenschicht.

Die schmale wulstige Randzone der Halsspalte ist auch histologisch scharf begrenzt zur gesunden Haut (Abb. 4). Unter dieser Randzone ist die haar- und drüsenfreie Coriumschicht nicht verdickt wie medial von der

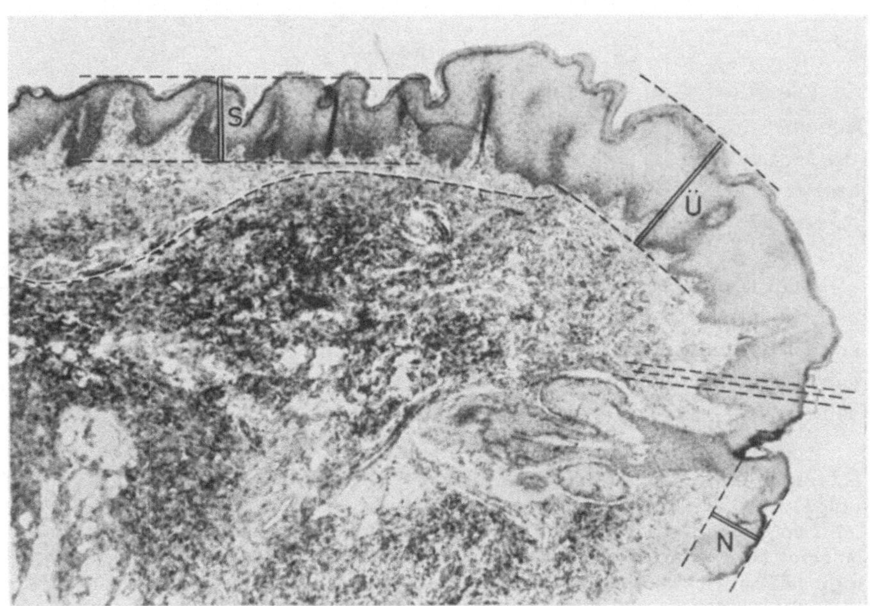

Abb. 4. Transversaler histologischer Schnitt: Die benachbarte normale Haut des Halses zeigt einen regelrechten Aufbau (N). In der Epidermis hebt sich im mikroskopischen Bild deutlich eine Übergangszone durch akanthotisch und parakerathotisch verdicktes Epithel ab (Ü). Im Spaltbereich ist das subcutane Bindegewebe vermehrt, die Coriumzotten verlängert und das Epithel (S) im Vergleich zur Übergangszone geringfügig schmäler

Übergangszone unter der Spalte: Hier weist das Corium deutlich fibröse Veränderungen auf (Abb. 4).

Platysma und subcutanes Fett fehlen ebenso wie die oberflächliche Halsfascie; unter dem fibrös veränderten Corium finden sich gröbere Bündel der sternohyoidalen Muskulatur, die bindegewebig umscheidet sind.

An den beiden Polen der Spalte beobachtet man recht unterschiedlich differenzierte Hautgebilde: während die „Fistel", der Blindgang am unteren Spaltpol, in der Tiefe von mehrschichtigem Epithel ohne Drüsenzellen ausgekleidet ist, weist der Hautbürzel am oberen Spaltende eine weitgehende epidermale Ausreifung auf (Abb. 5): hier läßt sich eine regelrechte Epidermisstruktur nachweisen. Man erkennt normale Coriumzotten, eine Vielzahl von Haaren mit Talgdrüsen und dazwischen Windungen von Schweißdrüsen. Nur an einer einzigen Stelle sieht man ein paar dünne Bündel von Fasern des M. erector pilorum; ein Umstand, der für die embryogenetische Erklärung Bedeutung haben dürfte (vgl. Diskussion).

Embryologie

Die Entstehung der medianen oberflächlichen Halsspalte wird heute allgemein mit dem Ausbleiben der Vereinigung der Kiemenbogenpaare in der Mittelinie des Halses bei der Aufrichtung der embryonalen Nackenbeuge erklärt [19, 21, 32, 39]. Diese Hypothese geht letztlich auf Rathkes Beschreibung von branchialen Spalten beim Menschen zurück („Über das Dasein von Kiemenandeutungen bei menschlichen Embryonen", 1828).

Neuerdings wird eine pathologische Verklebung des Epithels des embryonalen Herzbuckels mit den ventralen Enden der Kiemenbögen zur Erklärung herangezogen [20]. Da diese Gebilde in der frühembryonalen Entwicklung benachbart sind, liegt eine derartige Deutung recht nahe.

Zum besseren Verständnis der komplexen Entwicklungsvorgänge in der Halsregion wird man sich aber von der Vorstellung freimachen müssen, daß die Folge der Kiemenbögen eine echte Metamerie bedeutet. Kiemenfurchen und -taschen entsprechen einander insofern schon nicht, als sie sich keineswegs über längere Abschnitte in einer Ekto-Entodermmembran berühren. Die embryologische Entwicklung des Halsgebietes läßt erkennen, daß es sich nur um eine äußere, eine Pseudometamerie [vgl. Branchomerie (Starck)] handelt.

Dies wird durch zwei embryologische Entwicklungsabläufe verdeutlicht: Zum einen wächst der erste und zweite Kiemenbogen auffallend stärker als die nachfolgenden und erst bei der Streckung der Nackenbeuge und mit dem Descensus cordis kommt es zur Entwicklung der Vorderseite des Halses aus dem Gebiet der Kiemenbögen, also von der seitlichen Halswand. Zum anderen sinkt das Gebiet der caudalen Kiemenbögen mit der Bildung des Sinus cervicalis (SSL: 10,5 mm = 37. Tag) in die Tiefe; er wird dann vom Hyoidbogen mit seinem Operculum überwachsen (SSL: 13,5 = 40. Tag). Da sich die Nackenbeuge bei einer SSL von 17 mm zu strecken beginnt, ist der embryonale Kopf noch zu einer Entwicklungsphase flektiert, in der man einen Cervicalsinus schon nicht mehr erkennen kann. Das System der Kiemenbögen verschwindet somit vor der Aufrichtung des Kopfes.

Mit zunehmender Differenzierung des Keimgewebes des Halses laufen drei Organbildungen ab, die miteinander verknüpft und voneinander abhängig sind, sich aber dennoch wegen der zeitlichen unterschiedlichen Bildung getrennt darstellen lassen:

1. Die Entwicklung der *visceralen* Muskulatur: Die Differenzierung der Halsmuskeln, insbesondere die infrahyoidale Vormuskelmasse kann man nach Keibel u. Mall (Bd. 1, S. 483) bei einer SSL von 9 mm gut erkennen. Ein deutliches Band von Vormuskelgewebe erstreckt sich von der Basis der Zunge zur

ersten Rippe. Die Innervation durch den Ramus descendens des N. hypoglossus ist bereits erfolgt. Von der Zungenbasis nähern sich die beiden lateralen Muskelmassen mit dem Descensus des Herzens in kraniocaudaler Richtung, ein Vorgang der schon bei 14 mm SSL nahezu abgeschlossen ist.

2. Die Entwicklung der *mimischen* Muskulatur: Das Vormuskelblastem der mimischen Muskeln breitet sich bei einer SSL von 13,7 mm nach ventral, dorsal und gegen die Schultern aus, um das Platysma zu bilden [28] (vgl. Abb. 6c). Nachdem bei einer SSL von 14 mm eine fast vollständige Annäherung der vorderen visceralen Halsmuskeln nach dem Descensus cordis erfolgt ist, kommt es bei einer SSL von 15,5 mm zur Vereinigung des Platysma von rechts und links in der Mittelinie.

3. Die Entwicklung der Haut: Da sich im Bereich der Halsspalte keine Hautanhangsgebilde nachweisen lassen und weil die mimischen Muskeln am Corium der Haut anheften, muß man auch die Entwicklung der Cutis in diesem Zusammenhang berücksichtigen. Bei einer SSL von 30 mm bildet sich stellenweise eine mittlere Zellage zwischen basaler Schicht und Periderm. Dieses Stratum intermedium macht den Hauptteil der Epidermis aus (STARCK), während das Epitrichium allmählich abgestoßen wird. Die Entwicklung der Epidermis ist von besonderem Interesse, weil sich bei der histologischen Untersuchung im Bereich der Halsspalte eine Ausreifungsstörung der Oberhaut erkennen läßt, nimmt man den Hautbürzel am oberen Spaltende aus.

Das Mesenchym der Unterhaut entstammt der äußeren Schicht der Somiten und der Somatopleura. Bei einer SSL von etwa 30 mm kann man Fibrillen in der Dermis erkennen und erst bei einer SSL von 60 mm bilden sich die Coriumzotten (Papillarkörper) aus [44].

Die Entstehung der medianen oberflächlichen Halsspalte fällt demnach in ein Entwicklungsstadium zwischen 14 und 18/20 mm SSL. Bei den nur gering ausgeprägten Formen (z. B. nur Strangbildung) verlagert sich diese „kritische" Zeit wahrscheinlich in die letzten Stadien der Vereinigung von visceraler und mimischer Muskulatur sowie der Haut in der Mittellinie.

Diskussion

Schließt man sich der Annahme an, daß für die häutigen und muskulären Fehlbildungen der medianen oberflächlichen Halsspalte ursächlich Adhäsionen in Frage kommen [20, 39], die durch das Herabdrücken des Kinns auf die Halsregion bei der starken frühembryonalen Nackenbeuge entstehen sollen, so müßte man bei der Nähe des Herzens (Truncus arteriosus, vorderer Aortenbogen) zur medioventralen Region des Pharynx Hemmungsbildungen erwarten, die nicht allein oberflächlich sein können. Bei der Einlagerung solch lebenswichtiger Organe in Hals und Thorax würde eine so frühe Störung in ihrer unmittelbaren Nähe schwere und tiefgreifende viscerale Fehlformen nach sich ziehen [37] und nicht nur eine oberflächliche mediane Halsspalte. Wahrscheinlich sind derartige Mißbildungen mit dem Leben überhaupt unvereinbar und werden deshalb nicht beobachtet.

Grob [20] macht einen Einriß von Verklebungen während der Aufrichtung der Nackenbeuge für die Entstehung der oberflächlichen medianen Halsspalte verantwortlich. Der vertikale Einriß widerspricht jedoch dieser mechanischen Vorstellung, da ihm ursächlich eine transversale Überdehnung zugrunde liegen müßte.

Da sich der Bereich der Visceralbögen in kranio-caudaler Richtung entwickelt, bietet das Studium von Störungen bei der Vereinigung des ersten Kiemenbogens eine Möglichkeit, einer morphogenetischen Erklärung der oberflächlichen medianen Halsspalte näher zu kommen.

Der Mandibularisbogen schließt sich vor der Aufrichtung des Kopfes über dem Herzbuckel. Folgt man der Hypothese von der ventralen Vereinigung der Kiemenbögen, so muß eine Störung des Verschlusses des ersten Kiemenbogenpaares bei dem kranio-caudalen Entwicklungsablauf des Halses seine Bildung vorn nachteilig beeinflussen [18]. Von besonderem Interesse sind in diesem Zusammenhang Kombinationsformen der oberflächlichen medianen Halsspalte mit Spalten des Mandibularisbogens, die die Unterlippe (UL), den Unterkiefer (UK) und einen Teil der Zunge (Z) betreffen.

In der Tat berichtet Parise [40] schon 1862 in einer Mitteilung über eine UK-UL-Z-Spalte bei einem Neugeborenen von einer mittelständigen Fissur des Halses bis zum Sternum. Der obere Spaltrand wurde von einer „ligne cicatricielle saillante“ gebildet, die sich in der unteren Hälfte des Halses mehr und mehr verlor. Die Zunge war in ganzer Länge von vorn nach hinten als Lingua bifida ausgebildet und im Bereich des M. genioglossus 1,5 cm tief gespalten. Obgleich der Beschreibung keine Abbildung beigefügt ist, besteht doch kein Zweifel an der Diagnose einer oberflächlichen medianen Halsspalte bei UK-UL-Z-Spaltung.

Andere Mitteilungen über UK-UL-Z-Spalten mit Fortsetzung in Fehlbildungen an der Vorderseite des Halses stammen von Hamilton (1881), Lannelongue (1891), Paget (1892), Schwalbe (1909) und Keith (1915) (vgl. [15]). Interessant ist die Beschreibung und Abbildung von Lannelongue [31]. In bezug auf die Ausprägung der oberflächlichen medianen Halsspalte schildert er ein Pendant zu Barskys Fall und des Pat. (Abb. 4) Königovas: unterhalb der UK-UL-Spalte besteht ein breiter mittelständiger subcutaner Strang.

Ausführlich und eingehend beschrieben Morton u. Jordan [37] ein 13tägiges Mädchen mit UK-UL-Z-Spalte. Davis [12] veröffentlichte 1950 einen weiteren Fall bei einem 4jährigen Mädchen, bei dem das Kinn ebenfalls durch strangartige subcutane Bindegewebszüge an die Schlüsselbeine gefesselt war und deshalb nicht angehoben werden konnte. 1958 trug Rives [42] 23 Beobachtungen von UK-UL-Spalten zusammen, die zu einem Teil mit medianen Spalten des Halses vergesellschaftet waren.

Die unterschiedlichen Ausprägungen isolierter UK-UL-Spalten zeigen die unterste Begrenzung der Hemmungsbildung des ersten Kiemenbogens in Höhe des UK-Randes in Kinnmitte (vgl. Abb. 1, 3, 5 u. 7 bei Petit u. Psaume [41] und Abb. 1 bei Stewart [45]). An dieser Grenze zwischen visceraler und cutaner Spalte setzen die bindegewebigen Stränge der oberflächlichen medianen Spalte an. Bei Kombinationsformen mit der UK-UL-Spalte handelt es sich im Halsbereich eindeutig nur um eine oberflächliche Störung. Die UK-UL-Spalte ist nach embryonaler Entstehungszeit und postnataler Ausprägung eine branchiale oder besser gesagt eine viscerale Fehlform. Im Gegensatz dazu sind bei der oberflächlichen medianen Halsspalte Organe des Kiemengangsystems nicht betroffen, denn nur Haut und Hautmuskeln sind beteiligt.

RECAMIER und auch KARFÍK [29] sehen in dem mittelständigen fibrösen Gewebe eine Analogie zu dem am Rand von Lippen-Kiefer-Gaumenspalten. Wie

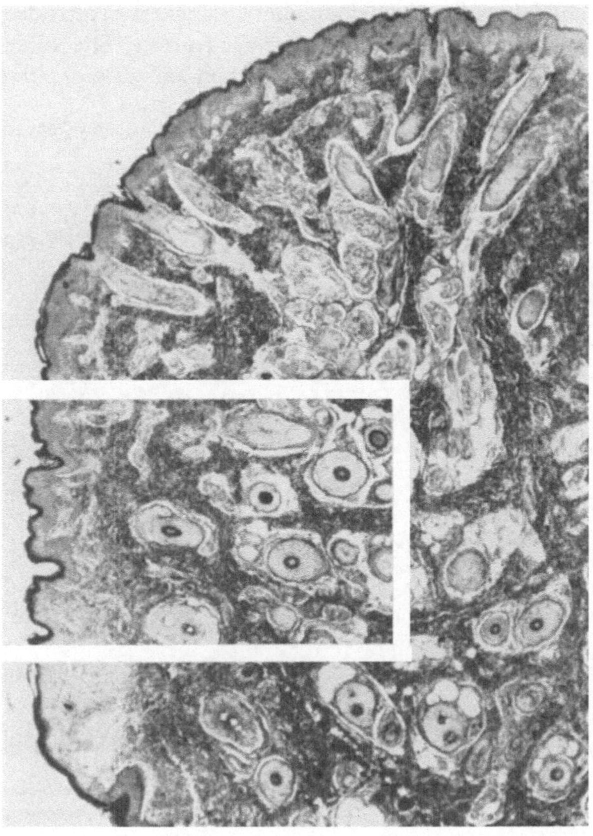

a

Abb. 5. a Histologischer Schnitt durch den Hautanhang: Bei einem regelrechten Aufbau der Epidermis findet man Haare, Talg- und Schweißdrüsen. Nur an einer Stelle in der Tiefe des Hautanhanges erkennt man ein paar Muskelfasern: die einzige, rudimentäre Anlage eines M. erector pili. b Ausschnittvergrößerung aus Abb. 5a

OMBRÉDANNE [38a] sieht KARFÍK [29] die oberflächliche mediane Halsspalte als branchiale Fehlform an; er glaubt an einen Einfluß caudaler gelegener Strukturen auf entwicklungsgeschichtlich cranialer gelegene Organe. KARFIK vertritt die Auffassung, daß eine große Halsspalte zu einer UL-UK-Spalte führen könne.

GIROUD u. MARTINET [18] halten die oberflächliche mediane Halsspalte für eine sekundäre Folge einer Wachstumshemmung, deren Ursache cranialer gelegen sei: z. B. in einer örtlichen Mangeldurchblutung. Die mentojugale Strangbildung wird von ihnen als Folge einer örtlichen Aplasie gedeutet.

Die histologische Untersuchung des Hautbürzels am cranialen Ende der oberflächlichen medianen Halsspalte unterstützt die Auffassung von der cutanen Natur der Spalte. Als Wulst, Bürzel oder Proboscis-ähnlicher Hautanhang ausgebildet wölbt sich Haut über das obere Spaltende. Ihre Epidermis ist normal dick und regelrecht strukturiert. Die dichtstehenden Haare, Talg- und Schweißdrüsen lassen erkennen, daß die ectodermalen

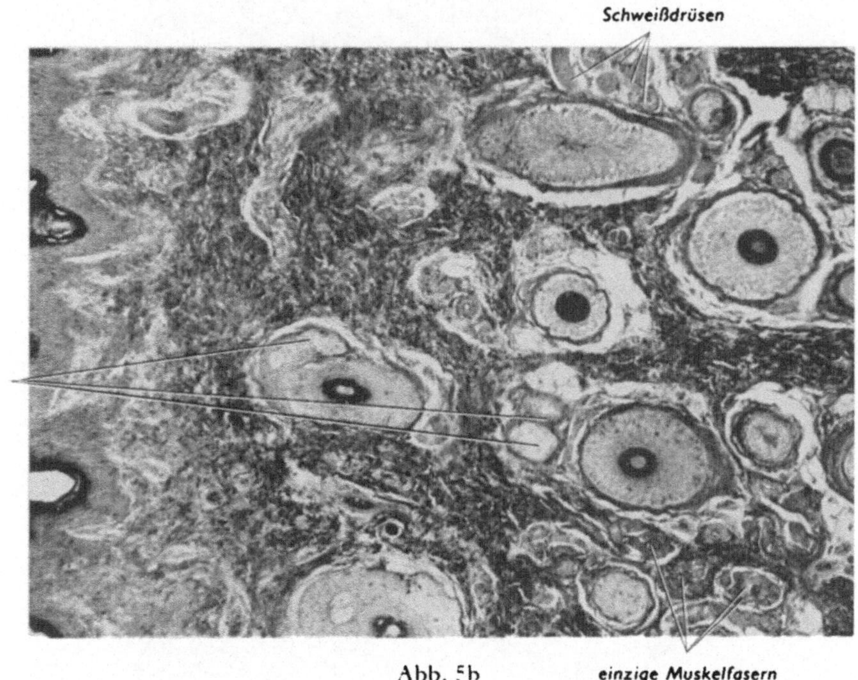

Abb. 5b

Anteile voll ausdifferenziert sind. Erector pilorum-Muskeln fehlen jedoch allgemein (Abb. 5a u. b).

Bringt man diese histologischen Befunde in Bezug zur embryonalen Entstehung dieser Organe, so findet man, daß sich die Haare im Anfang des 3. Monats durch Knospung aus der Basalschicht entwickelt haben. Bald bilden sich zwei Vorwölbungen an der Haaranlage: eine obere für die Talgdrüse und eine untere für den Haarmuskel. Nach Montgomery [36] bilden sich Talgdrüsen bevor die Haarfollikel anfangen zu wachsen. Talg wird etwa vom 3. Monat an in das Fruchtwasser abgesondert. Die Haarmuskeln entstehen aus dem primitiven Hautmesenchym [34]. Die Induktionswirkung der entsprechenden ectodermalen Haaranlage auf das Mesoderm wird dadurch unterstrichen, daß der Muskel um so größer und kräftiger ausgebildet ist, je größer der Haarfollikel ist. Schweißdrüsen entwickeln sich zwischen dem 4. und 5. Embryonalmonat aus dem Ektoderm. Es ist demnach nicht verwunderlich, daß sie sich zusammen mit Haaren und Talgdrüsen im Hautbürzel der oberflächlichen medianen Halsspalte finden, während man vergeblich nach wohlgeformten Erector pilorum-Muskeln sucht.

Soweit die kleine Zahl von bekannten Fällen der oberflächlichen medianen Halsspalte eine gültige Aussage überhaupt zuläßt, kann man feststellen, daß die Größe des Hautanhanges umgekehrt proportional zu der Spaltlänge zu sein scheint. Breite Halsspalten zeigen diese Hautbürzel nicht. In diesem Zusammenhang ist die Abb. Nr. 209 in der Embryologie von Hamilton-Boyd-Mossman [23] auf der S. 213 interessant, die einen Hautbürzel über einer partiellen medianen Oberlippenspalte erkennen läßt.

In den Hautanhängen der oberflächlichen medianen Halsspalte gibt es keine Knorpelgewebe, wie man es in Hautanhängen branchialer Fehlbildungen häufig antrifft [30]. Offenbar bildet sich Knorpel nur in Verbindung mit dem visceralen Teil der Kiemenanlage. Die von Grob [20] gemachte Beobachtung eines Fibrochondroms in der Tiefe der oberflächlichen medianen Halsspalte in der Gegend des Hyoids wird man wohl einem embryologisch frühzeitigeren Fehler zuschreiben müssen, der viscerale Strukturen betraf. Dieses Fibrochondrom lag bemerkenswerterweise auch nicht in der Haut oder einem Hautanhang. Eine ähnliche Deutung wird man dem von Heusinger [26] beschriebenen Visceralknochen geben.

Als Erklärung für die Entstehung des Hautanhanges am oberen Pol der Halsspalte bieten sich die Wachstumsrichtung des Hautblastems bei der Streckung der Nackenbeuge und die unterschiedliche Differenzierungszeit von Haut- und Hautmuskelkeimgewebe an: Kommt es nach der Bildung der visceralen Strukturen des Halses bei der Ausbreitung des Platysma zu einer (Vereinigungs-)Störung in der Mittelinie, so kann die später einsetzende Differenzierung der Haut in diesem Bereich gestört sein. Die Induktionswirkung der Gewebe könnte während der Entwicklung in diesem Bereich gehemmt sein. So erklärt sich das Fehlen von Hautanhangsgebilden und die bindegewebige Strangbildung unter der z. T. normalen Haut. Bei der Streckung des Halses wächst das Blastem der Haut vornehmlich in kranio-caudaler Richtung. Im oberen Anteil der Spalte kommt es wegen der Störung im Bereich der mimischen Muskulatur (Platysma) zu einem Stopp für zeitlich später ablaufende Hautdifferenzierung. Wegen der kranio-caudalen Entwicklungsrichtung gibt es an dem Ort der cranialsten Hemmung der Entwicklung im Spaltbereich ein „Überwandern" bzw. „Überschießen" der ectodermalen Anlage, so daß die Haut hier einen Wall oder Bürzel bildet.

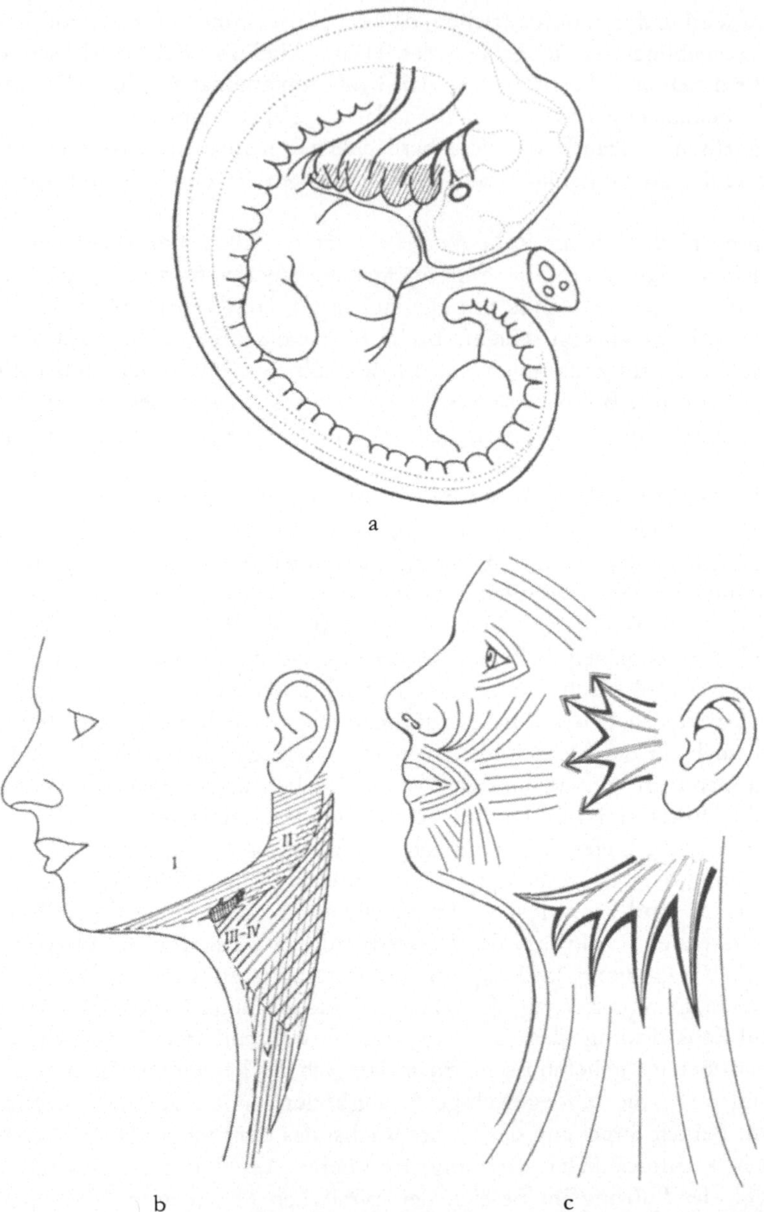

b c

Abb. 6a—c. Schematische Darstellung der Embryogenese des Halses. a Frühembryonale Ausbildung von Visceral- oder „Kiemen"-Bögen in unmittelbarer Nachbarschaft zum Herzbuckel. b Übertragung der Gebiete der Visceralbögen I bis V auf die ausgewachsene Halsregion. c Ausbreitung der mimischen Muskulatur von der Auriculargegend über die visceralen Strukturen bei der Projektion auf die entwickelten Gebiete von Gesicht und Hals

Die Einstülpung der visceralen Strukturen des Halses scheint in dem unteren Blindgang eine Spur der embryologischen Entwicklung hinterlassen zu haben. Nach dem Einsinken der visceralen Organe erfolgt mit der Entwicklung des Schultergürtels ein Überwachsen der Haut von caudal über den Bereich des unteren Spaltanteiles.

Wie oben schon erwähnt, erstreckt sich die Entwicklung der Haut über eine längere Zeit. Sie beginnt erst mit der mehrschichtigen Ausbildung ihres Keimgewebes nachdem sich die mimische Muskulatur am Hals entwickelt hat. Offenbar erschöpft sich die Hautbildung für den Spaltbereich, so daß narbenartiges Epithel entsteht. Als überkompensierte, reparative Leistung schiebt sich die Haut als Wall oder Bürzel von oben über den Spaltbezirk falls cranial keine weitere Hemmungsbildung vorliegt (z. B. Unterlippen-Unterkieferspalte) und die Spalte nicht zu breit ist. Mit dieser hypothetischen Deutung kann man auch den Befund besser verständlich machen, daß der obere Blindsack infolge des „Nachwachsens“ der Haut kürzer ist als der untere, falls am cranialen Spaltende überhaupt ein Blindgang ausgebildet ist. Interessant ist in diesem Zusammenhang die Zunahme der „narbigen“ Veränderung der Haut im Bereich der Spalte, je näher man bei geringer Spaltbreite zum unteren Blindgang kommt (Abb. 3a).

Hecker u. Buhl [24a] berichten eine ähnliche Narbenbildung beim Verschluß der Haut des Rumpfes an einem Kleinkind, die man als interessante Parallele heranziehen kann: „Man sah in der Medianlinie eine vom Nabel anfangende und nach aufwärts bis an das untere Ende des Brustbeines reichende, lineare, roth wie eine frische Wundnarbe aussehende Cutisfigur“. Hecker u. Buhl gaben schon 1861 für diese 7,5 cm lange, 2 bis 4 mm breite und etwas vertiefte Fehlbildung an, daß sie zu den seltensten Vorkommnissen gehöre. Sie postulierten, daß es sich um eine gehemmte Entwicklung der Haut handeln müsse. Dieser Befund weist auf eine Reaktion der sich bildenden Haut, die nicht allein auf die „branchiale“ Region beschränkt ist.

Zusammenfassung

Nach einem kurzen geschichtlichen Abriß der embryologischen Erklärungen der medianen Halsmißbildungen werden zwei Fälle von oberflächlicher medianer Halsspalte mitgeteilt. Ein Überblick über die zugehörige Literatur zeigt, wie außerordentlich selten diese Fehlbildung ist.

Bei der chirurgischen Behandlung kommt es auf eine frühzeitige und vollkommene Excision der veränderten Haut und des bindegewebigen Stranges an. Von wesentlicher Bedeutung für das postoperative Ergebnis ist die Beseitigung der vertikalen Verkürzung vorn am Hals unter Vermeidung einer geradlinigen Narbe.

Die entwicklungsgeschichtlichen Stadien der Kiemenbogenbildung der Aufrichtung der embryonalen Nackenbeuge und die Entwicklung der

Haut werden in ihrem zeitlichen Ablauf zueinander in Beziehung gesetzt. Daraus läßt sich eine Hypothese für die Entstehung der oberflächlichen medianen Halsspalte ableiten. Die histologischen Befunde werden unterstützend für die Deutung der oberflächlichen Natur der Spaltbildung herangezogen.

Literatur

1. Amr, M.: Cervical cysts, sinuses and fistulae of branchial, pharyngothymic duct and thyreoglossal duct origin. Brit. J. plast. Surg. **17**, 148—167 (1964).
2. Ascherson, F. M.: De Fistulis Colli Congenitis Adjecta Fissurarum Branchialium in Mammalibus Avibusque. Historia Succincta. Habilitationsschrift, Berlin 1832.
3. Arndt, R.: Zur Lehre von den Fistulae colli congenitae. Berl. klin. Wschr. **25**, 741—744 (1888).
4. — Noch einmal die Fistula colli congenita mediana. Berl. klin. Wschr. **26**, 669—672 (1889).
5. Ballantyne, J. W.: Manual of antenatal pathology and hygiene, II, p. 460. Edinburgh: William Green & Sons 1904.
6. Barsky, A. J.: Plastic surgery, p. 275, fig. 340. Philadelphia: W. B. Saunders 1938.
7. Braithwaite, F., and J. Watson: A report on three unusual cleft lips. Brit. J. plast. Surg. **2**, 38—49 (1949).
8. Breschet, G.: Mémoire sur l'éctopie de l'appareil de la circulation et particuliérement sur celle du coeur. Répertoire général d'anatomie et de physiologie pathologique et de clinique chirurgicale **2**, 1—39 (1826).
9. Carp, L., and A. P. Stout: Branchial anomalies and neoplasms. Ann. Surg. **87**, 186—209 (1928).
10. Conway, H., and K. J. Wagner: Congenital anomalies of the head and neck. Plast. reconstr. Surg. **36**, 71—79 (1965).
10.a. Cronin, Th. D.: Deformities of the cervical region. In: Reconstructive plastic surgery, p. 1190, fig. 30—12. J. M. Converse, Ed. Philadelphia: W. B. Saunders 1964.
11. Cusset, X.: Kystes et fistules d'origine branchiale. Congrés français de Chirurgie 1886, Session 2. Paris 1887.
12. Davis, A. D.: Medial cleft of the lower lip and mandible. Plast. reconstr. Surg. **6**, 62—67 (1950).
13. Dietlmeier, F.: Über mediane und laterale Halsfisteln und -zysten. Med. Diss., Erlangen 1937.
14. Delkeskamp, G.: Über die kongenitale, unvollständige äußere mediane Halsfistel. Dtsch. Z. Chir. **84**, 251—256 (1906).
15. Duyn, J. van: Congenital midline cervical cord with report of a case and a note of the etiology of congenital torticollis. Plast. reconstr. Sur g.**31**, 576—586 (1963).
16. Dzondi, C. H.: De fistulis tracheae congenitis. Med. Diss., Halle 1829.
17. Fischer, G.: Historische Notizen zur angeborenen Halsfistel. Dtsch. Z. Chir. **2**, 570-571 (1873).
18. Giroud, A., et M. Martinet: Fissures médianes de le machoire inférieure. Rev. Stomat. (Paris) **65**, 796—804 (1964).
19. Gottlieb, E., and M. L. Lewin: Congenital midline cervical clefts of neck. N.Y. St. J. Med. **15**, 712—718 (1966).
20. Grob, M.: Lehrbuch der Kinderchirurgie, S. 127—128. Stuttgart: Thieme 1957.

21. Gross, R. E.: The surgery of infancy and childhood, p. 939. Philadelphia: W. B. Saunders 1962.
22. —, and M. L. Connerly: Thyroglossal cysts and sinuses. A study and report of 198 cases. New Engl. J. Med. **223**, 616—624 (1940).
23. Hamilton, W. J., J. D. Boyd, and H. W. Mossman: Human embryology. Cambridge: W. Heffer & Sons 1947.
24. Haym, J.: Halsfisteln und Halszysten. Stoma (Heidelb.) **7**, 145—154 (1954).
24a. Hecker, C., u. L. Buhl: Klinik der Geburtskunde, Tafel IX, S. 320—322. Leipzig: Verlag W. Engelmann 1861.
25. Hein, G.: Vogelgesichtsbildung im Zusammenhang mit einer kongenitalen medianen Halsfistel. Med. Diss., Hamburg 1931.
25a. Hesselbach, A. K.: Beschreibung der pathologischen Präparate, welche in der königlichen anatomischen Anstalt zu Würzburg aufbewahrt werden, Nr. 643, S. 254—271. Gießen: G. F. Heyer 1824.
26. Heusinger, C. F.: Zu den Halskiemenbogenresten. Virchows Arch. path. Anat. **33**, 177—190 (1865); **29**, 358—380 (1864).
27. Johnson, X.: Persistent lingual duct. Lancet **1890**, 68; zit. nach Nylander [39].
28. Keibel, F., u. F. P. Mall: Handbuch der Entwicklungsgeschichte des Menschen. Leipzig: Hirzel 1911.
29. Karfík, V.: Fissura colli medialis (tschechisch). Voj. zravotn. Listy **27**, 104—108 (1958).
29a. Königova, R.: Fissura colli medialis (englisch). Acta Chir. plast. (Praha) **7**, 270—280 (1965); Rozhl. Chir. **45**, 34—40 (1966) (tschechisch).
30. Kostanecki, K., von, u. A. von Mielecki: Die angeborenen Kiemenfisteln des Menschen. Virchows Arch. path. Anat. **120**, 385—436, **121**, 55—87 (1890).
31. Lannelongue, X.: Affections congénitales. Tome I: Tête et cou, p. 264, fig. 1. Paris. Asselin et Houzeau 1891.
32. Luschka, H. von: Über Fistula colli congenita. Arch. physiol. Heilk. **7**, 25—27 (1848).
33. Maneksha, R. J.: Congenital midline cervical cleft with a possible thyroglossal cyst. Brit. J. plast. Surg. **14**, 32 (1961).
34. Marshall, J.: The thyroglossal duct or canal of His. J. Anat. (Lond.) **26**, (1892); zit. nach Nylander [39].
35. Monroe, C. W.: Midline cleft of the lower lip, mandible and tongue with flexion contracture of the neck. Case report and review of the literature. Plast. reconstr. Surg. **38**, 312—319 (1966).
36. Montgomery, H.: Dermatopathology, Vol. 1, p. 24, 37. New York: Hoeber Medical Division, Harper and Row 1967.
37. Morton, C. B., and H. E. Jordan: Median cleft of lower lip and mandible. Cleft sternum and absence of Basihyoid. Arch. Surg. **30**, 647—656 (1935).
38. Mouchet, A.: Fistule congénitale du cou susternale. Paris méd. **1942, II**, 332.
38a. Ombrédanne, L.: Précis clinique et opératoire de chirurgie infantile, p. 288, 323. Paris: Masson et Cie. 1949.
39. Nylander, P. E. A.: Beiträge zur Kenntnis der kongenitalen Halsfisteln und -zysten. Arbeiten aus dem Pathologischen Institut der Universität Helsingfors **5**, 114—231 (1928).
40. Parise, J.: Observation d'un bec-de-liére médian de la lévre inférieure complique de division de l'os maxillaire inférieur et de bifidité de la langue. Bull. gén. Thér. (Paris) **63**, 269—274 (1862).
41. Petit, P., et J. Psaume: Fente médiane de la lèvre inférieure. Ann. Chir. plast. **10**, 91—96 (1965).

42. RIVES, L. Contribution á l'étude du bec-de-lievre inférieure. Med. Diss., Paris 1958.
43. SCHALLER, G. A.: Über congenitale mediale Halsfisteln und -zysten. Med. Diss., Düsseldorf 1963.
44. STARCK, D.: Embryologie. Stuttgart: Thieme 1955.
45. STEWART, W. J.: Congenital median cleft of the chin. Arch. Surg. **31**, 813—815 (1935).
46. WENGLOWSKI, R.: Über die Halsfisteln und Zysten. Langenbecks Arch. klin. Chir. **98**, 151—208 (1912).
47. WYNN-WILLIAMS, D.: Congenital midline cervical cleft and web. Brit. J. plast. Surg. **5**, 87—93 (1952/53).

Prof. Dr. K. SCHUCHARDT
Dr. Dr. O. KRIENS
Nordwestdeutsche Kieferklinik
im Univ.-Krankenhaus Hamburg-Eppendorf
2 Hamburg 20, Martinistraße 52

Die submuköse Gaumenspalte
Ein Beitrag zu Diagnose, Anatomie, operativer und sprechpädagogischer Behandlung

Von **O. Kriens** und **J. Wulff**

Geschichtlicher Überblick

Zum ersten Mal wurde eine submuköse Gaumenspalte 1846 von Demarquay bei einer Autopsie beobachtet. Sie betraf den muskulären und knöchernen Gaumen (zit. nach [7]). 50 Jahre später erkannte Lermoyez (zit. nach [44]) die funktionelle Bedeutung dieser Spaltform und prägte den Begriff „l'insuffisance vélo-palatine". Er ging jedoch mit seiner Aussage zu weit, als er behauptete, offenes Näseln komme außer bei vollkommenen Gaumenspalten nur bei ihren submukösen Varianten vor. Gutzmann (zit. nach [54]) stellte diese Angabe schon wenige Jahre darauf in Frage.

Die submuköse Gaumenspalte blieb in Fachkreisen weitgehend unbeobachtet. Dies beweist u. a. eine Mitteilung auf der Sitzung der Wiener Laryngo-Rhinologischen Gesellschaft aus dem Jahre 1928. Dort stellte Glas [12] eine submuköse Spalte im harten Gaumen als bisher nicht beschrieben vor, und doch sollen nach Mes [25] von 1892 bis 1933 allein etwa 100 submuköse Gaumenspalten im Schrifttum zusammengetragen worden sein.

Als älteste Erklärung für diese mesenchymale Hemmnisbildung (Trélat [50a]) galt eine unvollkommene intrauterine „Naturheilung" (Passavant [30], Segre [44], Berndorfer [3]). Nach einer anderen Auffassung liegt der Gaumenspalte eine Wachstumshemmung des Vomer zugrunde, die eine Verkürzung des harten Gaumens zur Folge haben sollte. Noch 1923 vertrat Seeman [47] die Meinung, daß durch die Verkümmerung des dorsocaudalen Vomeranteiles eine „trophische Reizung" für das Zusammenwachsen der Gaumenplatten ausfalle. Allerdings teilte Dylewski [10] (1930) aus der Wilnaer Klinik von einem der dort beobachteten sechs Fälle von submuköser Gaumenspalte mit, daß die Spina nasalis posterior viel länger als die Nasenscheidewand gewesen sei. Dies widersprach der Ansicht, daß sich das knöcherne Wachstum in horizontaler und vertikaler Richtung gegenseitig beeinflusse. Gegen diese Hypothese sprechen auch Beobachtungen an vollkommenen doppelseitigen Lippen-Kieferspalten, bei denen der Vomer den intakten harten Gaumen überhaupt nicht berührt.

Man glaubte ferner, daß der unterentwickelte Knochen zu den weit nach vorn verlagerten Anheftungen der Gaumenmuskeln geführt habe (Limberg [24], Moscisker [27]). Nach Ruding [36] differenziert sich aber Muskelgewebe aus dem Mesoderm noch vor dem Erscheinen einer knöchernen Gaumenplatte. Die Ausprägung der Gaumenspalte ist demnach nicht primär durch die Unterentwicklung des Knochens bestimmt, sondern vielmehr ganz allgemein durch die Hemmung des mesodermalen Keimgewebes.

Eine umfangreiche Arbeit über submuköse Gaumenspalten erschien 1930 von Dorrance [9]. 1953 schrieb Calnan [7] einen aufschlußreichen Beitrag über dieses Krankheitsbild. Er erklärte die Spaltbildung mit der fehlenden Vereinigung des Mesoderm in der Mittellinie. Genauere Vorstellungen über Ätiologie und Morphogenese dieser besonderen Fehlform des Gaumens liegen bislang nicht vor.

Einführung in den Problemkreis

Sieht man von Patienten ab, die mit Sprachstörungen rein *funktioneller* Art einen Arzt oder Sprechheilpädagogen aufsuchen, so sind es zum weitaus größten Teil Träger von Lippen-Kiefer-Gaumenspalten, die wegen ihres *organischen* Leidens in unsere Behandlung kommen. Der Erfahrene kennt die Fehler, die sich hinter der so einfach klingenden Diagnose „Rhinolalia aperta" verbergen: Es handelt sich dabei nicht allein um eine unvollständige Abschlußfähigkeit von Schlund und Mund zur Nase beim Sprechen, wie es der Name wörtlich zum Ausdruck bringt. Vielmehr bestehen außerdem auch Mängel im Sprechmuskelsystem wie Überspannung der Sternomuskeln, Hochpressen des Kehlkopfes, Rückverlagerung und Aufwölbung des Zungengrundes, also Einengung des Schlundes und oft verminderte Lippenkraft. Daraus ergeben sich schwerwiegende Stimmbildungsfehler mit näselnden, kloßigen, krächzenden, heiseren und verspannten Stimmklängen, eine rückverlagerte und undeutliche Sprechfunktion.

Bei der submukösen Gaumenspalte fällt die „Spalte", obgleich sie funktionell besteht, morphologisch in Ruhestellung keineswegs als Defekt ins Auge (Abb. 1a u. b). Nur zu oft bleibt der Fehler im Gaumen schon bei der ersten ärztlichen Untersuchung nach der Geburt unerkannt. Allenfalls weist ein geteiltes Zäpfchen auf eine Abweichung von der Norm hin (Meskin u. Mitarb. [26]). Dieses nicht ganz regelrecht angelegte Zäpfchen wird aber in seiner entwicklungsgeschichtlichen und funktionellen Bedeutung falsch bewertet, da man es zu leicht den funktionell unbedeutenden isolierten Zäpfchenfehlformen (Tolarova u. Mitarb. [50]) zuordnet.

Schon um 1865 hatten von Langenbeck [22] und Passavant [30] erkannt, daß eine gespaltene Uvula nicht unbedingt ein offenes Näseln verursacht. So laufen Kinder mit submuköser Gaumenspalte Gefahr, daß ihr Leiden häufig übersehen und damit eine korrekte und rechtzeitige Behandlung versäumt wird.

Für gewöhnlich bemerkt die Mutter oder eine Pflegeperson die funktionelle Störung; denn Säuglinge mit dieser Hemmnisbildung fallen fast immer durch schlechtes Saugen auf. Sie verschlucken sich häufig beim Trinken und oft läuft ihnen dabei die Milch beim Trinken und auch beim Husten während des Verschluckens zur Nase heraus. Bleibt selbst dies unbeachtet, so erkennen die Eltern später, daß ihr Kind nicht deutlich zu sprechen lernt. Ein Facharzt oder Sprechheilpädagoge wird oft genug erst im 3. oder 4. Lebensjahr, gelegentlich erst bei der Einschulung zu Rate gezogen. Wertvolle Jahre gehen für die Behandlung verloren, die bei sichtbarer Spalte im

Gaumensegel wahrscheinlich genutzt worden wären. Nach SCHUCHARDT [40] können nämlich Spalten, die isoliert den weichen Gaumen betreffen — und dazu zählt die Mehrzahl der submukösen Spalten — schon im 1. bis 2. Lebensjahr geschlossen werden, ohne daß „postoperative Störungen des Kieferwachstums zu befürchten sind".

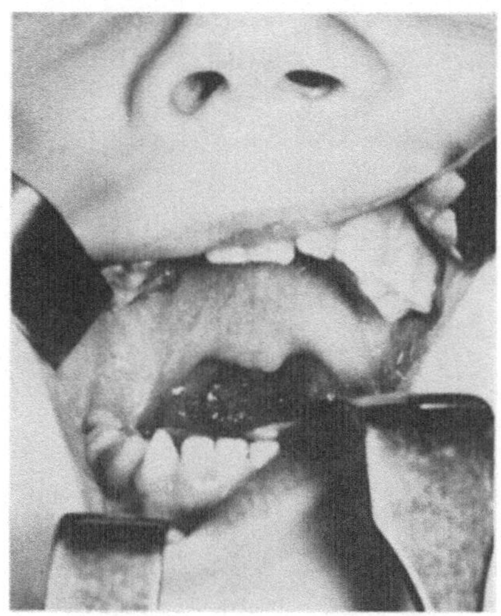

a

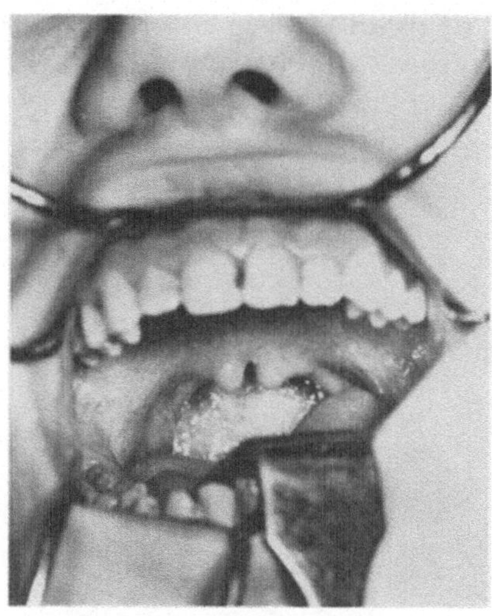

b

Abb. 1. a Sehr breite submuköse Spalte des harten und weichen Gaumens, eingewiesen mit der Diagnose: „kurzes Velum". Ohne Untersuchung des Gaumensegels in Funktion wird die Spalte leicht übersehen. Die Ausprägung der Uvulafehlform läßt keinen Rückschluß auf die Ausdehnung der submukösen Spalte zu. b Diese Uvula bifida führte zur Diagnose der submukösen Velumspalte.

Klinischer Befund

Bei der klinischen Untersuchung fällt in der Regel als erstes eine Schleimhautmembran in der Mitte des Gaumensegels auf, deren submuköse Gewebsschicht in ihrer Dicke recht unterschiedlich sein kann. Nur wenige submuköse Spalten dehnen sich in ganzer Länge des Gaumens aus. Bei den meisten Fällen sieht und tastet man am Übergang zum harten Gaumen eine Kerbe oder Spalte im Bereich der Spina nasalis posterior.

Schon 1891 wiesen LANNELONGUE u. MÉNARD [22a] darauf hin, wie wichtig es ist, das Skelet des harten Gaumens auf eine submuköse Spalte abzutasten, da die „membrane molle" dieser Region ein normales Aussehen verleihen kann. Sehr vereinzelt bestehen angeborene mittelständige Perforationen im membranösen Gaumenanteil. TRELAT [50a] konnte 1888 als erster über eine spontan entstandene getreidekorngroße Perforation in der membranösen Zone des submukösen Velum bei einem 3wöchigen Kind berichten.

Einrisse in diesem Bereich, die eine Perforation zu einer isolierten Velumspalte erweitern, gehören zu den sehr seltenen Beobachtungen (Abb. 2a u. b). Sie wurden von Pfeifer [32] eingehender besprochen.

Der membranöse Bezirk wird im Gaumensegel auf jeder Seite von einem Muskelwulst begrenzt. Er verläuft nach vorn auf die fast immer geteilte Spina nasalis posterior. Bei vollkommenen Velumspalten nannte Veau [51] dieses Muskelbündel „muscle de la fente". Eigene Untersuchungen ergaben, daß es sich beim Spaltmuskel ansatz- und spaltnah um die Ver-

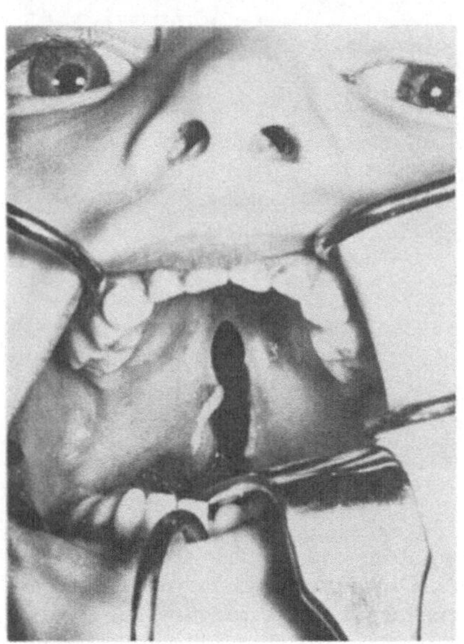

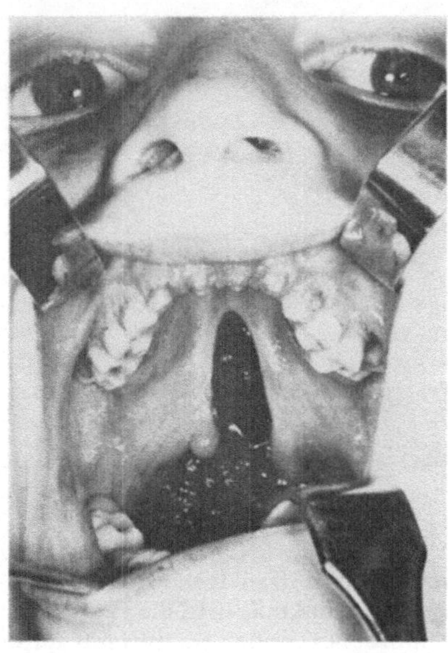

a b

Abb. 2. a Zustand unmittelbar nach Einriß der Schleimhautmembran bei angeborener Perforation vorn im Gaumensegel. Man erkennt die fibrös belegten Wundränder am frisch entstandenen Spaltrand (Beobachtung von Herrn Doz. Dr. Dr. Pfeifer [32]). b Das gleiche Kind $2^1/_2$ Jahre später: Am rechten Spaltrand zeigt ein Schleimhautbürzelchen noch die Stelle des Einrisses an

flechtung des längsverlaufenden Gaumen-Schlundmuskels mit dem Gaumenheber handelt [21]. Im submukös gespaltenen Velum sieht und tastet man Veaus Spaltmuskel am Rand der Schleimhautmembran in einem Verlauf, der dem Spaltrand isolierter Gaumenspalten entspricht (Abb. 2b u. 3b).

Die Diagnose der submukösen Velumspalte wird durch die Beobachtung charakteristischer, fehlerhafter Bewegungen des Gaumensegels erhärtet: Es verlängert sich bei Anspannung seiner Muskeln keineswegs nach hinten und oben. Vielmehr wird der mittelständige Schleimhautbezirk nach seitwärts in die Breite gezogen und gespannt. Der weiche

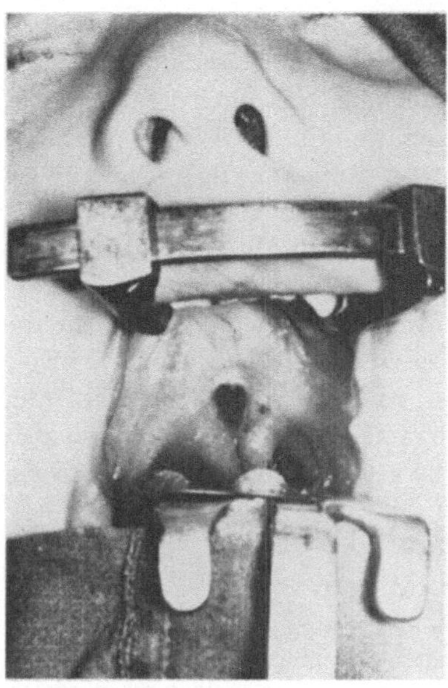

a

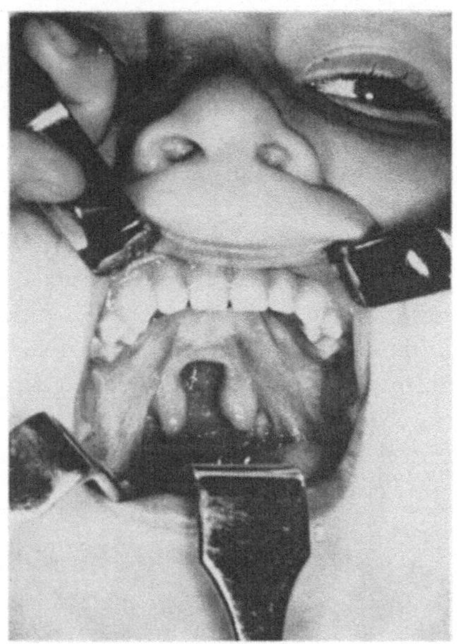

b

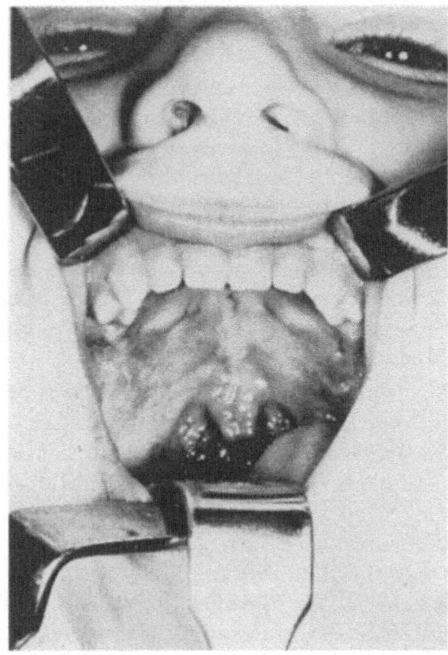

c

Abb. 3. a Die dünne Schleimhautmembran verdeckt eine Spalte im harten und weichen Gaumen (vollkommene Entspannung in Narkose). Angeblich verheilte in den ersten Lebenswochen ein mittelständiges Loch im vorderen Anteil des submukös gespaltenen weichen Gaumens. b Die Wirkung des Spaltmuskels in Funktion (vgl. Abb. 6). c Beim „A"-Sagen zeigt sich im operierten Velum das neugebildete Funktionszentrum

Gaumen hebt sich dabei nur geringfügig. Das Maximum dieses Seitwärtszuges liegt etwa im Bereich des Funktionszentrums eines normalen Gaumensegels (vgl. Abb. 3b u. 3c).

Die mangelhafte Bewegung des Velum nach hinten-oben äußert sich im offenen Näseln. Den nasalen Durchschlag der Luft beim Sprechen kann man qualitativ am Beschlagen eines unter die Nase gehaltenen kalten Spiegels erkennen. Eine quantitative Schätzung ermöglichen Blasversuche (Pfeifenspiele, Luftballonblasen) (Calnan u. Renfrew [8]). Objektivierbare Daten lassen sich mit Hilfe von Druck-, Volumen- und Strömungsmessungen erheben (Buncke [6], Kelleher u. Mitarb. [17], Warren u. du Bois [52]). Steht eine spezielle Ton-Röntgenfilmeinrichtung zur Verfügung (Björk u. Nylen [4]), so kann man die Cineradiographie für die funktionelle Diagnostik heranziehen (Calnan [7]). Neben dem Nachweis gestörter Sprechbewegungen gelingt es, pathologische Schluckabläufe, gegebenenfalls das Eindringen von Flüssigkeit oder Brei in die Nase aufzudecken. Die Unfähigkeit zu flöten oder zu gurgeln sind einfache klinische Hinweise auf eine gestörte Gaumenfunktion.

Anatomische Grundlagen

Im Gegensatz zu den drei Muskelschlingen des gesunden Gaumensegels (Abb. 4a) findet man im submukös gespaltenen Velum nur den zirkulären Gaumenschlundmuskel als Schlinge erhalten. In Funktion bildet er in vielen Fällen den Passavantschen Wulst (Riess [35]). Die Schlingen des M. levator veli palatini und des M. palato-pharyngeus pars longitudinalis durchflechten sich ventral im „Spaltmuskel“ [21] und setzen im Bereich der zumeist geteilten Spina nasalis posterior an (Abb. 4b).

Reicht die submuköse Spalte auch in den harten Gaumen, so besteht eine Verkürzung des Velum auf Grund 1. der Hypoplasie der knöchernen Gaumenplatten, 2. des Fehlens der Gaumenaponeurose und 3. des Verlustes an kontraktionsfähigen Muskelschlingen durch die falschen Anheftungen der „Spaltmuskeln“ (Abb. 5 linke Hälfte).

Der Verlauf des gespaltenen M. levator veli palatini zwischen zwei Anheftungen der gleichen Schädelseite bedingt eine Umwandlung der Arbeitsweise des Muskels von isotonischer im gesunden Velum in vorwiegend isometrische im Spaltgaumen. Ähnlich wie bei Gelenkeinsteifung führt diese Änderung der Muskelaktion zur Atrophie von Muskelfasern.

Im vollkommen und submukös gespaltenen weichen Gaumen fehlt außerdem infolge falscher Muskelanheftungen die Funktion der Gaumenmuskeln auf die Eustachische Röhre. Es kommt vielmehr zu einer paradoxen Bewegung des Gaumenhebers, der bei Kontraktion nicht die Tube öffnen hilft, sondern sie im Gegenteil sogar verengt. Heute wird allgemein angenommen, daß die gestörte Tubenfunktion zu den häufig beklagten Mittelohrentzündungen von Spaltträgern führt. So erklären sich auch die vermehrt beobachteten Hörverluste. Kelly [18] fand unter 19 Pat. mit submuköser Velumspalte 15 und Skolnik [48] unter 23 Pat. mit submuköser Velumspalte 17 mit pathologischen Ohrbefunden. Aus den Untersuchungen an Trägern von isolierten Gaumenspalten kann man die Folgerung ziehen, daß Pat. mit submuköser Velumspalte ebenso häufig (45 bis 60%) einen ähnlich hohen Hörverlust (15 bis 45 db) aufweisen [11, 15, 28, 29, 37, 43, 48, 49], ja die erwähnten Arbeiten von Kelly [18] und Skolnik [48] lassen vermuten, daß Häufigkeit und Ausmaß des Hörverlustes bei Pat. mit submuköser Velumspalte möglicherweise sogar höher liegen.

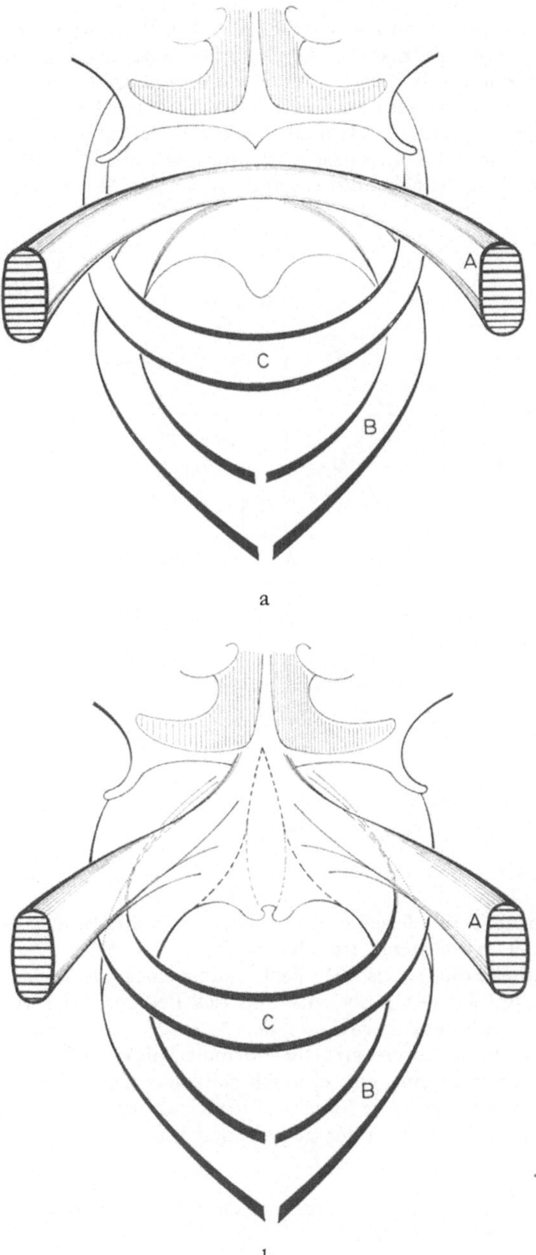

Abb. 4. Schematische Darstellung der Schlingen des M. levator palatini (A), des longitudinalen M. palato-pharyngeus (B) und des oberen Schlundschnürers (C) im normalen (Abb. 4a) und im submukös gespaltenen Gaumensegel (Abb. 4b), Blick von hinten-oben

Rees u. Mitarb. [34a] konnten kürzlich an zwölf Pat. eine elektromyographisch stumme oder nur schwach reagierende Zone in der Mitte des submukös gespaltenen Velum feststellen. Für diese Untersuchung benötigten sie allerdings bei der wichtigsten Altersgruppe der jüngeren Kinder eine oberflächliche Anästhesie von 5 bis 10 min. Sie empfehlen, den nicht funktionstüchtigen, muskelfreien Bezirk in Anlehnung an die elektromyographisch stumme Zone zu excidieren und durch Muskulatur von der Rachenhinterwand (primäre Velopharyngoplastik) zu

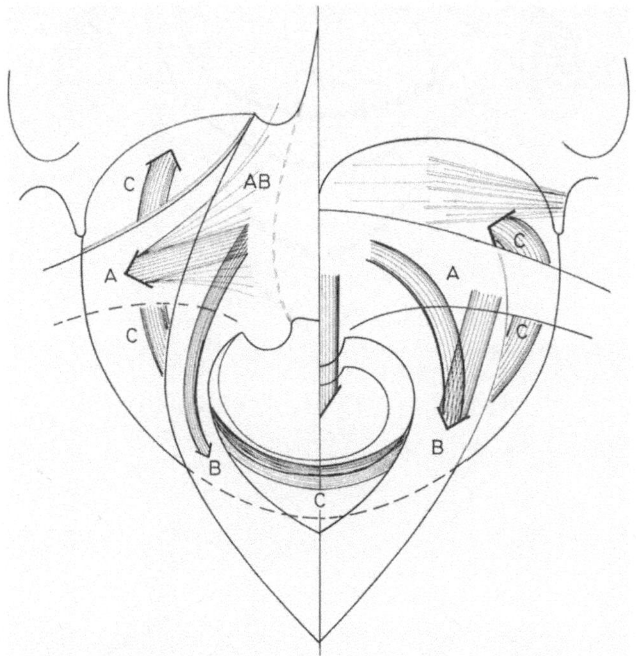

Abb. 5. Schematische Wiedergabe der Muskeln im submukös gespaltenen Velum (linke Hälfte der Abbildung) im Vergleich zu normalen Verhältnissen. Das Schema verdeutlicht die „statische" Verkürzung eines gespaltenen Gaumens auf Grund der Hypoplasie des Knochens und des Fehlens einer Aponeurose. Die „funktionelle" Verkürzung beruht auf der Anheftung des Spaltmuskels (Veau) am harten Gaumen. Dadurch wird die normale Rück- und Aufwärtsbewegung des gesunden Velum in eine vornehmlich seitwärts gerichtete Abweichung der Velumstümpfe verwandelt. Die annähernd normale Einengung des Epipharynx wird durch die Aktion des gespaltenen Velum nicht unterstützt

ergänzen. Damit lassen sie aber die anatomischen Verhältnisse der Muskeln in den Velumstümpfen unberücksichtigt.

Diagnostik

Folgende Befunde führen zur Diagnose der submukösen Gaumenspalte: In Ruhelage des Velum:

1. Eine Schleimhautmembran, mittelständig im Gaumen, frei von Muskulatur und gegebenenfalls Knochen (Diaphanaskopie).

2. Seitlich davon nach vorn konvergierend verlaufende Muskelwülste im Velumbereich (Spaltmuskel nach VEAU).

3. Häufig eine tastbare Knochenkerbe im Bereich der Spina nasalis posterior.

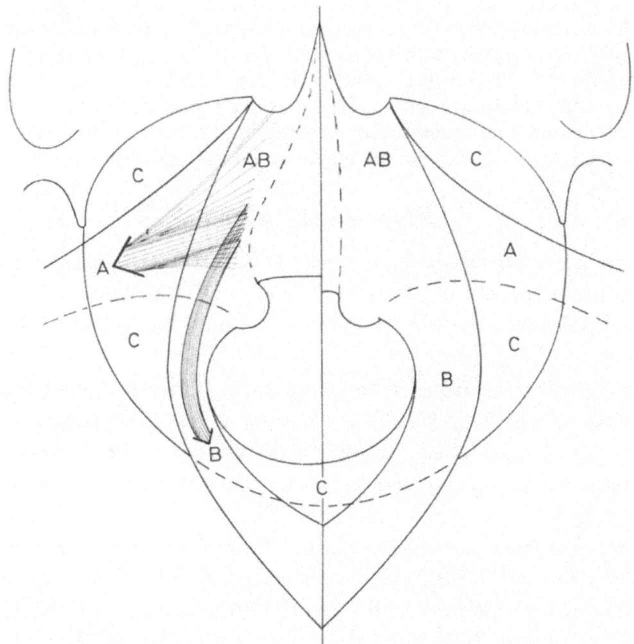

Abb. 6. Schematische Darstellung der Muskelgruppen im submukös gespaltenen weichen Gaumen: Rechts: die drei Hauptmuskeln in Ruhe. Der M. levator (A) und der longitudinale M. palato-pharyngeus (B) verflechten sich spaltrand- und ansatznahe. Beide bilden im „muscle de la fente“ (VEAU) eine funktionelle Einheit, die nach dorsolateral wirkt. Die Muskeln werden von der sich nach vorn öffnenden Schlinge des oberen Schlundschnürers umgeben. Wegen der Fixierung des Spaltmuskels an der Spina nasalis posterior kommt es unter der Funktion zu einer Anspannung der Zona pellucida (linke Hälfte der Abbildung)

4. In der Regel eine Fehlform der Uvula.

In Funktion:

1. Die Verbreiterung des membranösen Bereiches beim Auseinanderweichen der angespannten Muskelwülste *ohne* Verlängerung des Velum. (Abb. 6).

2. Mangelhafte Saugfähigkeit und Verschlucken mit Auslaufen von Flüssigkeit beim Trinken und Husten aus der Nase.

3. Eine Rhinolalia aperta mit organischem Stammeln oder rückverlagerter Lautbildung.

4. Eine Verminderung der Hörfähigkeit durch Schalleitungsstörung.

Häufigkeit

Porterfield u. Trabue [31] fanden unter 505 Gaumenspalten 3,6% submukös gespaltene, während Rees u. Mitarb. [34a] unter 250 Pat. mit Gaumenspalten 12 mit einer submukösen Form ermitteln konnten, das sind 4,8%. Im Krankengut der Nordwestdeutschen Kieferklinik wurden unter 543 isolierten Gaumenspalten 23 beobachtet, die in ganzer Länge des Velum submukös gespalten waren, wobei die Uvula als bifida oder bipartita bestehen konnte. Ferner wurden 5 weitere Gaumenspalten festgestellt, bei denen die Hälfte des Velum submukös ausgebildet war. Somit ergibt sich eine Häufigkeit von 4,2 bis 5,15%.

Differentialdiagnose

Neben der Rhinolalia aperta nach Entfernung vergrößerter Rachen- oder Gaumenmandeln oder bei psychischer Erkrankung muß man besonders zwei seltenere Krankheitsbilder nennen, die differentialdiagnostisch Schwierigkeiten bereiten:

1. *Das angeborene kurze Gaumensegel.* Sein muskuläres Velum läßt die mittelständige membranöse Zone vermissen. Die Exkursionen des weichen Gaumens sind mangelhaft, aber keineswegs mit den charakteristischen Seitwärtsbewegungen der Muskelwülste im submukös gespaltenen Velum zu verwechseln.

2. *Die Lähmung des Gaumensegels.* Außer angeborenen Gaumensegellähmungen bei Möbiusscher Kernaplasie werden erworbene Paresen des Schlundkopfes in seltenen Fällen bei Erkrankung an Diphtherie und Poliomyelitis beobachtet. Kürzlich berichtete Schäfer [38] über 4 von bisher 8 veröffentlichten Fällen von „Gaumenparesen als Ursache rezidivierenden Erbrechens bei Säuglingen“. Kontrollen zeigten, daß die drei überlebenden Kinder später weitgehend normal schlucken konnten, ihre Sprechfähigkeit jedoch mangelhaft blieb.

Therapie

I. Behandlung des lymphatischen Rachenringes

Die fehlerhaften Muskelbewegungen im submukös gespaltenen Velum tragen zur Verkümmerung der Gaumenmuskeln bei. Die Atrophie bedingt ihrerseits u. a. einen vergrößerten epipharyngealen Durchlaß und steigert so die Gefahr chronisch rezidivierender Mittelohrentzündungen. Die Schleimhautmembran der submukösen Gaumenspalte trennt zwar für den Blick den Nasenraum von der Mundhöhle, doch hat diese Schleimhautzone in Gaumenmitte keine funktionelle Bedeutung. Speichel und Speise dringen in den Epipharynx und stören das normale physiologische Milieu. So werden chronisch-entzündliche Veränderungen des lymphatischen Gewebes des Rachenringes unterhalten. Mit der Hypertrophie der Adenoide kann es zur Verlegung des Ostium tubae kommen. Vor dem chirurgischen Eingriff ist daher eine gründliche hals-nasen-ohrenärztliche Untersuchung, vor allem des nicht einsehbaren Epipharynx erforderlich. Wegen der Gefahr einer fortbestehenden oder wieder aufflackernden chronischen Entzündung sollte man auf die radikale Entfernung von chronisch-entzündlichen, vergrößerten Tonsillen und Adenoiden dringen. Die seitliche streifenförmige Adenoidektomie (lateral bandectomy) verbessert nach Masters u. Mitarb. [28] die Hörfähigkeit von Gaumenspaltenträgern nicht. Dieser Eingriff wird auch wegen der Gefahr der Nachblutung aus dem belassenen hypertrophierten adenoiden Gewebe von vielen HNO-Ärzten zur Entfernung des lymphatischen Gewebes am Ostium tubae abgelehnt.

II. Operatives Vorgehen

Die operative Behandlung sollte möglichst früh durchgeführt werden, um die befürchtete Muskelatrophie und Schalleitungsstörung zu vermeiden.

Es empfiehlt sich, die Schleimhautmembran der submukösen Velumspalte nicht zu entfernen, sondern nach mittelständiger Durchtrennung beide Blätter bis zur Muskelschicht voneinander zu separieren. Die Ablösung der Spaltmuskeln vom Bereich des harten Gaumens und die Dorsalverlagerung ihrer Anheftungen reicht bei Seit-zu-Seit-Vernähung der Muskelwülste nicht zur Verlängerung des Velum aus. Normalerweise verlaufen die Fasern des Gaumenhebers und des longitudinalen Gaumenschlundmuskels als Schlingen transversal durch den Gaumen. Die Seit-zu-Seit-Vernähung bedeutet unter dem funktionellen Aspekt einen Verlust an Muskelfaserlänge und eine Fesselung in sagittaler Richtung. Damit werden Muskelkraft und -beweglichkeit eingeschränkt (vgl. Abb. 7).

Zur Mobilisation der muskulär gespaltenen Velumstümpfe von seitlichen Entlastungsschnitten sieht man sich bei breiten Spalten gezwungen, entweder den Hamulus zu brechen und damit normale Fascien und Muskeln außerhalb des eigentlichen Gaumens zu schädigen oder aber die rudimentäre horizontale Sehne des M. tensor veli palatini zu durchtrennen. Diese Möglichkeit bietet sich an, weil der M. tensor veli palatini vornehmlich an der vertikalen Aponeurose in der Wange ansetzt. Henle (zit. nach [14]) erkannte schon 1862 aus diesen anatomischen Verhältnissen die Hauptwirkung des Tensormuskels im gesunden Gaumen auf die Eustachische Röhre. Weil die Vertikalaponeurose die Funktionstüchtigkeit dieses im Grunde falsch benannten Muskels garantiert, empfiehlt sich die Durchtrennung seiner im gespaltenen Gaumen rudimentären horizontalen Sehne [21]. Die Leichtigkeit, mit der es gelingt die gespaltenen Velummuskeln schonend zur Mitte zu mobilisieren, bestätigt die Richtigkeit des operativen Vorgehens.

Vom gleichen seitlichen Entlastungsschnitt kommt man bei der Präparation im Spaltgaumen nicht in die Nähe der Tube, eine Gefahr, die die Ernstsche Methode vor allem mit sich bringt.

Durch weitgehende End-zu-End-Vernähung des ventralen Anteiles der Veauschen Spaltmuskeln wird die im gesunden Gaumen vorhandene Schlinge der beiden nach dorsal wirkenden Muskeln (M. levator veli palatini und M. palato-pharyngeus pars longitudinalis) gebildet und die

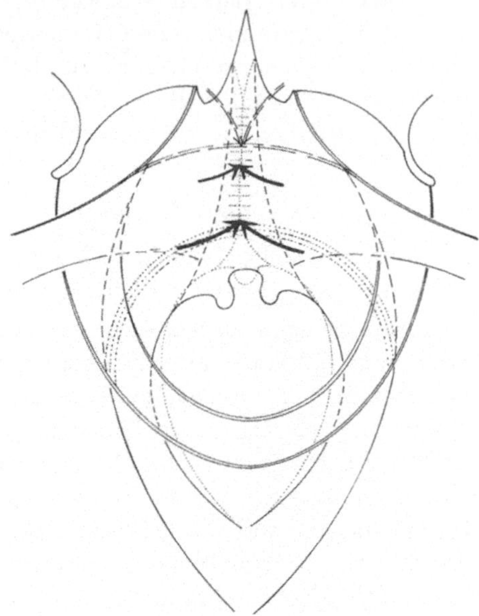

Abb. 7. Schematische Darstellung. Verkürzung der Velumlänge bei Seit-zu-Seit-Vereinigung (gepunktete Linie) der Muskelstümpfe ohne Ablösung der Spaltmuskelanheftungen. Verlust an contractiler Faserlänge durch Längsvernähen der Spaltmuskel (Schwarze Pfeile). Dadurch bleibt die Herstellung einer transversalen Muskelschlinge im wesentlichen auf den longitudinalen M. palato-pharyngeus beschränkt (gepunkteter Halbkreis), während nach der Ablösung des Spaltmuskels von der Spina nasalis posterior mit der Rückverlagerung seiner Anheftungen zur Mitte (vordere Pfeile) der M. levator palatini durch die angestrebte End-zu-End-Vereinigung in die transversale Schlinge einbezogen wird (gestrichelte Kreislinie vorn im Gaumen)

vorderen Muskelanheftungen dabei geringfügig nach hinten verlagert (vgl. gestrichelte Pfeile und Kreislinien in Abb. 7). Dadurch erhält man die Kontraktionsfähigkeit der ganzen Länge der Muskelfasern.

Im Bereich hinter der hergestellten Muskelschlinge empfiehlt sich die Verlängerung des Gaumensegels durch die von Schuchardt [39] angegebene Z-Plastik.

Es mag auf den ersten Blick sinnvoll erscheinen, bei breiten submukösen Spalten des harten und weichen Gaumens eine Art abgewandelter Schwekkendiek-Operation durchzuführen. Allerdings würde das Belassen der Muskelanheftungen im Bereich des Hinterrandes des harten Gaumens (vgl. SCHWECKENDIEKS primäre Veloplastik) bei großer submuköser Spaltbreite eine deutliche Verkürzung nach vorn bringen, ohne eine angenäherte anatomische Vereinigung der Spaltmuskeln (VEAU) zu ermöglichen (Abb. 7). ROUX hat als erster darauf hingewiesen, daß bei der Seit-zu-Seit-Vernähung vorn im dünnen, muskelfreien Anteil Restlöcher bestehen bleiben können, die schwierig zu schließen sind (zit. nach [22a].

III. Sprechheilbehandlung

Die Sprechheilbehandlung von Patienten mit submuköser Gaumenspalte richtet sich nach dem Operationsalter. Wie schon erwähnt, hat ein früher Operationszeitpunkt für die Vermeidung des Muskelschwundes und der möglichen Mittelohrinfektionen Bedeutung. Außerdem kann die Sprechentwicklung von Anfang an kontrolliert werden. Vorbeugen ist auch hier besser als heilen!

Es bestehen folgende vordringliche logopädische Aufgaben:

1. Durchführung eines Muskeltrainings [54—57]

a) Die beeinträchtigten, nach dorsal wirkenden Muskeln so früh wie möglich zu üben und so die Verkümmerung der Tuben-Gaumenmuskeln hintanzuhalten.

b) Eine normale Tubenfunktion für die Belüftung des Mittelohres zu sichern bzw. herzustellen und damit die chronische Verstopfung des Tubenzuganges und -durchganges und die dadurch bedingten Höreinbußen mit allen stimmlich-artikulatorischen Folgen zu vermeiden [54].

c) Den intakten oberen Schlundschnürer samt Passavantschem Wulst verstärkt zu aktivieren und damit gleichzeitig auch den M. levator palati und den M. palato-pharyngeus pars longitudinalis stärker anzuregen, um dadurch die Öffnung zur Nase zumindest so weit einzuengen, daß noch eine normale Stimm- und Lautbildung möglich wird (61, Folge 8).

2. Hörerziehung

Wegen mangelhafter Lautbildung und Artikulation ist sie auch bei Kindern ohne Hörverlust notwendig. Die bei Spaltpatienten herabgesetzte Fähigkeit zu horchen, zu behalten und zu vergleichen ist auch bei Trägern von submukösen Gaumenspalten häufig stark unterentwickelt. Außerdem haben sich falsche Laut- und Wortklangbilder fixiert. Besser als ein Tonbandgerät kann ein Hörsprechgerät eine Hilfe für die auditive Selbstkontrolle als Voraussetzung jeder Sprechverbesserung sein [59] (Abb. 8). Der Pat. hört sich über das Mikrophon unter Ausschaltung der gewohnten Knochen- und Luftleitung anders und neu, und zwar so, wie andere ihn hören, also objektiver. Der Vergleich mit der Stimme des Sprechheilpädagogen wird erleichtert, und das unmittelbare, verstärkte und genauere Nachhören beschleunigt das Einhören.

3. Frühzeitige Erfassung von Höreinbußen

Falls bei den Kindern ein Hör- oder Sprachaudiogramm noch nicht möglich ist, vermag man mit der Spielaudiometrie Hörverminderungen zu ermitteln. Chronisch hörgestörte Spaltkinder sollten mit einer Hörprothese versorgt werden.

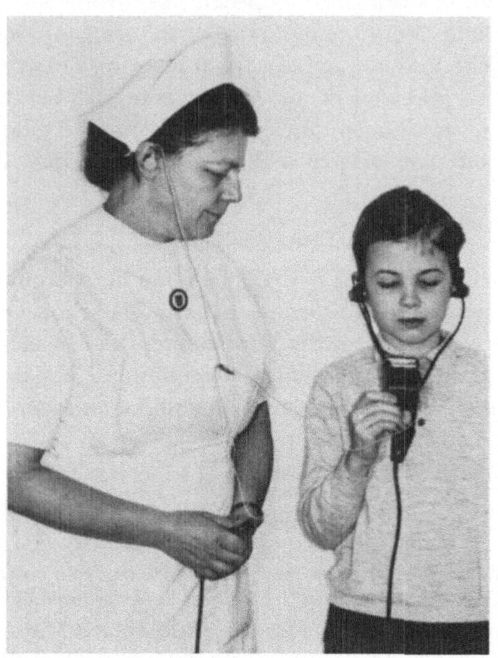

Abb. 8. Hör-Sprechkombination für Einzeltraining (Modell Siemens-Reiniger)

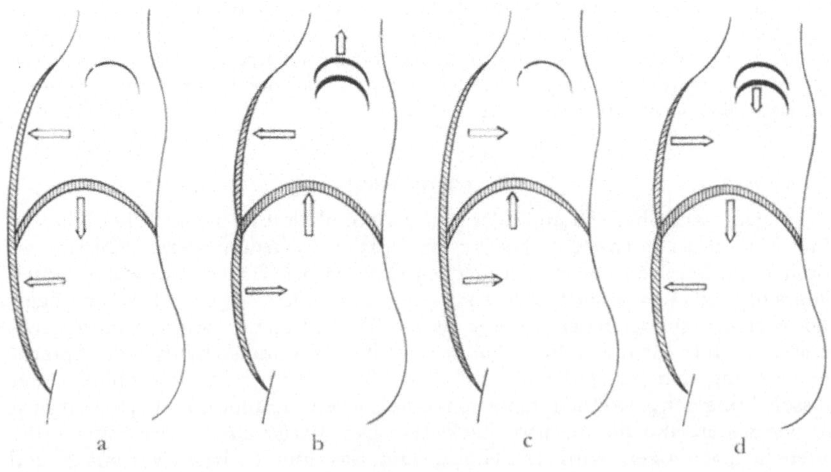

Abb. 9a—d

Dabei ist auf behutsames Anpassen und sorgsames Einhören zu achten. Sprechschwierigkeiten infolge von Schwerhörigkeit können so ausgeglichen werden. Vorher muß man jedoch Hörausfälle differentialdiagnostisch abklären, ob sie evtl. durch otologische Behandlung (gegebenenfalls operative Maßnahmen) oder funktionelles Training beseitigt, zumindest verbessert werden können [58].

4. Beseitigung von Atemmängeln

Kinder mit submuköser Gaumenspalte können ein so geringes Sprechatemvolumen haben, daß ihre Stimmkraft für eine gute Sprechweise nicht ausreicht. Sie müssen Übungen zur Verbesserung der Atemkraft betreiben, um die Zwerchfellatmung und damit das Atemvolumen zu verbessern. Meist sind Pat. mit submuköser Gaumenspalte auch Kurz- und Hochatmer, weil der Sprechatem wegen der Luftflucht durch die Nase verknappt wird. Sie müssen den *Atemansatz* von unten erst durch „Atemwurfübungen" (Lach- und Hoppübungen) erwerben, weil ein falscher Atemansatz wie etwa beim Pusten stets Fehl- und Überspannungen mit stimmlichen und artikulatorischen Abwegigkeiten zur Folge hat [61, 62] (Abb. 9a—d).

Außerdem müssen Spaltpatienten die *Sprechatemführung* aus dem Mund erst erfahren und anwenden lernen. Zudem ist das präzise *Atemzielen* an die jeweiligen Artikulationsstellen erforderlich, weil damit der fehlende Laut auf Anhieb im natürlichen Atemschwung erworben wird, z. B. über den nachgeahmten Schluckauf (Singultus) zur Erzeugung eines fehlenden K (hik-hik zum sich anschließenden hik-ha, hik-ho, usw.). Gerade die Sprenglaute und unter ihnen besonders die Gaumenlaute K und G fehlen oft bei den Spaltkindern oder werden durch pharyngeale, zuweilen auch durch laryngeale Stoßgeräusche ersetzt. Dabei kann man sehr deutlich den falschen oberen Atemansatz beobachten (Abb. 10).

Die einem Laut gemäße *Atemdosierung* ist eine weitere Voraussetzung für eine gesunde, anstrengungslose und doch prägnante Artikulation. Bekanntlich benötigen die Sprenglaute einen Atemschwung, um eine kurze Luftstauung an der betreffenden Artikulationsstelle zu erzeugen, die dann in der Explosion den Laut bildet. Um dieses Sprenggeräusch nachzuahmen, verfallen die unoperierten Spaltkinder, wenn man sie zu besserem Sprechen auffordert, darauf, ein ähnliches Stoßgeräusch im pharyngealen oder laryngealen Bereich zu erzeugen (Abb. 11 bis 13). Die Reibelaute erfordern verstärkte Atemkraft. Bei den Zischlauten

---

Abb. 9. a Normale Einatmung: Schultern ruhig, Zwerchfell gesenkt, Leib vorgewölbt, Flanken geweitet. Es bestehen: Normales Sprechatemvolumen, normale Atemfrequenz, Normalspannung, gleichmäßiger subglottaler Druck, gleichmäßige Dosierung und Verteilung, Atemstütze (Weithalte der unteren Rippen) und damit sparsamster Verbrauch und Regulierung nach Sprechreiz möglich. b Inspiratorische Hochatmung bei (submukösem) Spaltpatienten: Schultern gehoben, Brust vorn hoch, Zwerchfell gehoben, Leib einwärts gezogen und Flanken verengt. Es ergibt sich: ein vermindertes Sprechatemvolumen, beschleunigte Atemfrequenz, Überspannung, überhöhter subglottaler Druck, beschleunigte, verschwenderische Dosierung und Verteilung, Atemstütze und damit Sparsamkeit und Regulierung der Sprechatmung nach Sprechreiz unmöglich. c Normale Ausatmung: Schultern ruhig, Leib einwärts gezogen, Zwerchfell gehoben, Brust ein-abwärts gezogen, Flanken eingezogen. d Exspiratorische Hochatmung bei (submuköser) Spalte: Schultern gesenkt, Brust ein-abwärts gezogen, Zwerchfell gesenkt, Leib vorgewölbt, Flankenhaltung normalisiert

Tabelle. *Postpalatale, pharyngeale und laryngeale Verlagerung und Nasalierung der Lautbildung bei Spaltpatienten*

Artikulationsstufen	1	2	3	4	5	6	7
	normale Lautbildung				pathologische Rückverlagerung und Nasalierung		
	cilabial labio-dental	alveolar	praepalatal	postpalatal	velar nach Operation	pharyngeal vor und nach Operation	larynggeal vor und nach Operation
Sprenglaute	p b	t d		k g	t k d g	p t k p t k	p t k p t k
Reibelaute	f w	ss, s, ß (stimmlos) s (stimmhaft) l	sch, ch_1 (ich-ch) franz. j, j	ch_2 (ach-ch) Gaumen r	f w l	f, ss, sch, ch_1 w^s, franz. j, j l, Gaumen -r	ss, sch, ch_1 h s, franz. j, j Gaumen -r
Zitterlaute		Zungenspitzen r		Zäpfchen r		Zäpfchen-r	Zäpfchen-r
Nasenlaute	m	n		ng		ng	

Für die Laute wurden nicht die internationalen Schriftzeichen verwendet, sondern Buchstaben des lateinischen Alphabets.

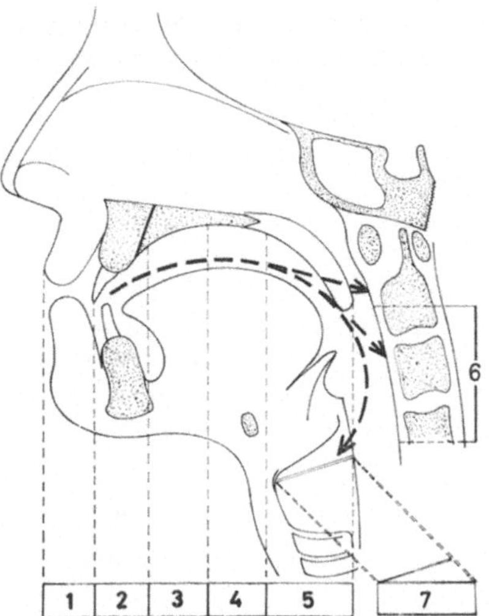

Abb. 10. Artikulationsgebiete der Konsonanten und die pharyngeale bzw. laryngeale Verlagerung der Artikulationsbasis bei Kindern mit (submuköser) Gaumenspalte. Es werden sieben Artikulationsgebiete unterschieden [1]. Die Rückverlagerung (Pfeile) ist häufig und kann einzelne, mehrere und fast alle Laute betreffen („palatogene zentripetale Artikulationsverlagerung" nach Arnold [2])

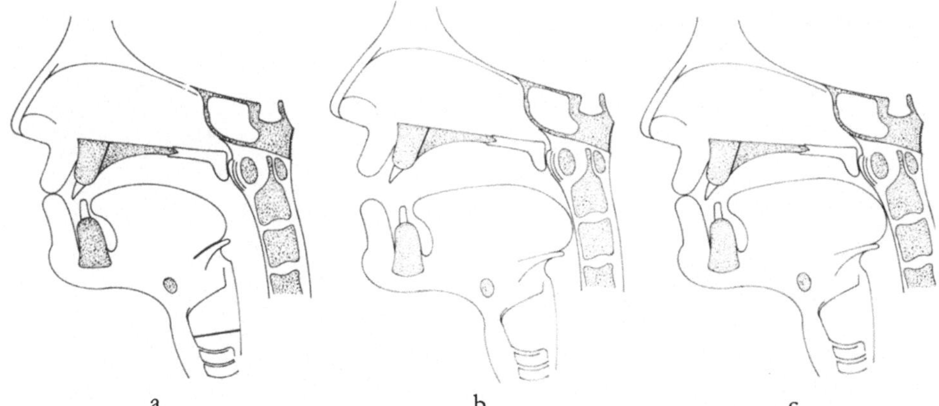

Abb. 11—13. Lautbildungsfehler bei Pat. mit submuköser Gaumenspalte in Beispielen. Abb. 11a—c. Bildung des P-Lautes. a Normal: Abschluß der Lippen, Stauung und Sprengung an den Lippen. b Pharyngeal: Lippen offen, Stauung und Sprengung im Pharynx. c Pseudolabial-pharyngeal: Lippen geschlossen, scheinbare Lippensprengung, Stauung und Sprengung im Pharynx. Abb. 12a—c. Bildung des K-Lautes. a Normal: Stauung und Sprengung am Gaumen. b pharyngeal: Stauung und Sprengung im Pharynx. c Laryngeal: Stauung und Sprengung an den Stimmlippen (Glottisknall). Abb. 13a—c. S-Bildung. a Normal (dorsal): Reibung = medio-dental, Luftabfluß oral. b Velar-nasal: Reibung = velar, Luftabfluß nasal. c Pharyngeal-nasal: Reibung = pharyngeal, Luftabfluß nasal

steigert die Rille in der Zungenmitte die Atemstromgeschwindigkeit, wodurch diese Laute ihr spezifisches Zischgeräusch erhalten. Die Vokale dagegen verlangen wenig und verlangsamten Atem.

Durch willens- und verstandesmäßig ausgerichtete Übungen lassen sich Atemmängel schwer beseitigen. Vielmehr helfen vitale Impulse wie Hauchen, Seufzen und Ausgähnen schnell.

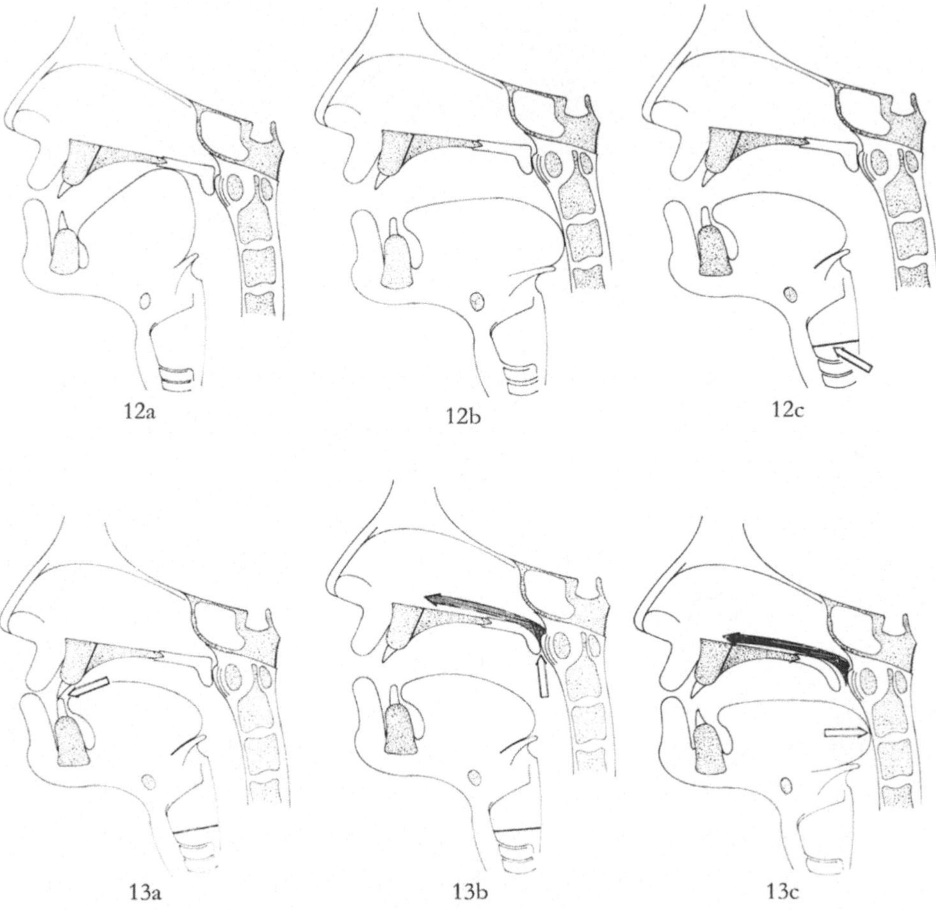

12a 12b 12c

13a 13b 13c

Im übrigen reguliert der Sprechreiz automatisch die Bereitstellung ausreichender Luft und die Hergabe je nach Laut, Sprechsituation, Höhe und Stärke — oder anders ausgedrückt, ob gerufen, rezitiert, geplaudert, geflüstert oder gesungen wird.

5. *Aktivierung und Differenzierung unterentwickelter Sprechmotorik*

Sprechmotorische Mängel sind fast allen Sprechverzögerten eigen und müssen phasenspezifisch und sprachentwicklungsgemäß beseitigt werden. Übungen mit vorsprachlichen Geräuschen wie Saugen, Schmatzen, Schnalzen, Zischen, Seufzen, Brummen, Lachen, Jauchzen usw., bereiten den Kindern immer Freude [64]. Daneben ist das gebärdliche mimisch-gestische, lautdynamische Tun wichtig und nicht zuletzt sind die stimmungsvollen Klänge, Lautmalereien und -variationen, Imitationen von Tierstimmen, rhythmischer Singsang und Lallübungen gut und nützlich, um das sprechmotorische Grundgefüge zu normalisieren [59, 62, 63].

6. Ganzheitliche Behandlung auditiv fixierter und funktionell eingeschliffener Sprechabwegigkeiten

Die früher gebräuchlichen Sprechbehandlungsmethoden mit Spateln, Sonden, Spiegel und phonetischer Lautsetzung wendet man heute immer seltener an, weil sie zu symptomatisch kombiniert, rein phonetisch zu stark bewußt, zu willensmäßig und intellektuell gesteuert, daher sprechfremd und auch sprachpsychologisch und sprachentwicklungsgemäß nicht mehr zu vertreten sind. Heute gelten neben den Ableitungsmethoden vor allem die phasenspezifisch und ganzheitlich ausgerichteten Behandlungsweisen, weil sie den wissenschaftlichen Erkenntnissen und praktischen Erfahrungen entsprechen. Grundsätzlich folgt man der üblichen Behandlung des Stammelns.

7. Beseitigung von Stimmbildungsfehlern

Die Rhinolalia aperta ist das stimmspezifische Merkmal von Trägern submuköser Gaumenspalten. Die Behebung dieses unangenehmen Klanges des offenen Näselns gilt als Hauptziel aller logopädischen Bemühungen. Weitere

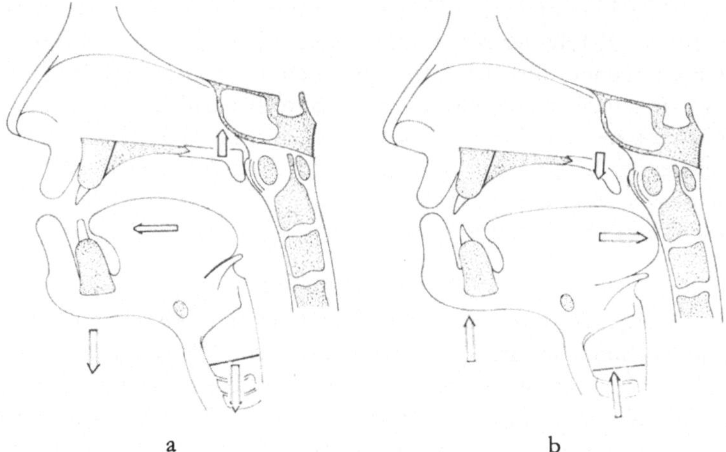

Abb. 14a u. b. Nasalierung und Rückverlagerung der Vokale bei Kindern mit (submuköser) Gaumenspalte. a Normale Stimmbildung, b Rückverlagerung

Stimmbildungsfehler sind die verhauchte überanstrengte, die feste verspannte und die eingeengte kloßige Stimme. Sie entstehen aus den Muskel- und Atemmängeln, die auch die retrograde Verlagerung der Lautbildung verursachen (Abb. 14). Falsche Muskelanheftungen führen zu widersinnigen und damit stimmstörenden Bewegungen. Neben Schlucken und Saugen, neben Öffnen und

Durchlüften der Eustachischen Tube wird auch Phonieren und Artikulieren erschwert. Aku- und Phonopädie müssen daher diese funktionellen Auswirkungen bei der Übungsbehandlung sorgfältig beobachten. Bei einigen Fällen ist verstärktes Muskeltraining günstig, bei anderen nutzlos, wenn nicht gar schädlich. Allzu übertriebenes Üben kann unter gewissen Umständen die Tubenfunktion noch stärker beeinträchtigen und den Abstand zwischen Velum und Pharynx vergrößern, anstatt ihn zu vermindern. Darum verlangen submuköse Gaumenspalten nicht nur operativ sondern auch hör- und stimmpädagogisch wohlüberlegte spezielle Maßnahmen [56].

Die Neigung zur postpalatalen, pharyngealen und laryngealen Lautverlagerung kann auch die Vokale als Hauptträger der Stimmklänge betreffen. Dabei entsteht im Gegensatz zur stimmhygienisch richtigen Kehlweite die klanglich häßliche und stimmschädigende Kehlenge (Abb. 14). Für die Enge ist eine divergierende und für die Weite eine konvergierende Bewegung des Gaumens, des Zungenbeines und -körpers, des Kehlkopfes und -deckels und des Unterkiefers kennzeichnend. Die Folge sind Überspannungen und Fehlspannungen. Näseln verschiedenen Grades, wenig deutliche und tragfähige Stimme, Stimmbeschwerden aller Art, Stimmschäden oder Stimmknötchen.

Die feste Stimme hat als besondere Eigenart ein allzu geringes Unterkieferspiel mit Tendenz zu verstärktem Näseln und kaum verständlicher Sprechweise, — die kloßige Stimme eine übermäßige Einengung bzw. weitgehende Abdichtung des Kehldurchganges, — die verhauchte Stimme eine unökonomische Stimmlippenöffnung beim Phonieren, wobei überschießend Luft entweicht.

Ergebnis

Eine frühzeitige operative Versorgung der submukösen Gaumenspalte begünstigt den Erfolg der Behandlung. Trotz der erschwerten Bedingungen ist durch schonendes Operieren fast immer eine Verbesserung der Gaumenfunktion zu erreichen, die ein normales Sprechen zuläßt. Allerdings muß ein angemessenes Funktions-, Hör- und Sprechtraining gesichert sein. Unzureichende Länge oder ungenügende Aktivierungsmöglichkeit des Gaumensegels, bzw. des gesamten Schlundkopfes, erfordern später sprechverbesserndes operatives Eingreifen.

Zusammenfassung

Die vorliegende Arbeit gibt einen Überblick über klinische Befunde bei der Untersuchung submuköser Gaumenspalten. Die anatomischen Verhältnisse werden dargestellt. Sie sind Grundlage der operativen Behandlung. Aus audiologischen und logopädischen Gründen empfiehlt sich ein frühzeitiger Operationstermin. Die Besonderheiten der Atemmängel, Sprechabwegigkeiten und Stimmbildungsfehler von Patienten mit submuköser Gaumenspalte werden abgehandelt und die Grundzüge der Sprechheilbehandlung aufgezeigt.

Literatur

1. ADERHOLD, E.: Sprecherziehung des Schauspielers, S. 163. Berlin: Henschel-Verlag 1963.
2. ARNOLD, G. E.: Lehrbuch der Stimm- und Sprachheilkunde, S. 569ff. Hrsg. LUCHSINGER u. ARNOLD. Wien: Springer 1959.

3. Berndorfer, A.: Diskussionsbemerkung zum Thema: Morphology of the formation of clefts as a basis for treatment. In: K. Schuchardt (Hrsg.), Treatment of patients with clefts of lip, alveolus and palate. Stuttgart: Thieme 1966.
4. Björk, L., and B. O. Nylen: Cineradiography with synchronized sound spectrum analysis. Plast. reconstr. Surg. **27**, 397 (1961).
5. Brown, G. V. J.: The surgery of oral and facial diseases and malformations. London: Henry Kimpton 1938.
6. Buncke, H. J.: Manometric evaluation of palatal function in cleft palate patients. Plast. reconstr. Surg. **23**, 148 (1959).
7. Calnan, J. S.: Submucous cleft palate. Brit. J. plast. Surg. **6**, 264 (1953/54).
8. Calnan, J., and C. E. Renfrew: Blowing tests and speech. Brit. J. plast. Surg. **13**, 340 (1961).
9. Dorrance, G.: Congenital insufficiency of the palate. Arch. Surg. **21**, 185 (1930).
10. Dylewski, B.: Über submuköse Spaltung des harten Gaumens. Pol. Przegl. otol. **7**, 254 (1930) (polnisch); — Zbl. Hals-, Nas.- u. Ohrenheilk. **17**, 523 (1932).
11. Gaines, F. P.: Frequency and effect of hearing loss in cleft palate cases. J. Speech Dis. **5**, 141 (1940).
12. Glas, E.: Submuköse Gaumenspalte. Mschr. Ohrenheilk. **62**, 734 (1928).
13. Ginsberg, M.: Einige Bemerkungen zur Operation von Gaumenspalten nach Ernst (russisch). Nov. Chir. **7**, 170 (1928); — Zbl. Hals-, Nas.- u. Ohrenheilk. **14**, 400 (1930).
14. Gisel, A.: Zur funktionellen Anatomie des Schluckaktes. Verh. anat. Ges. (Jena) Anat. Anz. **111**, 312 (1962).
15. Holmes, E. M.: Hearing and deafness in cleft palate patient. Arch. Otolaryng. **62**, 620 (1955).
16. Kainz, F.: Psychologie der Sprache, Bd. I—III. Stuttgart: Enke-Verlag 1941/54.
17. Kelleher, R. E., R. C. Webster, R. J. Coffey, and L. F. Quigley: Nasal and oral air flow in normal and cleft palate speech: Velocity and volume studies using warm-wire flow-meter and two channel recorder. Cleft Palate Bull. **10**, 65 (1960).
18. Kelly, A. B.: Congenital insufficiency of the palate. L. Jaryng. **25**, 281 (1910).
19. Krech, H.: Atmung und Sprechwissenschaft. Sprechkunde und Spracherziehung, IV, S. 37ff. Hrsg. Chr. Winkler. Emsdeten: Verlag Lechte 1959.
20. — Erziehung zur richtigen Atmung. Die Sonderschule, Volk und Wissen, H. 1 u. 2. Berlin: Volkseigener Verlag 1960.
21. Kriens, O.: Anatomische Untersuchungen am gespaltenen weichen Gaumen. Chir. plast. **4**, 14 (1967).
22. Langenbeck, B. von: Weitere Erfahrungen im Gebiet der Uranoplastik. Langenbecks Arch. klin. Chir. **5**, 1 (1864).
22a. Lannelongue, X., et V. Ménard: Affections congènitales. Téte et cou, p. 375—376. Paris: Asselin et Houzeau 1891.
23. Leites, K.: Hör-Sprechkombination als Hilfe in der Behandlung Sprachkranker. Arch. Ohr.-, Nas.- u. Kehlk.-Heilk. **182**, H. 2 (1963).
24. Limberg, A.: Neue Wege in der radikalen Uranoplastik bei angeborenen Spaltdeformationen. Zbl. Chir. **54**, 360 (1941).
25. Mes, L.: Die submuköse Gaumenspalte. Zbl. Hals-, Nas.- u. Ohrenheilk. **34**, 360 (1941).

26. Meskin, L. H., R. J. Gorlin, and R. J. Isaacson: Abnormal morphology of the soft palate. I. The prevalence of cleft uvula. Cleft Palate J. **1**, 342 (1964).
27. Mościsker, E.: Über submuköse Gaumenspalten. Wien. med. Wschr. **78**, 961 (1928).
28. Master, F. W., G. H. Bingham, and D. S. Robinson: The prevention and treatment of hearing loss in the cleft palate child. Plast. reconstr. Surg. **25**, 503 (1960).
29. Müller, M. H.: Hearing loss in cleft palate cases. Laryngoscope (St. Louis) **66**, 1492 (1956).
30. Passavant, G.: Über die Beseitigung der näselnden Sprache bei angeborenen Spalten des harten und weichen Gaumens (Gaumensegel, Gaumennaht und Rückverlagerung des Gaumensegels). Langenbecks Arch. klin. Chir. **6**, 333 (1865).
31. Porterfield, H. W., and J. C. Trabue: Submucous cleft palate. Plast. reconstr. Surg. **35**, 45 (1965).
32. Pfeifer, G.: Über Entstehung und Erscheinung regionaler Entwicklungs- und Wachstumsstörungen bei Lippen-Kiefer-Gaumenspalten als Grundlage der Therapie. Habilitationsschrift, Hamburg 1963.
33. — In [41], p. 22.
34. Precechtel, A.: Operative Behandlung des kurzen Gaumens. Čas. Lék. čes. **II**, 1544 (1931); — Zbl. Hals-, Nas.- u. Ohrenheilk. **18**, 596 (1932).
34a. Rees, Th. D., D. Wood-Smith, Ch. A. Swinyard, and J. M. Converse: Electromyographic evaluation of submucous cleft palate: A possible aid to operative planning. Plast. reconstr. Surg. **40**, 592—594 (1967).
35. Riess, G.: Röntgenologische Untersuchung über die phoniatrische Funktion des Passavantschen Wulstes bei Gesunden. Med. Siss., München 1967.
36. Ruding, R.: Cleft palate, anatomic and surgical considerations. Plast. reconstr. Surg. **5**, 503 (1960).
37. Sataloff, J.: Hearing loss in children with cleft palates. Arch. Otolaryng. **55**, 61 (1952).
38. Schäfer, H.: Gaumensegelparese als Ursache rezidivierenden Erbrechens bei Säuglingen. Fortschr. Röntgenstr. **101**, 137 (1964).
39. Schuchardt, K.: In: Bier-Braun-Kümmel, Chirurgische Operationslehre, 7. Aufl., S. 604—605. Leipzig: Ambrosius Barth 1954.
40. — Zur Frage des günstigsten Termins für den operativen Verschluß der Gaumenspalten. Dtsch. Zahn-, Mund- u. Kieferheilk. **20**, 348 (1954).
41. — Der derzeitige Stand der Lippen- und Gaumenplastik. Arch. Ohr.-, Nas.- u. Kehlk.-Heilk. **180**, 517 (1962).
42. — Treatment of patients with clefts of lip, alveolus and palate, 2nd Hamburg. Sympsoium. Stuttgart: Thieme 1966.
43. Segre, R.: La funzione tubarica nelle palatoschisi. Valsalva **9**, 856 (1933); — Zbl. Hals-, Nas.- u. Ohrenheilk. **22**, 182 (1934).
44. — Die submuköse Gaumenspalte. Mschr. Ohrenheilk. **67**, 649 (1933).
45. — Sulle schisi palatine submucose. Valsalva **14**, 356 (1938); — Zbl. Hals-, Nas.- u. Ohrenheilk. **31**, 204 (1938/39).
46. Seeler, E.: Submuköse Gaumenspalte und Gehör. Passow-Schaefers Beitr. **28**, 427 (1931); — Zbl. Hals-, Nas.- u. Ohrenheilk. **16**, 857 (1931).
47. Seeman, M.: Submuköse Spalten des harten Gaumens (tschechisch). Čas. Lék. čes. **62**, 641 (1923)
48. Skolnik, E. M.: Otologic evaluation in cleft palate patients. Laryngoscope (St. Louis) **68**, 1908 (1958).

49. Spriestersbach, D. C., D. M. Lierle, K. L. Moll, and W. E. Prather: Hearing loss in children with cleft palates. Plast. reconstr. Surg. **30**, 336 (1962).
50. Tolarova, M., Z. Havlova, and J. Ruzickova: The distribution of characters considered to be microform of cleft lip and/or palate in a population of normal 18 to 21 year old subjects. Acta chirurgiae plasticae **9**, 1 (1967).
50a. Trélat, U.: Guérison et formation des fentes palatines congénitales avant et aprês la naissance. Progr. méd. (Paris) **7**, 279 (1888).
51. Veau, V.: Division palatine. Paris: Masson et Cie 1931.
52. Warren, D. W., and A. du Bois: A pressure-flow technique for measuring velo-pharyngeal orifica area during continuous speech. Cleft Palate J. **1**, 52—71 (1964).
53. Weinert, H.: Die Bekämpfung von Sprechfehlern. Berlin: VEB Volks- und Gesundheits-Verlag 1966.
54. Winters, H. P. J.: Some historical remarks on congenital short palate. Brit. J. plast. Surg. **19**, 308 (1966).
55. Wulff, J.: Erfahrungen bei der Sprecherziehung von Gaumenspaltenpatienten. Fortschr. Kiefer- u. Gesichtschir. **I**, 112 (1955).
56. — Die Behandlung von Gaumenspaltenpatienten im Team. Notwendigkeit und Probleme der Teamarbeit bei der Therapie von Sprachstörungen. Kongreßbericht. Hamburg: Wartenberg & Weise 1958.
57. — 20 Jahre Sprachambulanz frühoperierter Spaltkinder in der Nordwestdeutschen Kieferklinik. Ehrengabe der Schulbehörde. Hamburg 1960.
58. — Die Sprecherziehung bei Lippen-Kiefer-Gaumenspalten. Dtsch. zahnärztl. Z. **16**, 1555 (1961).
59. — Motorische und akustische Fakten in der Sprach- und Stimmbehandlung. Kongreßbericht der Arbeitsgem. f. Sprachheilpädagogik, Hildesheim 1962. Hamburg: Wartenberg & Weise 1962.
60. — Das Hörgerät in der Sprach- und Stimmtherapie Normalhörender. Arch. Ohr.-, Nas.-, u. Kehlk.-Heilk. **182**, 671 (1963).
61. — Übungsblätter zur Sprachbehandlung, Folge 1—8, 10, 14—15. Hamburg: Wartenberg & Weise 1967.
62. — Sprechfibel. 2. verb. Aufl. München: E. Reinhardt Verlag 1967.
63. — Neue Gesichtspunkte in der Sprach- und Stimmbehandlung. Arch. Ohr.-, Nas.-, u. Kehlk.-Heilk. **180**, 828 (1962).
64. — Die ganzheitliche Sicht in der Sprach- und Stimmbehandlung und deren sprach- und entwicklungspsychologischen Grundlagen. Die Sprachheilarbeit, Heft 3/4. Hamburg: Wartenberg & Weise 1964.
65. — Die Atmung in der ganzheitlichen Sprach- und Stimmbehandlung. Kongreßbericht der Arbeitsgemeinschaft für Sprachheilpädagogik, Marburg 1964. Hamburg: Wartenberg & Weise 1964.
66. Zacharias, Ch.: Einführung in die Sprecherziehung, S. 66. Berlin: Volk u. Wissen Volkseigener Verlag 1964.

Dr. Dr. O. Kriens
Rektor J. Wulff
Nordwestdeutsche Kieferklinik
im Univ.-Krankenhaus Hamburg-Eppendorf
2 Hamburg 20, Martinistraße

Experimentelle Morphologie und Klinik des nahtlosen Wundverschlusses*

Von J. Kort und H. A. Hienz

Obgleich die chirurgische Naht zur Adaptation von Wunden, zur Wiederherstellung bestimmter anatomischer Gegebenheiten und zum gas- und flüssigkeitsdichten Verschluß von Hohlorganen in der täglichen Praxis im allgemeinen mit befriedigendem Erfolg zur Anwendung kommt, wirft diese Methode der Versorgung unter speziellen Bedingungen Probleme auf, die einer kritischen Untersuchung bedürfen.

Die Schwierigkeiten gehen von den Geweben selbst aus oder haben mit der besonderen Funktion von Organen und Organsystemen zu tun. So verbietet sich die Naht im akut entzündlichveränderten Wundgebiet nahezu immer, in parenchymatösen Organen birgt die Naht die Gefahr der Drosselung oder der Unterbrechung der Blutzufuhr mit nachfolgendem Gewebetod in sich und endlich ist mit einer herkömmlichen Naht ein gas- und flüssigkeitsdichter Verschluß etwa eines Lungendefektes oder an nicht serosierten Organen des Digestionstraktes nur unsicher zu erreichen.

Der Zeitfaktor zur Herstellung einer Naht spielt bei Anwendung der modernen Narkoseverfahren im allgemeinen eine untergeordnete Rolle. Er gewinnt jedoch erheblich an Bedeutung bei Eingriffen am arteriellen Schenkel des Gefäßsystems. Mit zunehmender Dauer der notwendigen, unumgänglichen Absperrung der arteriellen Strombahn zur Durchführung eines gefäßchirurgischen Eingriffes nimmt die Gefahr der Thrombosierung in dem ausgeschalteten Gefäßbezirk zu. Schnelligkeit beim Verschluß von Gefäßwunden oder bei der Herstellung von Gefäßanastomosen bedeutet demnach eine Verbesserung der Erfolgsquote.

Die gas- und flüssigkeitsdichte Naht bzw. Anastomosierung von Organen des Verdauungstraktes sind von vitaler Bedeutung für das Leben des Patienten. Schwierigkeiten treten auch bei beherrschter Nahttechnik im infizierten Gebiet, an der des Serosaüberzuges entbehrenden Speiseröhre und dem Rectum auf. Es bedarf also weiterer Überlegungen, in welcher Weise ein zusätzliches Adjuvans zur Naht hier weiterhelfen kann.

Schließlich sei daran erinnert, daß auch die Blutstillung an parenchymatösen Organen wie am Gefäßsystem problematisch sein kann. Auch hier

---

* Herrn Prof. Dr. W. Müller zum 60. Geburtstag.

gilt es, die Nahttechnik zu ergänzen oder gänzlich zu ersetzen, sollen Fortschritte erzielt werden.

Unseres Wissens ist bis zum Jahre 1960 nicht der Versuch gemacht worden, die Naht, sieht man von der Verwendung von Wundklammern und des Murphy-Knopfes ab, durch eine andere Methode der Adaptation zu ersetzen. Es bahnte sich erst dann ein Wandel an, als die Chemiker COOVER, JOYNER, SHEARER u. WICKER (1959) von der Tennessee Eastman-Company (USA), eine Gruppe gewebefreundlicher Klebstoffe, die Alkyl-2-Cyanoacrylate, entwickelten. Von den zahllosen Monomeren, die eingehend untersucht wurden, erschien das Methyl-2-Cyanoacrylat am geeignetsten. Es handelte sich bei diesem Klebstoff um einen Kunststoff mit der Formel

$$
\begin{array}{l}
\qquad\quad C\equiv N \\
\qquad\quad | \\
CH_2=C \\
\qquad\quad | \\
\qquad\quad C=O \\
\qquad\quad | \\
\qquad\quad O-CH_3
\end{array}
$$

An die Verwendung eines Klebstoffes auf Kunststoffbasis sollten in Anlehnung an NASSIF (1965) folgende Bedingungen gestellt werden:

1. Der Klebstoff muß ungiftig und gewebeverträglich und darf nicht kanzerogen sein.
2. Er soll leicht sterilisierbar sein.
3. Er muß in der Handhabung so einfach wie Nahtmaterial sein.
4. Es soll an feuchtem Gewebe schnell haften.
5. Er muß eine Verbindung herstellen, die so stark ist wie das mit ihm gebundene Gewebe.
6. Er muß eine Vereinigung der aneinandergebrachten Gewebeflächen durch die Kunststoffbarriere hindurch ermöglichen, ohne das spätere Wachstum dieser Bereiche zu beeinflussen oder gar zu behindern.
7. Er soll innerhalb der spezifischen Heilungszeit des mit ihm verbundenen Gewebes abgebaut und resorbiert werden und darf selbst oder in seinen Abbaustufen im Organismus nicht gespeichert werden.
8. Er muß hinsichtlich der Kosten vertretbar sein.

Diese Forderungen an einen Gewebeklebstoff erfüllt das Methyl-2-Cyanoacrylat in nahezu idealer Weise.

Die Veröffentlichungen von FASSETT (1961), NATHAN, NACHLAS, SOLOMON, HALPERN u. SELIGMAN (1960), CARTON, KESSLER, SEIDENBERG u. HURWITT (1962), AWE, ROBERTS u. BRAUNWALD (1963) decken sich im wesentlichen mit den eigenen tierexperimentell gewonnenen Ergebnissen, die später auch in der Klinik bestätigt wurden, daß Methyl-2-Cyanoacrylat Monomer praktisch untoxisch und bei dosierter Anwendung gewebeverträglich ist. Wegen der Kürze der Zeit, in der mit dem Gewebeklebstoff experimentiert wird und in der er in der Humanmedizin Verwendung gefunden hat, schließt der Hinweis auf die Latenzzeit eine bindende Aussage über mögliche geschwulsterzeugende Wirkung im

Wirtsorganismus aus. Die Ansicht, daß jeder Kunststoff im tierischen oder menschlichen Organismus kanzerogen wirkt, gilt nur unter bestimmten Voraussetzungen. Der in diesem Zusammenhang geäußerte Verdacht geht auf Versuche der Autoren Laskin, Robinson u. Weinmann (1964), Oppenheimer u. Mitarb. (1963), Zöllinger (1952), Thurner (1962), Druckrey u. Schmähl (1952) zurück. Es zeigte sich später nach ausgedehnten Untersuchungen von Nothdurft (1955 und 1956), Oppenheimer (1958) und Massmann (1956), daß bei Implantation unterschiedlicher Kunststoffe ebenso wie bei Implantation von Gold, Silber, Platin, Elfenbein u. ä. nur dann Sarkome auftraten, wenn die Implantate eine gewisse Größe und Dicke erreichten. Es besteht also kein Unterschied zwischen Kunststoffimplantaten und solchen aus den genannten klassischen Materialien. Da im Tierexperiment implantierte Stoffe aber nur dann zur Sarkombildung führen, wenn sie eine gewisse Größe und Dicke aufweisen, erscheint bei Verwendung von Methyl-2-Cyanoacrylat Monomer in Form eines feinen Filmes die Gefahr der Tumorinduktion vom theoretischen Standpunkt aus verschwindend gering.

Die Frage nach der Dauer der Heilung einer geklebten Wunde konnte zunächst nur histologisch verfolgt werden. Die Angaben unterschiedlicher Untersucher schwanken zwischen 14 Tagen und 4 Wochen und reichen bis zu 3 Monaten. Auf Grund eigener Untersuchungen ist bei sachgerechtem Vorgehen mit einer Heilungszeit von maximal 3 Wochen zu rechnen. Hierbei hat die Menge des zur Anwendung kommenden Klebstoffs und die Gewebeart einen entscheidenden Einfluß auf den Zeitraum von der Applikation bis zur abgeschlossenen Wundheilung.

Aus diesen Hinweisen resultiert, daß ein Zuviel an Klebstoff eine unüberwindliche Barriere für einsprießendes Granulationsgewebe bedeutet. Eine Heilung, die in diesem Zusammenhang nur in einer festen Narbenbildung zu sehen ist, kann hier nicht stattfinden.

Die Verbindung zweier geklebter Gewebe muß so stark sein, daß ein Auseinanderweichen unter physiologischen Bedingungen nicht möglich ist. Gleichzeitig darf die Gewebeelastizität in diesem Bereich nicht beeinträchtigt werden. Die feste Bindung, durch den aufgetragenen Klebstoff erzielt, muß so lange erhalten bleiben, bis an die Stelle des Klebers ein belastungsfähiges Narbengewebe getreten ist.

Mit der Schwierigkeit, den monomeren Klebstoff an den feuchten, nicht bluttrockenen und entfetteten Gewebeflächen zum Haften zu bringen, hat sich wohl jeder mit diesem Agens arbeitende Experimentator auseinanderzusetzen. Wir bevorzugten einen Kaltluftfön, mit dessen Anwendung wir in kurzer Zeit eine relativ trockene Gewebefläche erzielen konnten. Das Auftragen des Klebstoffs auf das Gewebe haben wir mit Hilfe von saugfähigen Holzstäbchen standardisiert und damit einfach gestaltet.

Eigene ausgedehnte tierexperimentelle Untersuchungen gingen der Verwendung des Klebstoffs in der Humanmedizin voraus.

Als Versuchtiere dienten Hundebastarde und Kaninchenrammler. Unsere Untersuchungen erstreckten sich auf nachfolgende Gewebe und Organe: 1. Speiseröhre, 2. Lunge, 3. Gefäße, 4. Niere, 5. Milz, 6. Darm, 7. Muskulatur.

Dabei wurde an 17 Hunden und 2 Kaninchen insgesamt 26mal an den genannten Geweben und Organen ein nahtloser Wundverschluß durchgeführt. Die morphologische Untersuchung erfolgte an Paraffinschnitten, meist in Form von Serienschnitten. Neben den Färbungen mit HE, van Gieson und Goldner wurde die PAS-Reaktion ausgeführt.

Tabelle 1

	Organ	Operation	†	Zeit
H 1	Gefäße	2. 4. 65	23. 11. 65	33,5 Wochen
H 2	Gefäße	12. 4. 65	23. 11. 65	32 Woched
H 3	Gefäße	10. 5. 65	18. 1. 66	36 Wochen
H 4	Gefäße	17. 5. 65	18. 1. 66	35 Wochen
H 5	Gefäße	6. 7. 65	18. 1. 66	22 Wochen
H 6	Muskel	13. 7. 65	23. 11. 65	17 Wochen
H 7	Oesophagus	19. 7. 65	18. 1. 66	26 Wochen
H 8[a]	Darm	8. 9. 65	9. 9. 65	1 Tag
H 9	Darm	29. 9. 65	25. 1. 66	17 Wochen
H 10	Oesophagus, Lunge	8. 11. 65	25. 1. 66	11 Wochen
H 11	Gefäße	15. 11. 65	23. 11. 65	8 Tage
H 12	Oesophagus, Lunge	22. 11. 65	23. 11. 65	1 Tag
H 13	Oesophagus, Lunge	9. 12. 65	31. 1. 66	7,5 Wochen
H 14	Gefäße	14. 12. 65	25. 1. 66	6 Wochen
H 15	Milz, Darm	4. 1. 66	18. 1. 66	2 Wochen
H 16	Niere, Muskel	10. 1. 66	18. 1. 66	8 Tage
H 17	Niere, Muskel	18. 1. 66	22. 2. 66	5 Wochen
K 1	Gefäße	29. 4. 65	3. 1. 66	36 Wochen
K 7	Gefäße	4. 5. 65	5. 5. 65	1 Tag

[a] Dieses Tier wurde infolge Insuffizienz der geklebten Anastomose mit nachfolgender Peritonitis verloren. Alle übrigen Tiere überlebten komplikationslos.

In der vorliegenden Arbeit soll lediglich zu den Ergebnissen an der Speiseröhre, der Lunge, an Arterien und Venen, vornehmlich der Extremitäten, und der Niere Stellung genommen werden.

Die Tabelle 1 gibt darüber hinaus eine Übersicht über die wichtigsten Daten des genannten Experiments.

Die Speiseröhre des Hundes wurde dreimal seitlich in einer Ausdehnung von 2,5 cm eröffnet und anschließend der Defekt mit Methyl-2-Cyanoacrylat Monomer unter Zuhilfenahme zweier Adaptationsnähte geklebt.

In einem Fall wurde die Speiseröhre quer durchtrennt. Nachdem aus dem aboralen Abschnitt ein Schleimhautcylinder von etwa 2,0 cm Ausdehnung entfernt werden konnte, wurde der orale Speiseröhrenabschnitt mit Hilfe von zwei Adaptationsnähten in den aboralen eingescheidet und verklebt. Alle vier Tiere überlebten den Eingriff komplikationslos.

Die nach 1 bzw. 8 Tagen und nach 7,5 und 26 Wochen gewonnenen Präparate wurden in Serienschnitten aufgearbeitet und auf Quer- und Längsschnitten histologisch untersucht.

Dreimal wurden ausgedehnte Keilexcisionen aus einem Lungenlappen entnommen. Die Schnittflächen wurden nach weitgehender Trockenlegung mit dem Gewebeklebstoff dünn bestrichen und anschließend für die Dauer von 120 bis

180 sec unter leichtem Druck adaptiert. Nahtmaterial kam nicht zur Anwendung. Auch bei diesen Eingriffen verloren wir kein Tier.

Die Präparate wurden nach einem Tag und nach 7,5 bzw. 11 Wochen gewonnen und in der bereits beschriebenen Weise aufgearbeitet.

Zweimal haben wir von einem Flankenschnitt aus eine Niere freigelegt und nach Abklemmung des Gefäßstieles die Nierenkapsel und das Parenchym mit einem von Pol zu Pol reichendem Sektionsschnitt eröffnet. Eine Lädierung des Kelchsystems wurde vermieden. Nach Ausblutung des Nierenparenchyms trocknete die Schnittfläche unter Anwendung des Kaltluftföns. Dann wurde der Klebstoff aufgetragen. Unter leichter digitaler Kompression kam es zu einer sicheren Blutstillung und dem Verkleben der Schnittflächen.

Zwei Tiere wurden nach 8 Tagen und eines nach $5^1/_2$ Wochen getötet und die Präparate entnommen und entsprechend aufgearbeitet.

Schließlich wurde neunmal an größeren und kleineren Gefäßen operiert, davon dreimal in einer Sitzung an jeweils zwei Gefäßen. Diese wurden tangential und quer eröffnet und die Defekte z. T. ohne, z. T. mit Adaptationsnähten, geklebt. Auch in dieser Versuchsserie verloren wir kein Tier.

Die Entnahme der Präparate erfolgte nach 8 Tagen sowie nach 6, 22, 32, 33,5, 35 und 36 Wochen, die histologische Untersuchung senkrecht zur operativen Schnittführung

Da der Klebstoff nur in minimalen Mengen zur Anwendung kommen soll und im Laufe von Tagen und Wochen von dem Ort seiner Applikation nach Aufspaltung in Fragmente resorbiert, abtransportiert und z. T. über die Faeces, z. T. über den Harn ausgeschieden wird, sind die morphologischen Befunde nach nahtlosem Wundverschluß gering. Das Problem des Nachweises des Klebstoffs im histologischen Schnitt wird noch schwieriger dadurch, daß uns bisher kein Farbstoff bekannt wurde, mit dem Methyl-2-Cyanoacrylat Monomer anzufärben wäre. Ein indirekter Nachweis des Klebstoffs gelingt lediglich durch Abtasten mit einem Infrarotstrahl, wobei die Cyangruppe des Klebstoffs bei einer Wellenlänge von 4,47 μ eine charakteristische Bande aufweist. So bleibt nur der Nachweis der morphologischen Veränderungen auf die gesetzten und mit dem relativ indifferenten Klebstoff bestrichenen Wunden, ohne irgendwelche spezifischen Gewebereaktionen auf das Methyl-2-Cyanoacrylat Monomer selbst. Diese morphologischen Veränderungen wiederholen sich weitgehend an den verschiedenen Geweben.

Der Ablauf der geweblichen Reaktionen ist nahezu gesetzmäßig und uniform. Die Wundheilung nach nahtlosem Wundverschluß unterscheidet sich in den histomorphologischen Befunden nicht von einer komplikationslosen Wundheilung, die sowohl im zeitlichen als auch geweblichen Ablauf den Gesetzen der allgemeinen Pathologie folgt und sich im Prinzip somit auch nicht von spontanen Wundheilungen oder solchen nach sonstiger chirurgischer Versorgung unterscheidet. Es ergibt sich insoweit ein Vorteil, als die reparativen Vorgänge und die daraus schließlich resultierenden Narbenbildungen in der Regel sehr umschrieben und begrenzt sind, so daß die Funktion der betreffenden Gewebe und Organe praktisch gar nicht oder nur sehr minimal in Mitleidenschaft gezogen wird.

Stellvertretend für die Wundheilung nach nahtlosem Wundverschluß an den genannten Geweben und Organen sei am Beispiel des Oesophagus dieser Prozeß in den Abb. 1 bis 5 bildlich dokumentiert.

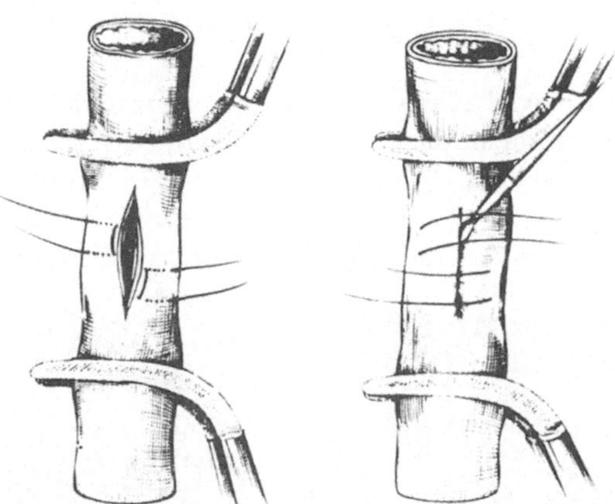

Abb. 1. Schematische Darstellung des operativen Vorgehens beim nahtlosen Wundverschluß am Oesophagus des Hundes. Längsschnitt zwischen zwei Crafoord-Klemmen. Anlegen zweier diagonal gegenüberliegenden U-Haltefäden, mit Hilfe derer nach Trocknen der Wundränder durch einen Kaltfön und Aufbringen des Klebestoffes die Wundränder etwas eingekrempelt und adaptiert werden

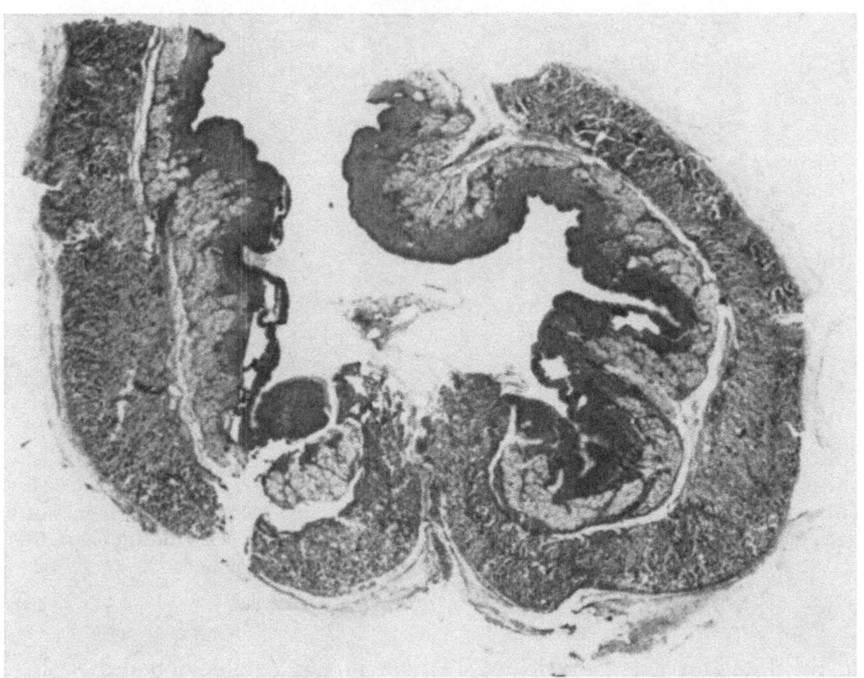

Abb. 2. Oesophagus des Hundes ein Tag nach nahtlosem Wundverschluß durch Methyl-2-Cyanoacrylat Monomer. Man erkennt die eingekrempelten Wundränder. die später von der Lichtung aus epithelisiert werden, während die eigentliche Klebestelle etwas peripher davon liegt. Färbung: Elastica, van Gieson. Vergrößerung: 4fach

Wenn jedoch zuviel Klebstoff verwendet wurde, konnten wir stärkere entzündliche Reaktionen, die auf den Klebevorgang als solchen zurückzuführen sind, beobachten. Wir haben auch dieses Problem experimentell untersucht und kommen zu den gleichen Ergebnissen wie andere Autoren. Wir sind der Ansicht, daß die Mitteilung vereinzelter negativer Ergebnisse

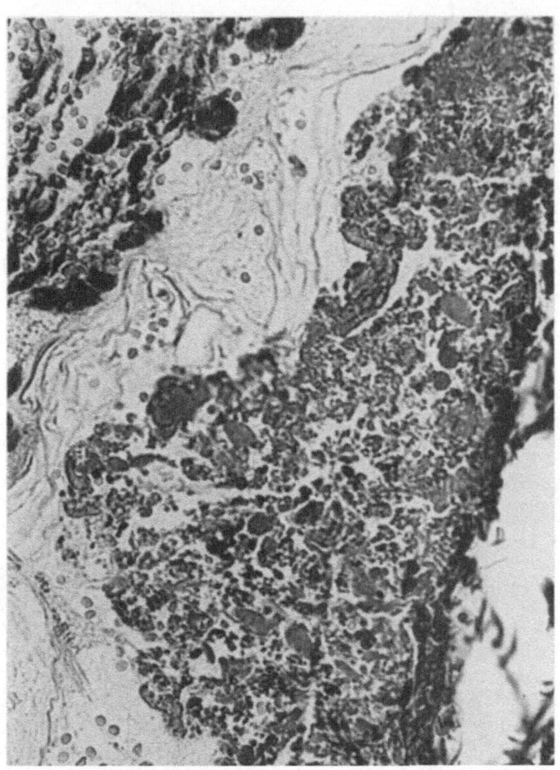

Abb. 3. Ausschnitt aus Abb. 2. Im Bereich der Klebestelle erkennt man bei abgeblendetem Licht Reste des Klebestoffes in Form schlieriger Massen, die sich färberisch mit den üblichen Verfahren nicht darstellen lassen. Im übrigen nur geringe Fibrinexsudation und celluläre Reaktion sowie leichte blutige Durchsetzung des angrenzenden Gewebes. Färbung: Elastica, van Gieson. Vergrößerung: 100fach

in der Literatur auf mangelhafte Technik in der Applikation des Klebstoffs zurückzuführen sind. Stärkere entzündliche Reaktionen fanden sich bei dem von uns als Standard entwickelten Vorgehen nicht.

Nach unseren günstig verlaufenden tierexperimentellen Vorstudien mit Methyl-2-Cyanoacrylat Monomer an 17 Hunden und 2 Kaninchen — wir verloren postoperativ nur einen Hund infolge Insuffizienz des geklebten

Dünndarmes mit nachfolgender Peritonitis — hielten wir uns für berechtigt, den Klebstoff in ausgewählten Fällen auch in der Humanmedizin einzusetzen. Der Kleber fand in solchen Fällen Anwendung, bei denen der Versuch des Verschlusses des jeweiligen Organdefektes mit der herkömmlichen Nahttechnik allein mit an Sicherheit grenzender Wahrscheinlichkeit zum

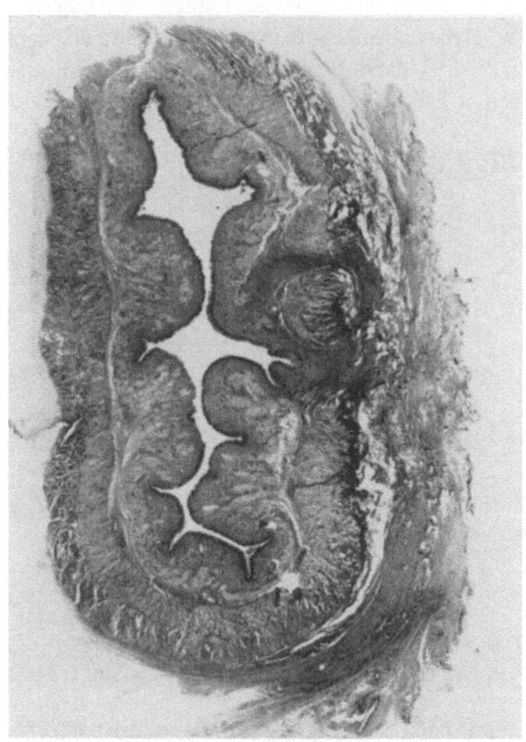

Abb. 4. Oesophagus des Hundes $7^1/_2$ Wochen nach nahtlosem Wundverschluß durch Methyl-2-Cyanoacrylat Monomer. Epithelisierung der Wundränder. Ausgleich der Einkrempelung im Bereich der Klebestelle (Abb. 2), die selbst als schmale, die Funktion des Organs nicht beeinträchtigende Narbe imponiert. In diesem Falle war zur Sicherung der Klebestelle zusätzlich ein Muskelpatch aufgeklebt, dessen Reste an der unteren Circumferenz noch erkennbar sind. Färbung: Elastica, van Gieson. Vergrößerung: 4fach

Scheitern verurteilt oder ohne einen größeren chirurgischen Eingriff nicht möglich gewesen wäre.

In der Zeit von Juni 1965 bis Januar 1967 haben wir Methyl-2-Cyanoacrylat Monomer 16mal in der Humanmedizin ohne und in Verbindung mit unterschiedlichem Nahtmaterial angewendet. Sechsmal konnten iatrogene, z. T. über 24 Std alte, Speiseröhrenverletzungen geklebt werden.

Bei allen zur Versorgung gekommenen Patienten wurde Art und Ausdehnung der Perforation mit Gastrografin unter Zuhilfenahme des Fernsehbildwandlers nachgewiesen. Je nach Lokalisation erfolgte die Freilegung der Speiseröhre durch rechts- bzw. linksseitige anteriore-posteriore Thorakotomie. Im allgemeinen wurde vorgegangen, wie beim Tierexperiment geschildert (s. Abb. 1), d. h. es kamen zusätzlich zum Klebstoff 1 bis 2 Stütz- bzw. Adaptationsnähte zur Anwendung. Bei einer 59jährigen Diabetikerin lag 29 Std nach Perforation die Speiseröhrenwand zundrig verändert vor. Selbst Situationsnähte fanden keinen Halt. Diese Patientin

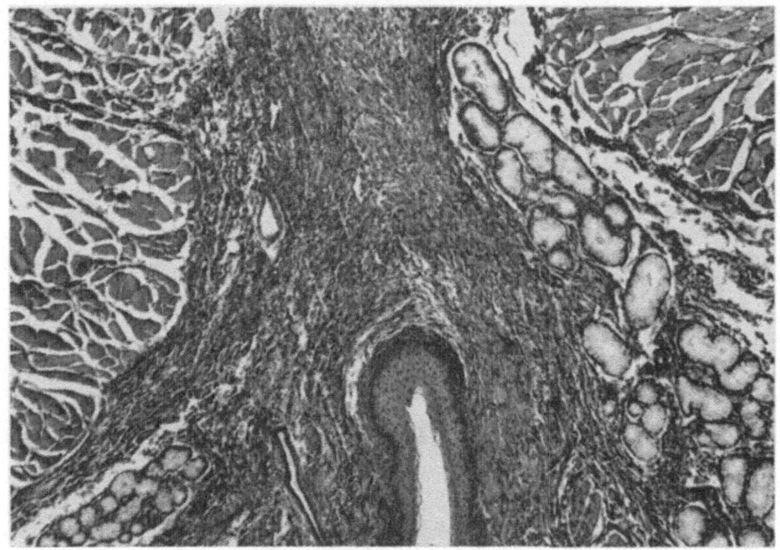

Abb. 5. Ausschnitt aus Abb. 4. Völlige Regeneration der Schleimhautdrüsen und Muskelschicht durch einen zarten Narbenstrang unterbrochen. Färbung: Elastica, van Gieson. Vergrößerung: 40fach

wurde ebenso wie eine zweite, bei der sich eine Doppelperforation fand, lediglich mit dem Kunststoffkleber versorgt und geheilt. Eine zusätzliche Deckung der mit Methyl-2-Cyanoacrylat versorgten Speiseröhrenwand durch Aufkleben von Lungengewebe oder Pleura war aus anatomischen Gegebenheiten heraus nicht in jedem Fall möglich. In Nachkontrollen bis zu 10 Monaten nach dem Eingriff ließ sich die Klebestelle nicht mehr sicher nachweisen. Eine Behinderung der Peristaltik beim Schluckakt resultierte in keinem Fall.

Zweimal konnte ein sicherer gas- und flüssigkeitsdichter Verschluß der Speiseröhre nach Abtragen eines Divertikels erreicht werden. Die Divertikel wurden über eine Klemme abgetragen, die Speiseröhrenwand ein- und zweischichtig versorgt und die Nahtreihe mit Klebstoff versiegelt. In beiden Fällen war der Heilverlauf ungestört.

Dreimal wurden Keilexcisionen aus der Lunge wegen geplatzter Emphysemblasen und alter tuberkulöser Veränderungen geklebt. Die

Tabelle 2

Geschlecht, Alter	Operationsindikation	Operation	Bemerkungen
♀, 58 Jahre	Oesophagusperforation	11. 6. 65	komplikationsloser Heilverlauf
♀, 59 Jahre	Oesophagusperforation	9. 7. 65	zweimaliges Kleben
♂, 71 Jahre	Oesophagusperforation	25. 11. 66	komplikationsloser Heilverlauf
♀, 62 Jahre	Oesophagusperforation	20. 12. 66	zweimaliges Kleben
♀, 65 Jahre	Oesophagusdivertikel	3. 3. 66	komplikationsloser Heilverlauf
♀, 67 Jahre	Oesophagusdivertikel	11. 11. 66	komplikationsloser Heilverlauf
♂, 32 Jahre	Lungenkeilexcision	5. 1. 66	komplikationsloser Heilverlauf
♂, 27 Jahre	Lungenkeilexcision	20. 10. 66	komplikationsloser Heilverlauf
♂, 12 Jahre	Lungenkeilexcision	2. 12. 66	komplikationsloser Heilverlauf
♂, 47 Jahre	Bronchusstumpfversorgung nach Pneumonektomie	20. 6. 66	komplikationsloser Heilverlauf
♂, 63 Jahre	Bronchusstumpversorgung nach Pneumonektomie	11. 7. 66	komplikationsloser Heilverlauf
♂, 29 Jahre	Duodenalstumpfinsuffizienz nach Billroth II	30. 6. 65	komplikationsloser Heilverlauf
♂, 66 Jahre	Duodenalstumpfinsuffizienz nach Billroth II	4. 1. 67	komplikationsloser Heilverlauf
♀, 2 Monate	Anastomoseninsuffizienz nach Ileoaszendostomie	4. 10. 65	zweimaliges Kleben bis zum endgültigen Verschluß

befallenen Lungenbezirke wurden zwischen Klemmen keilförmig excidiert, die Schnittfläche durch Kaltluft getrocknet, mit Klebstoff dünn bestrichen und für 90 sec adaptiert. In zwei Fällen wurde auf Nahtmaterial verzichtet. Wir sahen keine postoperativen Komplikationen.

Zweimal wurde ein nicht luftdicht verschlossener Bronchusstumpf nach Pneumonektomie mit Methyl-2-Cyanoacrylat versiegelt.

Zweimal konnte eine Duodenalstumpfinsuffizienz nach Magenresektion nach Billroth II zur komplikationslosen Abheilung gebracht werden. In beiden Fällen mußte durch Relaparotomie der insuffiziente Stumpf freigelegt werden. Nach manschettenförmiger Excision eines kleinen Schleimhautcylinders wurde resorbierbares Material in das Darmlumen gegeben, auf die freiliegende Muskulatur der Klebstoff appliziert und die Stumpfränder manuell adaptiert bis zum Abbinden des Kunststoffklebers. Wegen der Nachbarschaft zum Ductus choledochus ließ sich eine zusätzliche Einstülpung nicht vornehmen.

Bei einem 2 Monate alten Säugling war nach Anlage einer Ileoaszendostomie eine Kotfistel aufgetreten. Nach Anfrischen der Fistelränder wurde auch hier resorbierbares Material zum Aufsaugen überschüssigen Klebstoffs in die Fistel gegeben und dann Methyl-2-Cyanoacrylat appliziert. Einmal rezidivierte die Fistel, beim zweiten Vorgehen blieb sie verschlossen und heilte narbig ab. Wir konnten dem Säugling eine zweite Laparotomie ersparen.

Zusammenfassend seien die Ergebnisse über die Anwendung von Methyl-2-Cyanoacrylat Monomer in der Humanmedizin in Tab. 2 wiedergegeben.

Wir sind der Ansicht, daß wir ohne Anwendung des Klebstoffs einen Teil der Patienten verloren hätten. Im klinischen Verlauf zeichneten sich keinerlei Besonderheiten ab. Es traten weder spezielle Reizzustände auf noch eine Verzögerung der Wundheilung. Der größere Teil der Patienten wurde zwischenzeitlich klinisch, z. T. röntgenologisch und mit Routinelabormethoden nachuntersucht, ohne daß irgendwelche, auf die spezielle Form der chirurgischen Versorgung mit dem Kunststoffkleber zurückzuführende Folgeerscheinungen nachweisbar waren.

Die vorliegenden tierexperimentellen Untersuchungen zum nahtlosen Wundverschluß mit dem Klebstoff Methyl-2-Cyanoacrylat Monomer sowie erste positive Erfahrungen beim Menschen geben bei aller Vorsicht berechtigte Hoffnung, daß dieser Klebstoff die geforderten Voraussetzungen für die Anwendung solcher Stoffe erfüllt und geeignet ist, in der Wundversorgung eine wichtige Rolle zu spielen, sei es zusätzlich zu einer Naht oder allein.

Zusammenfassung

Es wird über tierexperimentelle Untersuchungen zum nahtlosen Wundverschluß mittels eines Kunststoffklebers (Methyl-2-Cyanoacrylat Monomer) berichtet. Die Versuche wurden an 17 Hunden und 2 Kaninchen durchgeführt, wobei an verschiedenen Organen und Organsystemen nach einfacher Schnittführung, nach völliger Durchtrennung von Organen oder nach Keilexcisionen die Wundränder geklebt und damit ohne Naht ein wasser- und luftdichter Wundverschluß erzielt wurde. Auf Grund der positiven experimentellen Ergebnisse haben wir diese Form des Wundverschlusses in bisher 16 Fällen auch in der Humanmedizin erfolgreich ausgeführt.

Literatur

AKIN, R. B., R. V. BESHGETOOR, J. H. DU BOIS, C. J. FROSCH, M. R. GEROW, H. MARK, J. J. PYLE, J. O. REINECKE, and H. M. RICHARDSON: A manual of plastics and resins. Brooklyn, N.Y.: William Schack 1950.

ARAKI, CH., H. HANDA, and T. OHTA: Coating and reinforcement of the intracranial aneurysm with synthetic resins and rubbers. Neurochirurgia (Stuttg.) **6**, No. 4, 123 (1963).

ASHLEY, F. L., R. S. STONE, T. POLAK, O. D. BERMAN, and M. DELABAR: Further studies involving wound closure with a rapidly polymerizing adhesive. Plast. reconstr. Surg. **31**, 333 (1963).

AWE, W., W. ROBERTS, and N. S. BRAUNWALD: Rapidly polymerizing adhesive as a hemostatic agent: Study of tissue response and bacteriological properties. Surgery **54**, No. 1, **322** (1963).

BERNHARD, W. F., A. S. CUMMIN, C. F. VAWTER, and J. G. CARR JR.: Closure of vascular incisions utilizing a new flexible adhesive. Surg. Forum **13**, 231 (1962).

BRAUNWALD, N. S., and W. C. AWE: Control of hemorrhage from the heart and aorta utilizing a plastic adhesive. Surgery **51**, No. 6, 786 (1962).

CAMERON, J. L., S. C. WOODWARD, E. J. PULASKI, H. K. SLEEMAN, G. BRANDES, R. K. KULKARNI, and F. LEONARD: The degradation of cyanoacrylate tissue adhesive. Surgery **58**, No. 2, 424 (1965).

CARTON, CH. A., M. D. HEIFETZ, and L. A. KESSLER: Patching of intracranial carotid artery in man using a plastic adhesive (Eastmen 910 adhesive). J. Neurosurg. **19**, No. 10, 887 (1962).

—, L. A. KESSLER, B. SEIDENBERG, and E. S. HURWITT: A plastic adhesive method of small blood vessel surgery. Wld. Neurol. **1**, 4 (1960).

— — — — Experimental studies in surgery of small blood vessels. II. Patching of arteriotomy using a plastic adhesive. J. Neurosurg. **18**, 188 (1961).

COOVER, H. W., JR., F. B. JOYNER, N. H. SHEARER JR., and T. H. WICKER JR: Chemistry and performance of cyanoacrylate adhesives. Soc. Plastics Engrs. J. **15**, 413 (1959).

DRUCKREY, H., u. D. SCHMÄHL: Cancerogene Wirkung von Kunststoffolien. Z. Naturforsch. **7b**, 353 (1952).

— — Cancerogene Wirkung von Polyäthylenfolien an Ratten. Z. Naturforsch. **9b**, 529 (1954).

FASSETT, D. W., R. L. ROUDABUSH, I. C. EMLEY, and L. B. GRAULICH: Microbiological growth from Eastman 910 monomer and adhesive. Cohesivenews **1**, No. 3 (1961).

FISCHL, R. A.: An adhesive for primary closure of skin incisions. Plast. reconstr. Surg. **30**, No. 5, 607 (1962).

HAFNER, CH. D., T. J. FOGARTY, and J. J. CRANLEY: Nonsuture anastomosis of small using a tissue adhesive. Surg. Gynec. Obstet. **116**, 417 (1963).

HEALY, J. E., JR., K. S. SHEENA, H. S. GALLAGER, and R. L. CLARK: Bronchial closure following pneumonectomy utilizing a plastic adhesive. Ann. Surg. **159**, 172 (1964).

—, B. J. BROOKS, H. S. GALLAGER, E. B. MOORE, and K. S. SHEENA: A technique for nonsuture repair of veins. J. surg. Res. **1**, No. 4, 267 (1961).

Healy, J. E., Jr. R. L. Clark, H. S. Gallager, P. O'Neill, and K. S. Sheena: Nonsuture repair of blood vessels. Ann. Surg. **155**, No. 6, 817 (1962).

—, K. S. Sheena, H. S. Gallager, R. L. Clark, P. O'Neill: The use of a plastic adhesive in the technique of bronchial closure. Surg. Forum **13**, 153 (1962).

Heiss, W., F. Sanguinetti und K. Messmer: Experimentelle Untersuchungen zur nahtlosen Bronchusstumpfversorgung. Thoraxchir. vask. Chir. **12**, 202 (1964).

Heiss, W. H., E. Guthy und H. M. Becker: Experimentelle Untersuchungen zum Ersatz der chirurgischen Naht durch Klebstoff. Langenbecks Arch. klin. Chir. **308**, 793 (1964).

Hienz, H. A., u. J. Kort: Morphologische Befunde bei nathlosem Wundverschluß. Verh. dtsch. Ges. Path. **50**, 362 (1966).

Hosbein, D. J., and D. A. Blumenstock: Anastomosis of small arteries using a tissue adhesive. Surg. Gynec. Obstet. **118**, 112 (1964).

Johnson, G. W., and G. W. Smith: Effect of methyl cyanoacrylate on the central nervous system: A preliminary evaluation in nerve anastomosis. Surg. Forum **14**, 414 (1963).

Just-Viera, J. O., and G. H. Yeager: Clinical use of a rapidly polymerizing tissue adhesive: Preliminary report. Amer. Surg. **30**, No. 3, 197 (1964).

—, R. Puron-del Aguila, and G. H. Yeager: Experimental control of renal hemorrhage with the use of rapidly polymerizing adhesives. Surgery **55**, No. 4, 531 (1964).

Kort, J.: Das Problem der nahtlosen Vereinigung der Speiseröhre. Chirurg **37**, 155 (1966).

— Beitrag zur chirurgischen Versorgung iatrogener Oesophagusverletzungen unter Hinweis auf eine neue Technik. Thoraxchir. vask. Chir. **14**, 7 (1966).

— Über die Anwendung von Klebstoff bei Eingriffen im Thorax. Thoraxchir. vask. Chir. **14**, 563 (1966)

Kremer, K : Chirurgie der Arterien. Stuttgart: Thieme 1959

Laskin, D. M., I. B. Robinson, and J. P. Weinmann: Experimental production of sarcomas by methyl methacrylate implants. Proc. soc. exp. Biol. (N.Y.) **87**, 329 (1954).

Lewers, D. T., J. O. Just-Viera, and G. H. Yeager: Lethal properties of a rapidly polymerizing adhesive product used in nonsuture surgery. Arch. Surg. **87**, No. 4, 627 (1963).

Massmann, W., u. K. Pilgrim: Durch Polyamidstäube hervorgerufene Gewebsreaktionen. Zbl. Arbeitsmed. **6**, 88 (1956).

— — Über die Wirkung von Polyamidstäuben auf Ratten nach intratrachealer und peroraler Zufuhr. Arch. Gewebepath. Gweerbehyg. **15**, 110 (1956).

Myers, Hu. C., R. L. Myers, and R. Crawford: Instant polymerization of plastic monomer for tissue repair. Arch. Surg. **88**, 747 (1964).

Nassif, A. C.: An adhesive for repair of tissues. Experiments with canine tendon, bone, lung, blood vessels and skin, using a methyl-2-cyanoacrylate adhesive. J. surg. Res. **5**, 108 (1965).

Nathan, H. S., M. M. Nachlas, R. D. Solomon, B. D. Halpern, and A. M. Seligman: Nonsuture closure of arterial incisions using a rapidly-polymerizing adhesive. Ann. Surg. **152**, No. 4, 648 (1960).

Nothdurft, H.: Die experimentelle Erzeugung von Sarkomen bei Ratten und Mäusen durch Implantation von Rundscheiben aus Gold, Silber, Platin oder Elfenbein. Naturwissenschaften **42**, 75 (1955).

— Über die Sarkomauslösung durch Fremdkörperimplantation bei Ratten in Abhängigkeit von der Form der Implantate. Naturwissenschaften **42**, 106 (1955).

— Experimentelle Sarkomauslösung durch eingeheilte Fremdkörper. Strahlentherapie **100**, 192 (1956).

OETTEL, H.: Cancerogene Substanzen und Berufskrebs. Vortrag Ges. Bekämpfg. des Krebses, Mainz 1955.

OPPENHEIMER, B. S., E. T. OPPENHEIMER, and A. P. STOUT: Sarcomas induced in rats by implanting cellophane. Trans. Ass. Amer. Phycns. **61**, 343 (1948).

— — —, and I. DANISHEFSKY: Malignant tumors resulting from embedding plastics in redents. Science **118**, 305 (1953).

— —, I. DANISHEFSKY, A. P. STOUT, and F. R. EIRICH: Further studies of polymers as carcinogenic agents in animals. Cancer Res. **15**, 333 (1955).

— —, A. P. STOUT, M. WILLHITE, and I. DANISHEFSKY: The latent period in carcinogenesis by plastics in rats and its relation to the presarcomatous stage. Cancer (Philad.) **11**, 204 (1958).

SEIDENBERG, B., E. GARROW, R. PIMENTAL, and E. S. HURWITT: Studies on the use of plastic adhesive in gastrointestinal surgery. Ann. Surg. **158**, 721 (1963)

STAFF, S. I.: A plastic adhesive for nonsuture repair of tracheal wounds. J. Amer. vet. med. Ass. **143**, 243 (1963).

STRAHAN, R. W., M. SAJEDEE, and M. K. DU VAL JR.: The leaking esophageal suture line. Amer. J. Surg. **106**, No. 4, 570 (1963).

THIEL, K. H., P. RATHERT und H. SIEMENSEN: Methyl-2-Cyanoacrylat bei Eingriffen am Nierenparenchym. Chirurg. **37**, 54 (1966).

THOMAS, P. A., JR., R. M. NIMS, R. D. HUNT, and E. M. ARONSTAM: Experimental observations with a plastic adhesive, methyl-2-cyanoacrylate, as a sealing agent in pulmonary and bronchial surgery. Cohesivenews **6** (1963).

THURNER, J., u. N. DIMICCOLI: Über die Verwendung von Kunstharzen in der Orthopädie. Z. Orthop. **95**, 82 (1962).

WEILBAECHER, D. A., F. J. MATHIEU, and I. COHN JR.: Nonsuture intestinal anastomosis. Amer. J. Surg. **107**, 353 (1964).

YOHO, A. V., G. DRACH, S. KOLETSKY, and L. PERSKY: Experimental evaluation of tissue adhesives in urogenital surgery. J. Urol. (Baltimore) **92**, 56 (1964).

Privatdozent Dr. J. KORT
Chefarzt der Chir. Klinik
der Krupp Krankenanst. G. m. b. H.
43 Essen, Wittekindstraße 30—86

Professor Dr. Dr. H. A. HIENZ
Pathol. Institut des Klinikum Essen
43 Essen, Hufelandstraße 55